社會性技巧訓練手冊

給自閉症或亞斯伯格症幼兒、兒童、年輕人和他們朋友們的 185 則社會性故事 第二版

凱蘿・葛瑞（Carol Gray）

林育瑋 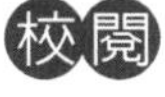

楊世華 譯

Revised & Expanded
15th Anniversary Edition

The New Social Story™ Book

by Carol Gray

作者簡介

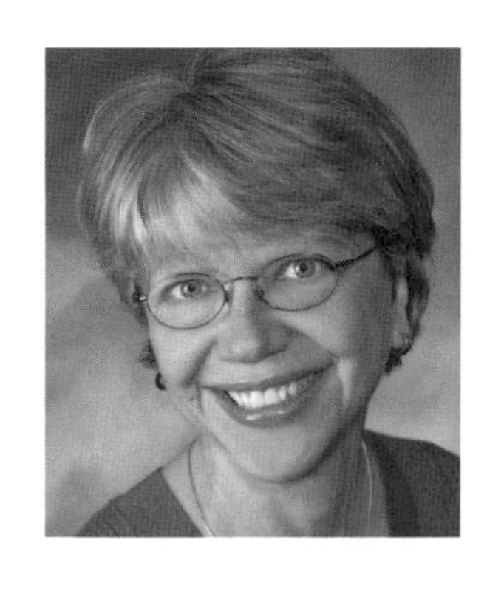

凱蘿·葛瑞（Carol Gray）有超過二十五年教育自閉症症候群（Autism Spectrum Disorders, ASD）學生的經驗。她從 1991 年開始使用**社會性故事**（Social Stories™），並且為此撰寫了無數的文章、章節和書籍。目前，她也和不同教育單位或職業場所的學生、家長和專業人員一起工作。

每年，凱蘿在世界各地舉辦演講或工作坊，她所進行的主題與教導社交理解、預防霸凌和學習交友技巧有關。凱蘿也因此獲得許多獎項，以表彰她的工作以及她在國際上教育自閉症症候群疾患（患有自閉症症候群的人們）和相關工作人員的貢獻。

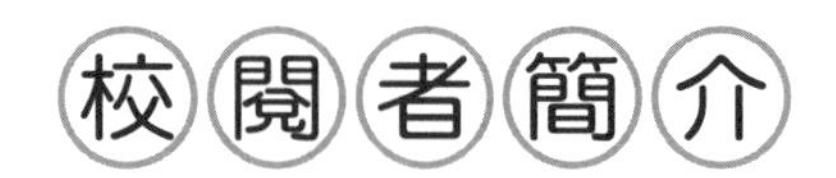

校閱者簡介

林育瑋

學　歷：美國伊利諾大學課程與教學哲學博士（專攻幼兒教育及師資培育）

現　職：太平洋地區幼兒教育研究學會（PECERA）理事
臺灣粉彩畫協會秘書長
幼兒園輔導及評鑑人員
中等以上學校評鑑委員

經　歷：國立臺灣師範大學人類發展與家庭學系副教授兼系主任暨家庭教育中心主任
國立臺灣師範大學家政教育學系副教授兼國立臺灣師範大學附設實驗幼稚園園長
國立臺北師範學院幼兒教育學系副教授兼幼兒教育中心主任、幼兒教育師資科科主任
美國伊利諾大學專案研究助理、兒童發展中心（3足歲班級）幼兒教師
國立科學園區實驗中學雙語部幼稚園教師兼園長

著譯作：林育瑋、洪堯群、陳淑娟、彭欣怡、陳怡婷（譯）（2003，2012，2018）。**小小探索家：幼兒教育中的方案取向**（原作者：J. H. Helm & L. G. Katz，第一版、第二版及第三版）。臺北市：華騰。
劉慈惠、林麗卿、陳文玲、王莉玲、謝明芳、林育瑋、蘇育令（譯）（2013）。**品學兼優標竿學校：成就卓越的品格教育**（原作者：T. Lickona & M. Davidson）。臺北市：心理。
楊世華（譯），林育瑋（校閱）（2013）。**社會性技巧訓練手冊：給自閉症或亞斯伯格症兒童的 158 個社會性故事**（原作者：C. Gray）。臺北市：心理。

林育瑋（主編）（2006）。Case · Adult · School · Events：**看幼兒與大人在學校發生了什麼事**。臺北市：啟英。

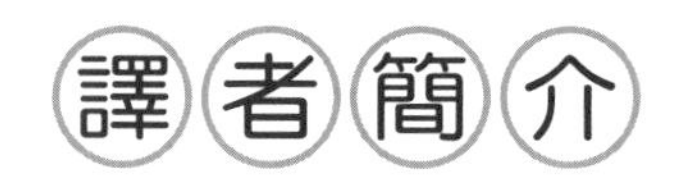

楊世華

學　歷：美國堪薩斯大學（University of Kansas）特殊教育學系博士（專攻幼兒特殊教育及學前融合教學）

譯　作：楊世華（譯）（2013）。**社會性技巧訓練手冊：給自閉症或亞斯伯格症兒童的 158 個社會性故事**（原作者：C. Gray）。臺北市：心理。（原著出版年：2010）

楊世華（譯）（2008）。**活用幼兒早期學習指標：連結教學、課程與學習指標**（原作者：G. Gronlund）。臺北市：華騰。（原著出版年：2006）

楊世華（譯）（2003）。**理想的教學點子 IV：家長工作坊的精要資源**（原作者：M. Graves）。臺北市：心理。（原著出版年：2000）

楊世華（譯）（2000）。**理想的教學點子 II：以幼兒興趣為中心作計畫**（原作者：M. Graves）。臺北市：心理。（原著出版年：1996）

校閱者序

這是我第三次接觸特殊教育的翻譯書籍，頭一回已是二十幾年前的事了。那時我是負責翻譯特殊兒童身體動作發展的輔導課程。雖然我所從事的是幼兒教育，但也覺察到有不少特殊教育輔導策略及方案可適用於實際之幼兒輔導工作上。第二次是 2013 年很榮幸有機會在世華努力翻譯之下，進行審閱《社會性技巧訓練手冊：給自閉症或亞斯伯格症兒童的 158 個**社會性故事**》的工作。當時也將此書推薦給國小以上之師資培育者，他們都回應非常實用。我是幼兒教師師資培育者，也期待幼教人可以充分運用。2018 年我再度有機會閱讀作者修訂版。很高興的是在這次的增修版中，作者為幼兒增添新的一章，她期待能幫助爸媽及老師了解如何照顧學步兒或學齡前幼兒，希望他們也可以為這些最年幼的**讀者**寫**社會性故事**。

當我再仔細閱讀作者之「**社會性故事** 10.2 自學指引」，進而看簡單、完整、容易了解的 185 個圖文**故事**，讓我更肯定此書不僅符應特殊兒童（自閉症或亞斯伯格症兒童）的需要，對一般兒童社會性技巧之訓練、增進、發展，也確實是相當實用且有效的。每一篇**故事**都會發生在我們周遭兒童的身上。本書所涵括的範圍很廣，依照它們的相關主題分別歸納在各章中，包含了：用**故事**來學習、改變、錯誤、感覺、慶祝和禮物、與人互動的技巧和友誼、霸凌、了解成人、家庭、社區、學校、地球等主題。作者提到有些章節聚焦在特別的情境，而大部分的章節則聚焦在自閉症症候群孩童所面臨最具挑戰性的問題。每個**故事**都提供了清楚的內容、完整的解釋，以及明智的忠告，期待盡可能幫助孩子。

我很喜歡凱蘿．葛瑞所提到的幾段字句，所以特別提出來，提供**讀者**在面對處理任何人、事、物時，可以隨時用來提醒自己。

- 「許多人在工作或遊戲中都可能犯錯……他們會從他們的錯誤中學習」。其實我們回想看看：是不是每天的生活中，都會有些誤差或出乎自己的想像呢？作者經常提到「妥善地面對錯誤是明智之舉」。保持冷靜可以幫助頭腦有效率地思考，把問題處理得更好；也就是把錯誤當成學習的機會，那麼即使一天中有錯誤，仍然可以是愉快的一天。如果我們可以用這種思維來面對兒童所犯的錯誤，或是自己碰到的誤差，把它轉換成很好的學習機會，那就會發現每天的生活都是很有收穫的！

- 「這是沒關係的」。以前沒注意到這個句子很有意義。這句話在主文中出現了二十多次呢！作者常常是在陳述一個令人驚訝、不想遭遇的或是不舒適的情境之後，再提到這個句子。代表的意思是雖然某個情境可能不是我們所想要的，但卻需要發生或是將會發生。這也說明情況雖然令人驚訝、不想要或不舒服，但卻是安全的。例如，**故事** 126：我今天需要向學校請假嗎？「這是沒關係的」；或是等待別人通過後，再去買爆米花，「這是沒關係的」；或是……犯錯，「這是沒關係的」；……改變計畫，「這是沒關係的」。我們可能不常用，但也會發現這字句在對話中，還真的有其作用，不要忽視而不運用它。另外也得注意不能用太強烈的口氣使用它喔！

很有趣且實用的發現是，前不久有位幼兒園中有自閉症孩子的教師分享其帶領此孩子的挑戰及挫折時，我馬上分享本書中凱蘿所提到其中之一的**社會性故事**及技巧，進而分享指標。還真有意思呢！她確實使用了而且還打電話告訴我：「老師，真的有用喔！」真的感謝凱蘿提供多元的**故事**，她滿心期待這本書能像老朋友一樣對大家有所幫助，我確信本書一定是如此的。凱蘿也提醒**讀者**如何使用**故事**，進而提供十個指標，指引並鼓勵家長及教師能撰寫身邊所經歷過的故事。期待更多的人加入**社會性故事**的敘寫，如此更能為大家所關心的對象提供訊息，並參與指引、激勵與協助。

林育瑋

2020 年 3 月 3 日

譯者序

很高興能有機會再次翻譯凱蘿．葛瑞的十五週年增修版 *The New Social Story™ Book*〔中文書名：《社會性技巧訓練手冊：給自閉症或亞斯伯格症幼兒、兒童、年輕人和他們朋友們的 185 則**社會性故事**（第二版）》〕！在此版中，凱蘿除了對原先的**故事**做了一些調整，也增加了幼兒篇和**社會性文章**，拓展了**社會性故事**適用之年齡層，供有需要的家長或專業人員參考。

在與孩子們一起工作的過程中，我覺察到，對有些孩子們來說，單純地讓他們了解在什麼時間需要做什麼事似乎就夠了。但對於另一些孩子們來說，則非常需要有人能用適合他們的方式，協助他們了解如何在某些情境中呈現適切的行為，以及需要如此的理由。凱蘿的**社會性故事**（Social Story™）提供一個非常實用且能與孩子們正向溝通的管道。我尤其喜歡她對**讀者**的尊重，以及竭盡努力地希望能確保「**故事**整體能充滿耐心、支持性的素質；**故事**的語調和相關內容的陳述對患有自閉症症候群之**讀者**（兒童、青少年或成人）來說是描述性的、有意義的，而且在身體上、社交上和情感上都是安全的」。

不論您所面對的是一般發展的孩子或是有特殊需求的孩子，都希望這本書能成為協助您、您的家人或是您所關懷或服務對象之有用資源。非常感謝林育瑋老師多次費心地校閱，以及心理出版社林敬堯總編輯和陳文玲執行編輯諸多的協助與支持。

楊世華

2020 年 3 月 5 日

作者謝誌

感謝對社會性故事有貢獻的人

我大約在二十五年前開始使用**社會性故事**（Social Story™）的策略。從那時開始，我遇到了許多非常好、非常聰明且有趣的人。在使用**社會性故事**過程中所遇到的人都讓我印象深刻。我非常感謝他們每一個人，這本書就是他們努力的成果。在下面篇幅中，我將描述其中一些人的貢獻。我相信他們是這群人的代表——來自社會各個階層、地球各角落的人們——他們撰寫、閱讀或支持**社會性故事**，並讓它加入他們每天的生活之中。

艾瑞克（Eric）和提姆（Tim）。他們兩位在 1990 年秋季開學時成為我諮詢的個案。他們倆相差 15 歲，體重差了大約 150 磅。艾瑞克高中快要畢業；而提姆剛進入幼兒園大班。艾瑞克和提姆從來沒碰過面，但他們在**社會性故事**之發展歷程中都佔有重要的角色。與艾瑞克的對話讓我對事情能有比較精確的觀點，對我而言是個思考模式的轉換，我決定要實際運用我從艾瑞克身上所學習到的。一週之後，我為提姆寫了第一則**社會性故事**。在我的生命之中，我有許多的老師；然而到目前為止，艾瑞克和提姆是最具影響力的。

我的先生布萊恩（Brian）。至 1990 年的秋天，我已經在許多學生身上成功地運用了**社會性故事**。但我非常猶豫及掙扎「要不要將這些成功的故事與別人分享」，其中一個主要的原因是因為我天性內向。我的先生布萊恩鼓勵我與其他人分享**社會性故事**。由於他的鼓勵，我在印第安那州印第安那波利斯市的研討會中進行第一個關於**社會性故事**的分享。許多人對我的分享很感興趣，可是研討會的其它時間我都留在旅館的房間內，那兩天我也都請客房服務送餐點至房間。在**社會性故事**的歷史起伏中，布萊恩曾經是我的教練——也永遠是我最好的朋友。

喬安娜（Joanna Carnes）和巴瑞特（Barrett Gray）。布萊恩和我很幸福地擁有兩個非常棒的孩子——喬安娜和巴瑞特。他們也是在**社會性故事**歷史中很

大的部分。回首過去，讓我印象深刻的是他們耐心且平靜地支持我。

喬安娜嫁給馬克——是我外孫萊恩的父母。喬安娜可能不知道，她所說的話幫助我完成這本書。在我寫稿的某個重要時刻，我常感受到很大的壓力；有太多的故事要撰寫，感覺每天的時間都不夠用，又有太多其它事情要做。喬安娜聽了我感到挫敗的抱怨時，她平靜而有自信地說：「您需要設定些限制及原則，有些時候您需要說：『那件事在目前的階段並不適合我。』」我永遠記得她所說的。突然，我腦海中似乎可以清楚區分哪些事情不在我完成這本書的範圍內。我非常感謝她！而且從那時起，只要時機恰當，我都會很高興能說：「那個目前並不適合我。」她是正確的，這個方法真的有用。

我的兒子巴瑞特曾參與我最早期的一些分享活動。我特別記得在一場新墨西哥州阿爾伯克基市的分享活動結束之後，我們正開車往北方回程的路上，兒子手裡握了一疊與會者所填寫的意見回饋。天空呈現灰紫色，是要下起大雷雨的跡象，巴瑞特把與會者的回饋唸給我聽。大部分的回饋意見都很好，讚美不用數算，但是讓我印象比較深刻的是那些具批評意味的評論。巴瑞特決定把那些寫有負面評論的回饋單丟放到後座。請不要誤會，我相當珍惜建設性的評論與回饋。但往後不論何時，當我遇到不太恰當的評論時，我心中會出現那個灰紫色天空中正出現閃電的夜晚和我兒子把回饋單揉成一團丟到後座的情景。多年之後兒子和我在酒吧裡對飲紅酒，他把原本**社會性故事**句型的比例轉換成當前**社會性故事**的公式。

喬伊．迦納德（Joy Garand）和艾德娜．史密斯博士（Edna Smith, Ph. D.）。我第一次在印第安那波利斯市分享**社會性故事**之後，遇到喬伊．迦納德（她是來自俄亥俄州的年輕特教老師）和艾德娜．史密斯博士（當時是密蘇里州ACCESS計畫的主持人）。喬伊聆聽了我在印第安那波利斯市的分享，幾個月後寫信和我分享她使用**社會性故事**的成功經驗。當時我很驚訝地了解，**社會性故事**不僅在密西根州可行，在俄亥俄州也是可行的。喬伊和我一起寫了篇文章：〈**社會性故事**：藉由精確的社會性資訊來改善自閉症疾患的反應〉（Social Stories™: Improving the Responses of Students with Autism with Accurate Social Information），艾德娜協助我們將該篇文章投稿到 *Focus on Autistic Behavior* 期刊，在 1993 年被刊登出來。和喬伊、艾德娜的相遇，引領我正式地向自閉症領域介紹**社會性故事**的重要性。

湯尼・阿特吾博士（Dr. Tony Attwood）是最早支持**社會性故事**的專業人員之一。湯尼跟我聯絡，要我對他的新作：《亞斯伯格症候群：給家長和專業人員的指引》（*Asperger's Syndrome: A Guide to Parents and Professionals*）中的一個部分提供回饋。他想確認他自己對**社會性故事**的描述是否正確。就像我對喬伊使用**社會性故事**的成功經驗感到訝異一樣，對於這位來自另一個國家的自閉症專業人士在其著作中描述到我的工作，也讓我受到鼓舞。不僅如此，湯尼真的了解**社會性故事**。他的描述擴展了我自己對**社會性故事**的了解。〔湯尼今日已成為我所珍惜的朋友了。而且，我非常尊敬他對這個領域的貢獻。我相當榮幸能請他幫此書十週年版（編註：指原文書版次。）撰寫序。〕

彼得・費繆能博士（Peter Vermeulen, Ph.D.）是《自閉症：情境的視障者》（*Autism as Context Blindness*, 2012）一書的作者。他擴展了我所了解的情境對自閉症疾患所呈現之挑戰的思考。因此，他的想法對於**社會性故事**也有很重要的影響，我非常尊敬他的工作。有他成為我的新朋友，也是非常有趣。

黛安・特瓦門─谷倫博士（Diane Twachtman-Cullen, Ph.D., CCC-SLP）介紹我認識「未來地平線」（Future Horizons）這家出版社的董事長偉恩・吉平（Wayne Gilpin）。黛安鼓勵偉恩來聽我早期的其中一場分享活動。最初，我並不認為偉恩會相信**社會性故事**有如此正向的影響。讓我印象深刻的是：那天他留下聽完整場分享活動。之後，他也提議出版和發行第一本**社會性故事**：《獨創的**社會性故事**》（*The Original Social Story Book*），這本書先前已被許多出版社拒絕過。

凱斯・勒維特（Keith Lovett）是英國自閉症獨立機構的主任。他將**社會性故事**帶到英國，也支持許多關於**社會性故事**之工作坊。凱斯非常關心自閉症症候群疾患的受教品質和福利，其中也包括替他們維護良好的教學品質。如果說**社會性故事**有個爸爸，那就是凱斯。他很小心地維護**社會性故事**的使用，讓我知道坊間有哪些錯誤的詮釋，並且持續努力維護在大西洋地區那端所舉行之**社會性故事**工作坊的品質。

社會性故事團隊（Team Social Stories™或T.S.S.）和**社會性故事**衛星學校和服務（Social Stories Satellite Schools and Services 或 S.S.S.S.S.）是由一群與我一

起工作，確保**社會性故事**完整性和舉辦工作坊的團隊。我記得當我還在傑尼森公立學校工作時，我曾跟學校的人事室主任討論到我不斷增加的**社會性故事**工作坊和演講。我曾經提到，需要花多久的時間來教導世界各地的人們敘寫**社會性故事**呢？當時我想，總不可能一直不斷地持續下去吧！而現在，我覺得也許這份工作可以一直持續下去。我很幸運地能與一群如此有才能的人一起工作。您可以到 CarolGraySocialStories.com 網站上查詢相關的資訊。

我鄉間小屋的朋友們（My Cottage Friends），我不知道還能用哪個更恰當的名詞來形容他們。這本書大部分的**社會性故事**都是在我鄉間小屋撰寫的，而這群朋友幫助我研究許多**社會性故事**的主題。我常形容他們是鄉間小屋的人。我會問他們一些關於社交觀點和技巧的不尋常問題，例如：一人擁抱和兩人擁抱有何不同呢？雖然我的問題常引發他們不同觀點的討論，但總能在維持他們獨特的人格特質和相互尊重的氛圍中進行。我非常幸運地擁有這群朋友，也非常感謝他們對於這本書的貢獻。我特別要感謝保羅和佩蒂（Paul and Pat）、葛瑞妮（Granny）、吉姆和瑪琳（Jim and Maureen）、傑夫和瑪西（Jeff and Marci）、雪莉（Sheri）、安迪和西（Andy and C）、凱斯和珊蒂（Keith and Sandy），以及普蒂和吉姆（Prudy and Jim），他們讓我在地球上的生命更加輕省，而且能持續保持完整、有趣，並擁有很多好玩的事情。下輩子，我還要他們當我的朋友。

漢克和艾瑪（Hank and Emma），我的短腿長耳獵犬，以及我在*密西根州阿達市蓬松狗公園*（Shaggy Pines Dog Park, in Ada, Michigan）的朋友們在此版中扮演重要的角色。在蓬松狗公園裡有人類朋友，也有狗狗朋友，大家隨機地來來去去，創造了一個獨特、非精心安排，而且充滿各式各樣人格和性情的組合。我們在那裡不僅只是散步和追球而已，我們分享人與狗的生命故事——從勝利到悲傷，以及在這兩者之間的所有事情。漢克、艾瑪和蓬松狗公園為每天帶來了清晰和平靜的觀點。狗狗和人比巧克力更好！

在邦諾書店遇到的男孩（The Boy at Barnes & Noble）。在本書十週年版發展的重要時刻，我在邦諾書店碰到一位男孩。我很希望能知道他的名字，這樣我就可以好好地謝謝他。當我接近完成該版的手稿時，大約有兩個星期，我每天從眼睛睜開就開始撰寫，直到我睡覺。我需要換個地方寫，所以決定到家附

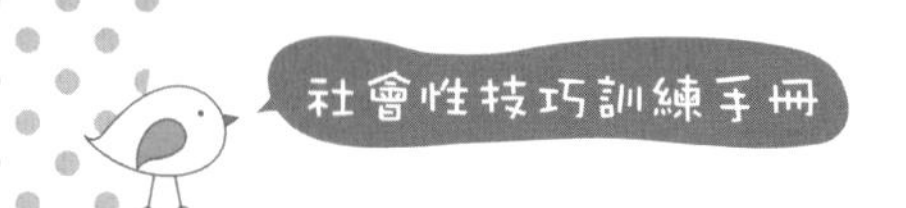

近的購物中心去寫關於書中搭乘手扶梯和在美食街吃東西的**故事**。之後，我決定到附近的書店去寫關於在書店的咖啡廳裡吃東西的**故事**。但是那個地方到處都是人，我根本沒辦法進入書店裡的咖啡廳。所以我在附近找了張椅子，拿出我的筆電，寫了「這個地方人真多！」的**故事**。

這時有位滿頭棕色鬈髮的 9 歲男孩子靠近我，而他的母親就在附近。事實上他是靠近我的電腦螢幕。他擁有許多自閉症症候群孩子的特質。他讀了我寫在筆電上的**故事**，然後看看四周，接著又轉頭看我，問道：「寫關於發生在這個地方的故事，對你有幫助嗎？」

當時我回答不出來，但現在我知道要怎麼回答了。是的，撰寫關於發生什麼事情的**故事**對我有幫助。因為它們會幫助我認識一群很特別的人──我在這個謝誌裡所列的人、這位男孩和許多我希望有機會遇到但卻不曾碰過面的人。**社會性故事**使我有機會遇見許多很棒的夥伴，可以跟他們一起工作是我的榮幸。

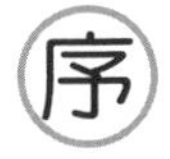

序

許多重要的事件都已記錄在自閉症的歷史中，所以在增修版**社會性故事**的序言中，我還能寫些什麼呢？在過去超過四十年的歲月中，我投注心力於支持患有自閉症疾患或是在發展上遇到難題的人們。因此，我想藉由我的資歷優勢，來回應**社會性故事**在我過去的經歷和歲月中所產生的影響。

讓我們從敘說凱蘿開始，她是世上最深思、最具創造力和洞察力的教育者之一（這絕對不誇張！！）。我很榮幸有許多機會和凱蘿共同主持研討會，或是擔任引言人來介紹由凱蘿擔任主講者的研討會。凱蘿對於自閉症症候群疾患如何體驗世界的直覺總是讓我驚嘆，藉此讓我們更了解哪些知識和支持能對自閉症症候群患者更有利。**社會性故事**是凱蘿的一項了不起的發明，重塑了對自閉症的教育和治療。更重要的是，**社會性故事**是基於對自閉症疾患深層的愛和尊重，她視他們為共享地球資源的同袍，而很遺憾地這樣的方式常在教育和治療努力過程中被遺漏了。

我多年來進行自閉症研究和諮詢，以及在運用不同理論和方法（例如：行為學派或是發展學派）的機構中工作所做的觀察，**社會性故事**是最廣被使用的「主要介入策略」（focused intervention strategy）。**社會性故事**讓家長、手足、專業人員、教育助理人員在各種形式和大小不同的學校、家庭和社區中使用。如果我們可以說模仿是最真誠的諂媚形式，那麼這錦標將由**社會性故事**獲得。**社會性故事**被複製、改編，有時被重組至一種程度，我們需要很小心地檢視是否仍能符合凱蘿特別列出的**社會性故事**架構和執行的標準，而稱其為**社會性故事**。最常見到違反**社會性故事**本意的就是用它來修正行為而不是提升疾患本身對社交的了解。凱蘿對此有非常清楚的說明，因為她非常關心這群發展上有困難者的自尊發展。所以想當然耳，個別化的支持並且聚焦於建立社交了解是**社會性故事**所具有最鮮明且特別之特徵。

有些老師或治療師認為**社會性故事**很簡單，其實恰恰相反，**社會性故事**如果依據凱蘿的標準，精準地按照她所列出的句型公式來建構，將是一個非常高雅的策略。**社會性故事**已在教育實務中被證明有效，並且在研究中被證實能對發展上遇到困難的人以及不同年齡有著不同發展能力的人是項重要支持工具。事實上，在此版中，凱蘿為學齡前幼兒增加了兩個章節（其中一章著重於廁所的使用），並且在每個章節中對於成人的部分進行延伸，也為成人增加了**社會性文章**。

沒錯，**社會性故事**可以是個支持社交理解有效且有意義的方法，但它最終且最深層的目的是希望能藉此提升孩子和較年長者對生活中社交情境和社會互動的理解，以支持他們主動參與生活中例行事項和活動的能力。有效地使用**社會性故事**，甚至可以支持家長和老師或治療人員建立互信的關係。**社會性故事**最重要的目的就是：幫助人們成為自主、自信且有能力的個體。

所以，請您現在就開始研讀，您可以藉由使用**社會性故事**對於您所教和支持的人們展現您對他們的愛和關心。您的努力可以幫助他們在我們這個狂亂的世界裡快樂地生活、成長。

貝利．卜立人特博士，語言治療師（Barry M. Prizant, Ph.D., CCC-SLP）

布朗大學藝術家和科學家合作夥伴團客座教授

長島州克列斯頓市兒童溝通服務主任

「社交溝通—情緒調控—人際網絡支援」模式

（SCERTS® Model）的共同發展者

《獨特的人類：一種看待自閉症的不同方式》作者

（*Uniquely Human: A Different Way of Seeing Autism*）

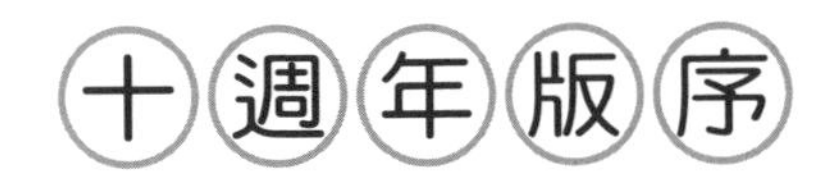

十週年版序

為了跟自閉症和亞斯伯格症症候群的孩子一起工作，凱蘿・葛瑞在1991年時發展出最早的**社會性故事**。二十年來，她基於許多個人經驗和從家長、老師與孩子自己所提供的回饋，修正了**社會性故事**的指導原則。這些想法和策略經過這些年已趨成熟，而**社會性故事**分別被許多學術研究檢視，並發表在科學性的期刊上。因此，毫無疑問地，在教育和治療上使用**社會性故事**符合科學家所謂「實徵性的方法」。**社會性故事**真的是有效，且是可行的！

每當我知道凱蘿正在撰寫新作品時，我就會很期望能讀到她最新的想法——關於自閉症症候群的孩子如何解讀和體驗這個世界。我會將她的想法和策略加入我的臨床工作中，然後再向家長、老師和同事推薦她最新的作品。當我閱讀本書《社會性技巧訓練手冊：給自閉症或亞斯伯格症兒童的158個**社會性故事**》（*The New Social Story™ Book*）（譯者註：本書的前一版。）的手稿時，我心想：「凱蘿，妳又寫了一本很好的資源書！」不僅能改善**讀者**關於社會性的了解，也能增加他們對自我的認識。凱蘿對於自閉症或亞斯伯格症的世界觀有特殊的了解；而**社會性故事**就是為了這些成員——協助他們改善對彼此的了解、溝通和接納。

這本書能夠補充凱蘿其它的出版品，並且提供**社會性故事**的例子，讓需要者可以直接使用而不需要修改，或是可以依據個別孩子的特殊能力和情況來加以調整。我推薦《社會性技巧訓練手冊：給自閉症或亞斯伯格症兒童的158個**社會性故事**》給對於自閉症和亞斯伯格症症候群還不太了解的家長、老師、治療師或心理師，以及已有很多撰寫**社會性故事**經驗的人。我常常把這本書當成我的指引資源，激勵我跟亞斯伯格症症候群的孩子一起工作。

根據凱蘿跟孩子、家長和老師一起工作的經驗，她了解哪些問題是熱門主題。包括：克服改變、犯錯、特殊情況（例如：參加生日宴會或是搭飛機）、處理和表達情緒。凱蘿非常謹慎地選擇她的用字。本書展現她很好的想法、智慧和才能。書中有些部分常讓我印象深刻，例如：「成人是持續增長年齡的孩

子」和「有些禮物會令人失望」的**社會性故事**。我知道患有自閉症症候群的孩子和成人一樣，都會喜歡和感謝《社會性技巧訓練手冊：給自閉症或亞斯伯格症兒童的 158 個**社會性故事**》書中清楚、完整的解釋以及明智的忠告。

湯尼．阿特吾博士（Tony Attwood, Ph.D.）

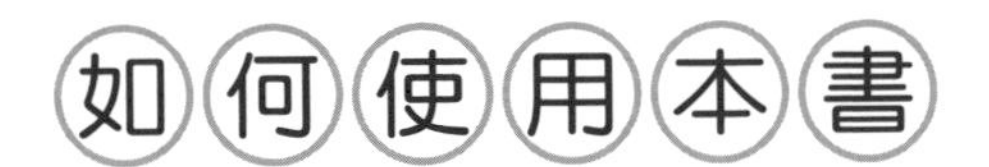

如何使用本書

我敘寫此**社會性故事**（Social Stories™）系列時，持續地將您和您所照顧的孩子或青少年（我把「他們」稱為您**故事**的「**讀者**」）一直謹記在心。您可以用許多不同的方式來使用這些**故事**。您可以直接將**故事**從本書中摘錄出來使用，或是可將其當成開展您**故事**所需要的架構或模式。在此簡要地向您介紹本書的資源：特別是**故事**和**社會性故事** 10.2 之自學指引。

這本書包含了 185 則**社會性故事**，是我為所服務的學生、家長和教育工作者撰寫的。這些**故事**依照它們的相關主題分別歸納在各章中：用**故事**來學習、改變、錯誤、感覺、慶祝和禮物、與人互動的技巧和友誼、霸凌、了解成人、家、社區、學校、地球。有些章節聚焦在特別的情境，而其它章節則聚焦在自閉症症候群孩童所面臨最具挑戰性的問題。我盡可能地將父母及教育工作者最常要求的，以及我個人經驗中最能幫助孩子的**故事**，都涵括在本書中。

本書中有些**故事**是設計成一組的、依照順序來使用。例如：「萬能城堡」的**故事**（**故事** 56-59）敘述一個想像的舒服空間。其中的每個**故事**都描述城堡中的一個房間。另外，關於霸凌的**故事**（**故事** 95-102）也是設計成依照順序來閱讀和完成的。在書中，您也會發現其它類組，同樣具有順序性的**故事**和其相關之活動。

您可以依照您個別的需求印出**故事**在家中使用，或是在教室用來教導一群孩子一項技巧——這些都只是其中一、兩個使用的案例。

另外，也請您留心有些學生或孩子會產生圖像式的反應，這可能負面地影響他們對於社會情境或是技巧的了解。他們可能會認為這些**故事**適用於書中圖片上的孩子而不是他們自己。所以，如果您的孩子或學生容易非常直接及具體的思考，而且有應用上的困難時，您可能需要根據他或她的經驗編寫故事，而將本書中預先說明的**故事**當作參考。

雖然書中大部分的**故事**可能都可以直接拿來使用，但是有些**故事**在您跟您的**讀者**分享之前需要經過修改。這些**故事**是以假想的主角來寫的（如：崔福、

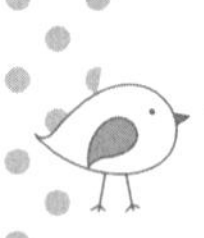

梅森、福萊特），也包括一些過去事件的描述。您可以運用這些**故事**為點子，然後將您的**讀者**所經歷過的事件來取代**故事**中假想的情節。如果您用第一人稱的觀點來編寫**故事**，就會變成好像是**讀者**在說話，如此個人化的做法會讓您的**讀者**覺得更有意義。

本書中許多的**故事**是有意地詳細描述。它們可能比平常我為所服務的學生寫的**故事**使用了更多的文字或更長的句子。我如此做的目的是為了提供您更多的想法和可能用的句子，但仍保有**故事**的架構。您需要先看一下這些**故事**，然後決定它適不適用於您的**讀者**，或是您需要加以改寫。您可以決定是要加以個別化或是使用簡短的句子會比較合適。

對於年紀比較小的孩子，或是理解能力比較弱的**讀者**，您可以很容易地將**故事**簡化。關於簡化**故事**，有時您可以考慮只使用每段的第一個句子，刪除掉每段其餘的部分。其它可能簡化**故事**的做法，包括：將一個長句子變成兩個短句子，或是把一則**故事**變成兩則或兩則以上的**故事**。

不論您是新手或是有撰寫**社會性故事**經驗的作者，這本書是設計來支持您繼續地學習。接下來的**社會性故事** 10.2 自學指引是設計來協助您了解撰寫**社會性故事**的藝術和科學。自學指引有如您自己的**社會性故事**工作坊，您可以按照自己的速度來完成。它包括自學指引的簡介、細部描述 10.2 **社會性故事**指標，以及每個指標的練習活動。如您能完成自學指引，它將成為您手邊相當好的資源來支持您未來的努力。我也鼓勵您參加正式的**社會性故事**團隊訓練，這會讓您更精進**故事**的寫作，並且有機會跟其他人練習及分享您的技巧。

網路是個很好的資源。很可惜的是許多在網路上關於**社會性故事**的資訊都已過時而且不正確。請您慎選網路資源！許多網站雖然宣稱是**社會性故事**但卻沒有考慮**社會性故事**的定義，也沒有強調關於保障**讀者**的安全。他們也可能在未經我的同意下使用我的名字，看起來像是我支持他們放在網站上的資訊。請您注意看一下網站上有沒有**社會性故事**的註冊商標 Social Stories™，這將是品質保證的一項指標。您可以在 CarolGraySocialStories.com 和 FHautism.com 這兩個網站上找到確實可信的資訊。

感謝您對於**社會性故事**的興趣。我很高興這本書能有機會到您的手中。希望您探索這些**故事**時充滿了趣味，並完成自學指引。我真誠地希望當您需要支

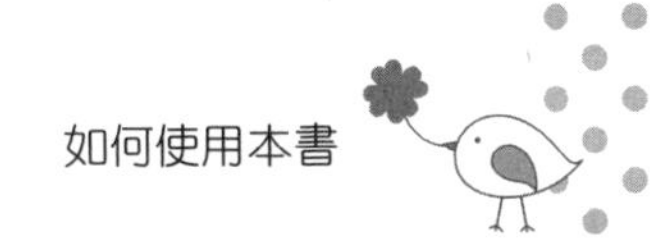

持時，這些資源能像老朋友一樣對您有所幫助，並且成為您藏書中有價值的成員。祝福您和您的**讀者**。

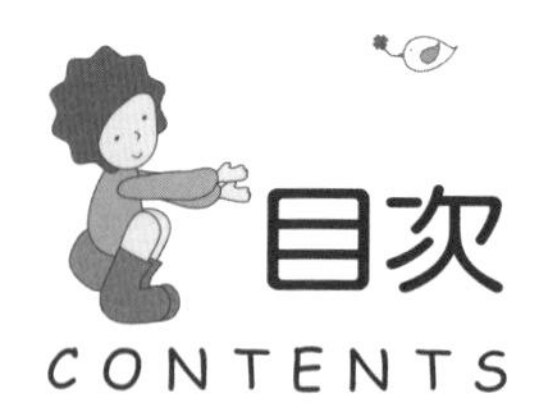

目次
CONTENTS

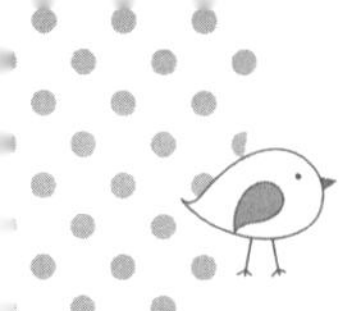

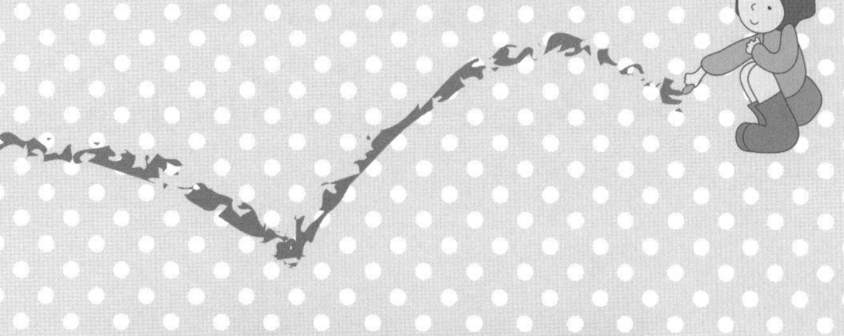

社會性故事

10.2 自學指引

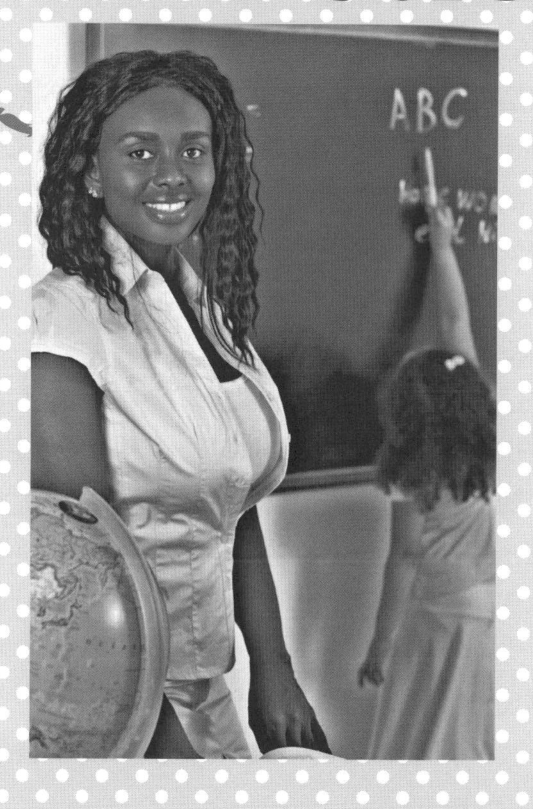

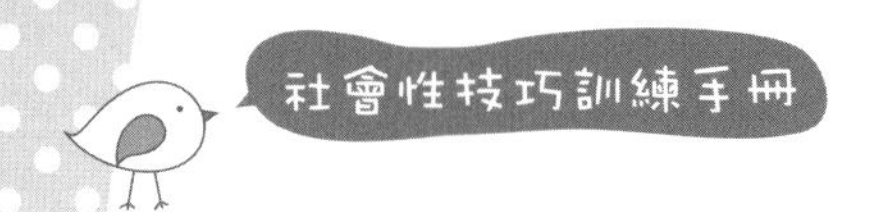

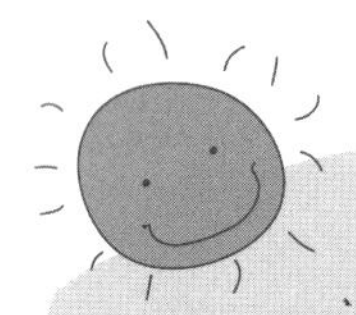

社會性故事 10.2 自學指引簡介

歡迎來到**社會性故事** 10.2 自學指引！這章是根據目前 10.2 的指標向您介紹如何書寫**社會性故事**。您會學到基本的技巧來為您所關心的對象書寫**社會性故事**。如您所知，本書中的**社會性故事**是我為了患有自閉症症候群（ASD）的學生所寫的。這些**故事**也會幫助您了解撰寫**社會性故事**的藝術。我會在每個自學指引中經常提到它們。

社會性故事是根據十個經過定義的指標來描述一個情境、技巧、成就或是概念。這些指標指引**故事**的發展和執行，以確保**故事**整體能充滿耐心、支持性的素質；**故事**的語調和相關內容的陳述對患有自閉症症候群之**讀者**（兒童、青少年或成人）來說是描述性的、有意義的，而且在身體上、社交上和情感上都是安全的。這些指標定義了什麼是**社會性故事**，而過程則是去研究、書寫和說明它。

在本章中，這些指標以一系列十個自學指引來加以討論和說明。請您按照順序研讀。每個自學指引的開頭是以楷體字簡單地定義該指標，接著是簡短的討論、練習活動和答案，以及結語。每個練習活動之後都會立刻討論答案。因此，請先完成練習活動再往下研讀。另外，閱讀每個自學指引的結語也很重要。它們絕非簡單的摘要。如標題所示，它們是結尾的說明，可能含括了之前沒有提到的一些資訊，或是建議一個額外的練習。最後，建議您不需要一口氣完成所有的自學指引。事實上，我比較建議您將這些自學指引分散在不同時段研讀，也許每晚完成一個自學指引就好了。

10.2 指標中的標題是為了讓它們容易記憶。這樣**作者**就可以著手發展**社會性故事**，而不需要每次都翻閱本書了。

10.2 的指標是：

1. 一個中心目標
2. 兩個步驟的探索
3. 三個部分和一個標題
4. 適合**讀者**的「格式」
5. 五個定義語氣和語彙的要素
6. 六個引導**故事**發展的問題
7. 句型
8. 一個公式
9. 就是要把它變成適合自己的
10. 十個編輯和執行的指引

請您完成每個自學指引，並試著默寫出您已完成的指標標題。我有信心，當您完成這十個指標的自學指引之後，您就能夠記住它們。

希望您依據 10.2 的指標學習發展**社會性故事**的過程是輕鬆且有趣的。

社會性故事字彙

首先，很重要的是要建立一些關於**社會性故事**的基本字彙。這些字彙是為了要節省時間，讓**作者**（當然是您嘍！）能有效率地專心於手邊的工作。

- **作者**：**作者**就是您，研究和發展**社會性故事**的人。**作者**也可能是別人或者是由家長和專業人員組成的**團隊**。**作者**依循這十個指標來定義每則**社會性故事**和創造它的過程。由於**作者**的特殊技巧，**作者**這個名詞將會以粗黑體來標示。

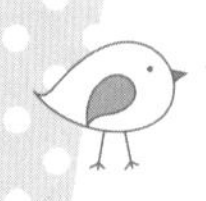

- **讀者**：**作者**為特別的**讀者**而寫作。**讀者**大多數是某一位孩子、青少年或是患有自閉症症候群的成人。每則**社會性故事**的發展都會考慮一些個別的因素，包括：**讀者**的年齡、性別、能力、個性、偏好和／或興趣等。跟**社會性故事**有關的**讀者**，也會以粗黑體呈現。

- **社會性故事**：**社會性故事**的定義出現在本簡介中的第二段。任何時候，**社會性故事**這個名詞以粗黑體出現時，代表這則**社會性故事**符合所有**社會性故事**目前 10.2 的指標。如果**社會性故事**並沒有以粗黑體出現，可能其並不符合**社會性故事**的指標。在自學指引中所提到的**社會性故事**指的可能是**社會性故事**或**社會性文章**（Social Articles™）。**社會性文章**比**社會性故事**更為進階，常是為年紀比較大一點或是在學術上更為進階的學生所寫的。**社會性文章**也需要符合**社會性故事**相同的指標。

- **故事**：任何時候，**故事**這個名詞以粗黑體出現時，它就代表**社會性故事**，並且符合目前 10.2 的所有指標。如果故事沒有以粗黑體出現，就代表它可能並不符合**社會性故事**的指標。

- **團隊**：**團隊**包括家長和所有為某位患有自閉症症候群人士服務的專業人員。因為這群人員的特殊性質，以及他們所面臨和需要解決的獨特問題，所以**團隊**這個名詞也總是以粗黑體出現。

練習活動

您可能已經接觸過**社會性故事**，也許您曾經讀、寫、聽、看或用過**社會性故事**。我為您寫個簡短的練習：這是一則**社會性故事**嗎？請先完成這個練習活動，然後再繼續閱讀。

簡介練習活動：這是一則社會性故事嗎？

說明：請閱讀下列的**故事**，並判斷這是一則**社會性故事**嗎？

□是　□不是

許多人寫**社會性故事**。您可能也想學習如何寫**社會性故事**。然後，您就可以為班上的學生寫**故事**了。同時，也讓您覺得很有趣。

您可以用本章中的自學指引來學習這十個指標，這些指標是使得**社會性故事**和其它視覺策略不太一樣的地方。您可以依照自己的速度來進行每個自學指引。希望您會覺得這個過程是輕鬆、好玩的！

答案　上面的故事並不是一則**社會性故事**。它與**社會性故事**的十個指標有不相符合的地方，以下是其中三個不符合之處：

- 每則**社會性故事**都有個標題代表這則**故事**相關的主題。此外，**社會性故事**使用完整的故事架構，包括：引言、內文和結語三個部分。上述的故事並沒有標題，而且故事中的引言、內文和結語部分並沒有很清楚的劃分。

- **社會性故事**只包含第一和／或第三人稱的陳述，並不會出現第二人稱的陳述或是你／您的語句。這個故事中有好幾個句子都是用第二人稱的方式陳述。

- **社會性故事**是精確而非假設性的。因此，像是「同時，也讓您覺得很有趣」並不會出現在**社會性故事**中。故事中的句子假設**讀者**可能會擁有的經驗；它是個猜測，可能是真的，也可能不是。

這些都是常常出現的錯誤。我在工作中常常看到許多人們稱之為**社會性故事**的，但卻與**社會性故事**的指標有所出入或是完全不理會這些指標。**社會性故事**常被隨意地使用在為自閉症症候群疾患寫的一些文字上面，因而造成許多錯誤的訊息，嚴重影響了**社會性故事**這項重要工具的品質與安全性。

請您隨機地選擇一些本書中的**故事**來「感受」一下什麼是**社會性故事**。當您閱讀它們，請注意它的標題、引言、內文和結語；這些**故事**中沒有以第二人稱出現的語句，還有，每則**故事**整體來說都充滿著耐心的語氣和素質。本書中的**故事**也共同具有一些其它的特質，我們將在接下來的十個指標中討論這些共同的特質。

結語

我非常感謝您花時間來進一步了解**社會性故事**。因為您的行動，可以幫助我們保護這項重要教育介入方式的品質和完整性。我誠心地感謝您的努力，同時，我也會盡可能地支持您研究和撰寫**社會性故事**。

指標 1
一個中心目標

定義

社會性故事有個中心目標，就是使用一個描述性而且有意義的形式、語調和內容來分享正確的資訊。這樣的呈現方式對**讀者**來說，在身體上、社交上和情緒上都是安全的。

練習活動

不同於其它的自學指引，這個指引以練習活動開始。請先完成下面的練習活動，然後再閱讀接下來的內容。

指標 1 練習活動：一個中心目標

說明：請重新閱讀本指引開頭關於目標的定義，然後再回答下面的問題。

社會性故事的目標是要讓**讀者**進行**作者**或**團隊**希望他／她做的事情嗎？
請打勾回答：　□是　□不是

答案 對**社會性故事**目標最常見的誤解，是希望能藉由**社會性故事**來改變**讀者**的行為。這從來就不是我們的目標。**社會性故事**的目標是以安全且有意義的方式跟**讀者**分享正確的資訊。我們需要承認的是，通常也是經由某個行為而引發我們對某項特別的概念、技巧或情況之注意。然而，如果我們的目標只是要改變行為，我們會比較聚焦於「告訴孩子怎麼做」。在大多數的情況裡，**讀者**已經被告知很多次要怎麼做了。我們比較希望能聚焦在造成挫折感或是錯誤資訊背後的原因。**作者**努力去確認和分享資訊，以支持**讀者**做出更有效的回應。我們的理論是：**社會性故事**之所以常常能改善**讀者**的行為，那是因為我們改變及改善了**讀者**對於某些事件和期望的理解。

討論

不論是什麼主題，每則**社會性故事**都由衷地尊重該故事的**讀者**。請閱讀本書的**故事** 181：「為什麼人們要泡澡或淋浴？」這是許多家長和專業人員在協助他們所照顧的孩子、青少年或是成人們了解個人衛生的重要時，常會遇到的困難。這則**故事**在陳述主題、選用詞彙時都非常小心。以第三人稱、不指責該故事**讀者**的方式，描述洗澡對一般人的重要性。另外，**故事**也加入了歷史的事實和一點小幽默，讓內容有趣、好玩。本書中其它的**故事**也運用類似的策略，用尊重、有意義且安全的方式來分享正確的資訊。

一則**故事**所營造關於身體、社交和情感的安全氛圍，是**作者**的首要考量。所謂的身體安全，可用下面的例子來說明：一位母親為她的兒子海瑞森寫了關於到海邊游泳的故事。故事裡她放了張海瑞森在水裡的照片。照片裡沒有其他人。當他們拍這張照片時，爸爸就在孩子的旁邊，雖然他並沒有被拍進照片裡。一般發展的孩子會立刻解釋：「那是爸爸和我一起去海邊游泳……」然而，從海瑞森的觀點來詮釋這張照片，就好像給了他一個人獨自游泳的許可，但這並不是他母親希望傳達的訊息。我們會在稍後的篇幅中討論，**社會性故事**的**作者**需要努力呈現讓**讀者**從字面上讀起來和圖示上看起來都是正確資訊的**社會性故事**。如此，才能支持**讀者**們更有意義地理解**故事**所要傳達的訊息。就像海瑞森游泳的故事，字面上和圖片上所傳達的訊息對於他身體的安全都同樣重要。

社交安全也同樣重要。巴尼斯老師是國小一年級的老師，她為班上 6 歲的亞當寫了個故事。在故事中她描述了這個班級：「在這裡我們都是朋友。朋友會跟朋友合作。」亞當讀了老師寫的這個故事之後，就下課了。兩個班上的「朋友」接近他，要他脫下褲子。從他之前讀到老師寫的故事資訊中，這兩個同學是朋友，朋友會跟朋友合作，所以亞當做了他們所要求的事情。但是他也非常困惑，為什麼那兩位同學會轉身大笑走開呢？老師為亞當所寫的故事中的資訊並不正確。班上的同學並不都是朋友。巴尼斯老師所寫的故事並不是**社會性故事**。雖然有很好的意圖，但她所敘寫的故事在社交上並不安全。

從我過去的經驗中，**作者**最常犯的錯誤是：出現在故事中的陳述方式有危害情感安全的可能性。以下是一些例子：「我常常打斷別人說話」、「有時候我會打別人」，和「別人跟我說話時我常常不聽，這是很沒有禮貌的」。我將在指標 5 中進一步討論，在**社會性故事**中自貶或是負面地影射**讀者**都是不被允許的。這樣的語彙直接損傷**讀者**的自信，並無法提供**讀者**任何能改變他原先想法的資訊，也不能因此改變他因為原先的理解方式所造成的行為。此外，使用**讀者**第一人稱的方式來自貶地說自己的負面行為，這是對**讀者**非常不尊重的做法。

結語

社會性故事的中心目標支持著每則**社會性故事**，也是其它九個指標的代表。指標 2、3、4 牽涉到以健全、具建構性的**故事**內容和有意義的架構進行研究、發展和執行的過程。指標 5 定義每則**故事**的語氣和氛圍，與**社會性故事**充滿耐心和令人安心的特質有關。指標 6、7、8 跟每則**社會性故事**描述性的品質有關。指標 9 要求**作者**檢視他們的作品，並且尋求回饋，

以確保執行之前**故事**的品質。最後，指標 10 讓小心研究和發展每則**社會性故事**的過程能反映到執行層面。在接下來的自學指引中，我將進一步說明每個指標。

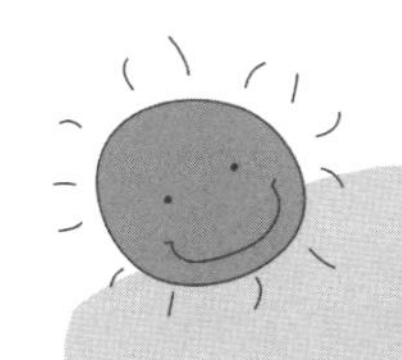

指標 2 兩個步驟的探索

定義

作者在謹記著**社會性故事**的中心目標的同時，也會蒐集相關的資訊以便於：(1) 增進他們對**讀者**在相關情境、技巧或是概念方面的了解；和／或者 (2) 確認在**故事**中需要分享的特殊主題或資訊。

討論

本指標所包含的兩個部分，都深植於**故事**所含括的資訊之中。首先，在理想的狀況下，**作者**需要蒐集相關資訊來發掘一個特定**社會性故事**的主題或是一個解決方案。（有時在蒐集資訊的過程中，**作者**就發現一個不需要**社會性故事**的解決之道了。）有了相關資訊之後，一則**社會性故事**的主題就確認了。

不幸的是，指標 2 常常被忽略或不受到重視。許多**作者**不了解這個指標是能讓他們的故事切中問題核心、發揮效用的關鍵。此外，這個指標也具有骨牌效應，從**故事**在起草階段就開始影響它的品質，也對**作者**後續的努力有直接的影響。

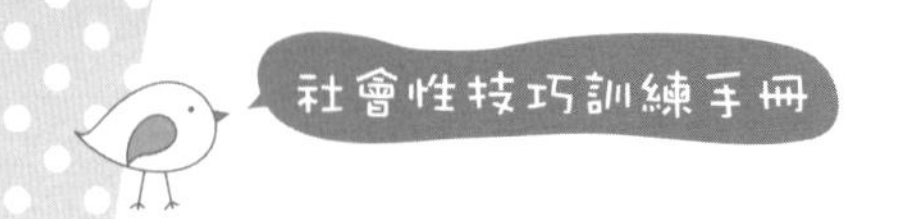

蒐集資訊

原先我寫**社會性故事**的理由，是因為罹患自閉症症候群的孩子或成人可能常常會用不同於一般人的觀點來詮釋日常經驗，目前這個觀點也受到許多人的體驗和研究之支持。因此，**作者**需要捨棄許多先入為主的想法：**讀者**對於一個狀況，可能會如何看待、感受、聞或聽；或是對一個概念可能會如何詮釋或理解等。**作者**需要運用任何以及所有的相關資訊來協助改善**讀者**對於相關主題整體狀況的了解。

確認一個特定主題之前，很重要的是先蒐集資訊。**作者**可以先從一般的情況或相關主題範圍開始著手，等發掘出**故事**所需的特殊主題之後，再將**故事**聚焦於此。按照這個順序進行，先蒐集資訊，再確認特殊主題或標題可以節省**作者**的時間，也可以減少**讀者**的挫敗感。

資訊有許多不同的來源。有些資訊會比其它資訊更切中**讀者**的需求。**作者**需要諮詢了解**讀者**以及／或是相關情況或主題的人員。不論是哪個主題或是什麼樣的情況，**作者**在發展**故事**之前都需要先諮詢**讀者**的父母或主要照顧者。父母和主要照顧者長時間和**讀者**相處，比任何人都了解**讀者**，他們能提供旁人可能會忽略的獨到見解或細節。他們所提供的資訊常能幫助**故事**更聚焦，更貼切**讀者**的需求。

觀察也是很重要的資訊來源。至少需要兩次的觀察。第一次是從旁觀者的觀點〔有點像「停在牆上的蒼蠅」（fly on the wall，指暗中觀察者）〕來蒐集相關資訊和訊息，以協助界定情況或概念。第二次是**作者**參與在情境中（以當事者的身分參與），試著從**讀者**的認知、觀點、人格特質和過去經驗來考量**讀者**在情境中可能的體驗。

除了**團隊**諮詢以及觀察之外，還有許多可能的資訊來源。例如，**作者**可以記錄一些客觀的資料來協助了解一個**讀者**令人不解的反應。網路搜尋也可能找到能有所助益的訊息。在我的辦公室裡，有一套 15 本針對不同年齡和能力的字典。這些字典對我界定主題和敘寫**故事**的過程都有很大的幫助。我不需要花時間去搜尋該如何向我的**讀者**描述某一個名詞的意思。

界定一個特定的主題

在蒐集資訊的過程中常會發掘出主題。相較於**作者**的最佳推測，我們比較偏好發掘出來的主題。當一個主題被「發掘」出來，通常那些會讓**讀者**感到困惑、接收到錯誤資訊，或者是覺得受到挑戰的問題根源大多已經很明顯了。相對地，**作者**創造出來的主題常是由所蒐集的資訊來加以推測。**作者**可能猜對，但也可能完全沒猜中。例如：安祖是一年級克拉克老師班上的學生，數學對他來說是比較困難的科目。但上課時，他只舉過一次手請求協助。我是他的巡迴輔導特教老師，我很好奇為什麼安祖會放棄舉手請求協助呢？我決定要試著跟安祖一起畫張圖來進一步了解狀況。我們畫「如果安祖舉手會發生什麼事情呢？」當我們畫畫的時候，安祖說：「我再也不要舉手了，我的老師根本不知道任何跟數學有關的事情。」我問他為什麼他會這麼覺得呢？「上次我舉手，克拉克老師走過來問我：『安祖，第一個數字是什麼？』克拉克老師連數字都不知道！」**故事**的主題已經清楚地呈現了！我為安祖寫了兩則**故事**。一則是描述他的老師知道些什麼，其中也包括老師畢業證書之影本和老師已經完成的一年級數學作業之影本。第二則**故事**解釋為什麼老師要問一些他們已經知道答案的問題。讀完這兩則**故事**之後，安祖開始在遇到數學困難時會舉手了。老實說，基於我個人的經驗，發掘出來的主題比較能貼近**讀者**的需求，讓**作者**比較省力，也會有比較立即和正向的效果。

最後，關於主題有項重要的要點提醒您：每則**社會性故事**中必須有 50% 的篇幅是讚賞**讀者**做得很好的部分。本書中，**故事** 87：「說：『不好意思！借過一下！』幫助我通過人很多的地方」，就是個例子。理由很簡單，**社會性故事**對於教導新的概念和技巧很有幫助，它對於增加讚美的細節和意義也同樣有效。這也是增加**讀者**自信的好方式！這十個指標都可以應用到給予讚美的**故事**，就如同應用到其它**故事**的敘寫一樣，也包括必要的蒐集資訊的過程。如果**作者**只針對受到挑戰的情境、概念或技巧來寫故事，他們便忽略了寫作過程中很重要且必須的一部分。他們所寫的並不是**社會性故事**。

練習活動

指標 2 練習活動：兩個步驟的探索

說明：請閱讀下面三個陳述，並打勾回答其為正確或錯誤。

1. **故事**的主題猶如縫紉時的紙型，要寫一則**社會性故事**時，必須從主題開始著手。

   □正確　□錯誤

2. 有些**社會性故事**的主題是發掘出來的，有些則是**作者**的最佳推測。

   □正確　□錯誤

3. 在為**社會性故事**蒐集資訊的過程中，**作者**可能會發現一個替代方案，就不需要寫**故事**了。

   □正確　□錯誤

答案　兩個步驟的探索過程，在確定一個主題之前需要先小心地蒐集高品質的資訊。因此，第一個陳述是錯誤的。第二個陳述是正確的。雖然我們很希望每次都能發掘出最好的**故事**主題，**作者**常常需要坐下來審視他們所蒐集的資訊，然後做出最好的猜測。最後的陳述是正確的。**作者**可能會同時發現問題的本質和解決之道。在這樣的情況下，就不需要**故事**了。

結語

跟其它的指標比較起來，兩個步驟的探索是新加進來的一個指標。我在 2010 年改版十個**社會性故事**指標（**社會性故事** 10.0）及重新編排每個**故事**該如何發展和執行時介紹了它。短時間內，指標 2 很快就獲得了大家的重視，主要是因為它代表了一個很重要，但卻常被大家所忽略的步驟。在每次的**社會性故事** 10.2 的工作坊裡，都會有一句話很恰當地摘要了指標 2 的角色和貢獻：把指標 2 弄對了，**故事**幾乎就可以自己完成了！

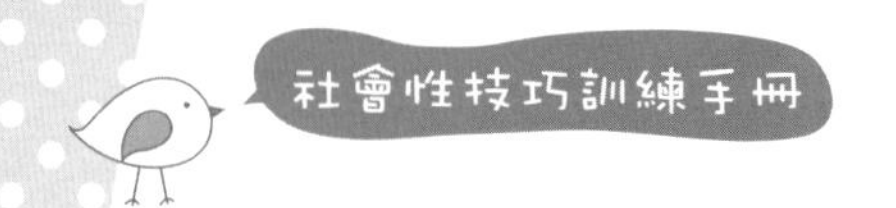

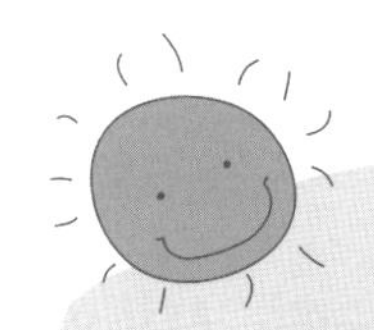

指標3 三個部分和一個標題

定義

社會性故事／文章要有標題、清楚說明主題的引言、增加細節的內文，以及強調、摘要資訊的結語。

討論

就像所有好的故事一樣，**社會性故事**也奠基於健全的架構和組織上：每則**社會性故事**都有標題、引言、內文和結語。了解**社會性故事**的目的和其**讀者**的特殊性時，這些「故事的基本元素」就變得很重要。您可從本書中選擇兩、三則**故事**看一下，留意每則**故事**如何包含這些**故事**的重要元素。

寫作時把這三個部分放在心裡，可以幫助**作者**有效率地介紹（引言）、描述（內文）和強調（結語）一則**社會性故事**中最重要的概念。引言的首要挑戰，在於清楚地陳述主題。有時一個句子也能達成任務，例如：「如果我弄丟玩具，人們可以幫助我。」有時候**作者**在介紹主題之前會先吸引**讀者**的注意力，就像「我的名字是傑洛米」。內文緊接在引言之後，進一步陳述或說明，例如：「爸爸、媽媽知道怎麼找我的玩具。我們會試著想和尋找。」而結語常常會引導**讀者**回到**故事**開頭所提到的概念、情況或所想完成的事情。它會重述這則**故事**的目的，並帶來有所裨益的額外訊息，例如：「人們可以幫助我找玩具。」不論**故事**的複雜度或是長度，引言、內文和結語合起來引導著**社會性故事**的發展。

除了將**作者**的思維加以組織並排序之外，標題、引言、內文和結語所提供的架構也可以讓**讀者**得到清楚的資訊。對任何一位孩子而言，標題和引言首先可以讓他們了解這則**故事**是關於什麼主題，也可以讓他們了解接下來的細節將會以何種架構（內文）提供。當**故事**接近結束的時候，重要的細節會再次被強調，或有時會與孩子個人的經驗連結（結語）。**社會性故事**也有類似的架構，只有一個地方不太一樣。**社會性故事**的**讀者**本身難以擷取概念、了解事情的先後順序、抓到事情的重點、觀察到大局，或是將故事所傳達的訊息應用在自身經驗中。這樣的特質使得每則**故事**都需要有非常清楚的架構。

練習活動

指標 3 練習活動：三個部分和一個標題

說明：請用指標 3 來完成下列的句子：

一則**社會性故事**必須至少有__________句子。

答案　為了要有清楚、有意義的引言、內文和結語，一則**社會性故事**至少需要三個句子。標題當然不包括在這三個句子內，要另外算嘍！

結語

請您先停下來，試著回想前面三個指標是哪三個？它們是：一個中心目標、兩個步驟的探索、三個部分和一個標題。到此為止，我們已經討論過什麼是**社會性故事**的中心目標以及兩個步驟的探索。我們也討論過故事

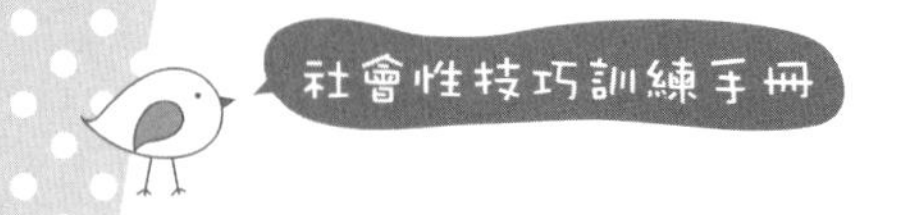

的基本架構和為什麼每則**社會性故事**需要包含這三個部分和一個標題。接下來我們要談談第四個指標：適合**讀者**的「格式」。

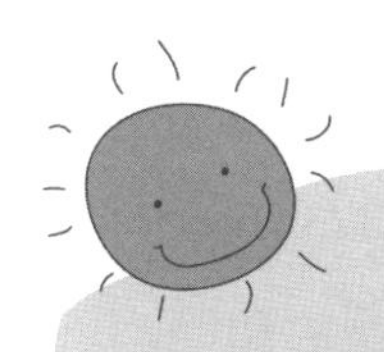

指標 4
適合讀者的「格式」

定義

社會性故事的格式，就是依著其**讀者**的個別能力、注意力長短、學習方式、天賦和／或興趣來敘寫。

討論

社會性故事中「格式」（format）一詞代表著，以有組織且個別化的方式來呈現圖文。有幾個方式可以針對**讀者**的個別需求來呈現圖和文。有一些個別化的要素可以考慮，包括：**故事**的長短、句子結構、詞彙、字體大小、**讀者**的興趣和／或天賦，以及圖、文的編排。每則**社會性故事**的藝術和科學就在於其所選擇的格式要素，對於**讀者**而言都是有意義的。換句話說，格式是從對**讀者**的了解所發展出來的，所以它能幫助**讀者**了解**故事**所想傳達的訊息。

年齡和能力

讀者的年齡和能力是格式的中心考量。對於年幼的**讀者**來說，閱讀每一頁所需花費的時間要很短，也就是整個**故事**需要非常簡潔。通常針對年幼**讀者**的**社會性故事**將會包含三至十二個短句（通常會建議每個句子不要再以逗點分開成兩個或更多個短句）。這個考量和該年齡層一天中所進行的許多活動或互動的時間考量是相似的。越短的**故事**越不容易寫。**作者**一方面需要考量說明主題所需包含的相關目標，又同時要讓**故事**簡短。一個好方法是先把所有的內容都寫下來，然後再來修編文字到所需要的長度。

有時候一個主題不可能以一則簡短的**故事**來完成。為了能說明主題，同時能尊重孩子注意力所能維持的時間長短，可以將訊息分成兩則或更多則短的**故事**。這樣的做法亦稱為**社會性故事集**，這樣的格式限制每則**故事**的長度，但同時也讓每則**故事**包含重要的細節和連結的概念。

長一點的**故事**常常適合年紀比較大一點或是能力比較好一點的**讀者**。這些**故事**包含十二句或更多的句子，也可以延展成**社會性文章**。隨著孩子年齡和技巧的增長，所涉及的主題的獨特性與複雜性也隨之增加，常需要更多的時間和篇幅解釋細節，因此需要更多的彈性來敘寫。在這樣的情況下，「二十五字或更少字數」的限制可能不適合，優先考量的是如何能完整地說明主題。

重複、節奏、押韻

重複、節奏、押韻是可以讓**讀者**進入例行的流程或是可預期活動的好方法。這些要素可以抓住**讀者**的注意力，同時將熟悉的元素加入新的或是比較難的主題中。為了這些考量，許多**社會性故事**會運用具有節奏和重複的句型，例如：「在戶外，我可以玩盪鞦韆，我可以玩溜滑梯，我可以玩爬竿，我也可以玩其它的東西。」押韻可以扮演相當重要的角色，但有時候會在**故事**發展中被忽略；也許不需要整篇**故事**都押韻，只要單一個想法或點子使用押韻這個元素就可以了。例如：「我可以覺得生氣，但更重要的是我做了和說了什麼！」（譯者註：這句話在英文中是有押韻的。Feeling angry is okay; it's important what I do and say.）雖然**故事**中加入重複、節奏、押韻的句型或字可能可以增加一些好處，但也需要考量**讀者**的個別偏好。有些**讀者**

可能認為重複、節奏、押韻有點幼稚而覺得受到侮辱。這提醒我們回到一個最重要的規則：絕對不可以冒侮辱**讀者**的風險。

天賦和興趣

我們當讀者時，會依著我們自己的興趣和能力來選擇讀物。極少數人會想要讀艱澀難懂的資訊，因為那些難懂的資訊讓我們受挫折、沒興趣，還讓我們想睡覺。因此，**作者**需要謹記「社交」是最常出現的主題，而這個主題對**讀者**而言是極困難的。所以，**作者**越能讓訊息更有趣和好玩，**故事**就能越有效用。

許多其它的指標都確保**故事**中的訊息是針對讀者的能力和需求。而指標 4 是讓故事內容的發展、圖、文、格式的安排，都要考量**讀者**的經驗、重要人際關係、興趣和偏好。此外，在某些情況下，故事的內容也會以非常創意的方式來展現。這會增加**讀者**對**故事**的興趣、理解，以及可能認為**故事**中所傳達的概念和訊息跟自己是有關聯的。如此，更能增加**讀者**對於**故事**中概念和技巧的應用。

容易記憶且具「博物館特質」的**故事**，常能含括**讀者**的天賦和興趣。例如：一位祖母將關於愛的意義的**社會性故事**，刺繡在她給孫子的拼布被上。又如：一位母親將關於買新鞋的**社會性故事**貼在鞋盒上，並且在她孩子要試穿的那雙鞋盒上貼了該雙鞋的照片（前一天這位母親在店長的同意下用相機照的）。又如：對於一位對美國郵政系統有興趣的孩子，將**故事**裝在一個有趣的盒子裡，經由郵寄的方式從不同的新地點寄達（盒子上會蓋上這些不同地點的郵戳）。又如：一位老師將每則**故事**剪成一個代表的形狀，像是關於午餐的**故事**剪成午餐盒的樣子。又如：一位備受班上學生行為所困擾的音樂老師，寫了一則關於音樂課規則的**故事**，並且搭配音樂，在每節課開始時播放。希望這些例子能給您一些啟示，能幫助您在敘寫**社會性故事**時增添額外的意義和趣味。

謹慎地使用創造力是上策。但絕對不要為了創新而犧牲了**故事**的意義或安全性。對某位特定的**讀者**而言，看起來有趣或好玩的**故事**可能會讓他感到困惑，甚至害怕。以**讀者**為中心，考量您心中的想法，**讀者**可能會如何接受或是理解。如果考量之後，您覺得可能會有些風險存在，建議您就不要採用該想法。

謹慎地使用創造力，有助於吸引**讀者**且能提升學習。**讀者**是否會閱讀一則**社會性故事**或是將之放在一旁或是成為其床邊讀物，將取決於**作者**在運用指標 4 時，是否能在謹慎與創新之間維持良好的平衡。

圖示

許多**社會性故事**中，圖示扮演了非常重要的角色。圖示在此意指支持文字意義所使用的視覺藝術。圖示可以選用但不侷限於實際的物體、照片、影片、圖畫、PowerPoint®、數字、圖表。有效率的圖示可以凸顯和摘要資訊、抓住**讀者**的興趣，以及增加**讀者**對於文字說明的理解。

但是**作者**在使用圖示搭配文字時也需要小心。避免使用任何可能混淆或是誤導**讀者**的圖示。如果**讀者**常常照著文字表面的意思來解讀，他／她也可能如此解讀**故事**中的圖示。例如：湯瑪斯有個關於上廁所的**故事**。**故事**中有許多顏色漂亮和充滿細節的圖片。插圖中的男孩穿著黃色的上衣和藍色的褲子。圖中的廁所有著兩個對稱的小窗戶。湯瑪斯放心地認為只有在他穿黃色上衣並且廁所裡有兩個對稱的小窗戶時，他才會被要求去上廁所。您可以預見當他在沒有這些元素的情況下被要求去上廁所時，他會有多沮喪。並不是所有的**讀者**都會像湯瑪斯這樣照著圖片所呈現的樣貌來詮釋。但對湯瑪斯而言，減少彩色圖片或是有過多細節圖片的使用，可以減低他發生像上述誤解的情況。

也常有人用照片來作為**社會性故事**的圖示。照片的好處是：（1）可以補足使用簡單線條圖畫在溝通上不足之處；（2）非常精確；（3）在使用數位相機的情況下，拍照和印照片是件快速且容易的事情。但是因為照片太過於精確，有些**讀者**可能會對照片內過多的細節賦予不相關的意義。照片最好在主題清楚且能減少額外因素的情況下來使用。例如：黑白照片可能比彩色照片更有幫助，因為黑白照片減少了色彩的干擾。此外，把照片中重要的部分圈起來，也可以幫助**讀者**注意圖示中最重要的部分。

有些因素可以用來決定**社會性故事**圖示的選擇。類似於選擇適當且有意義的文字，選擇跟孩子能力和興趣相符的圖示也同樣重要。例如：

1. **讀者**需要具備解讀這類圖示的先備技巧嗎？
2. **讀者**可以了解簡單圖畫所代表的意義嗎？
3. 圖表會不會使得文字的內容顯得更深奧？**讀者**能了解其意義嗎？
4. **讀者**過去曾顯示過對這類圖示的興趣嗎？
5. 這種圖示的方式過去曾引起這位**讀者**的注意嗎？
6. 合併兩種或以上的圖示形式會更適合這位**讀者**嗎？

考慮以上的問題，並了解有幾種可能的圖示方式，可以幫助**作者**選擇更能協助**讀者**學習的圖示。

練習活動

指標 4 練習活動：適合讀者的「格式」

為您認識的某人選擇本書中的一則**故事**。用本指標討論部分所列的個別化的要素（年齡和能力；重複、節奏、押韻；天賦和興趣；圖示偏好）為引導，列出您認為可以針對這位**讀者**來調整**故事**內容和圖示的想法。

結語

10.2 自學指引中指標 4 有如美國領土中的德州，這個指標所佔的分量相當大。**作者**可以運用各種可能的撰寫格式和變化，以便更有效地協助**讀者**了解資訊。具有創造力的**作者**會發現，當他們試著將新的主題轉變成有意義的形式呈現給**讀者**時，雖然需要符合**社會性故事**十個指標的要求，但撰寫**社會性故事**仍能有無限的可能性。最好的**作者**能了解這個可能性，並且能在每次的撰寫中發掘一些新的敘寫方式。

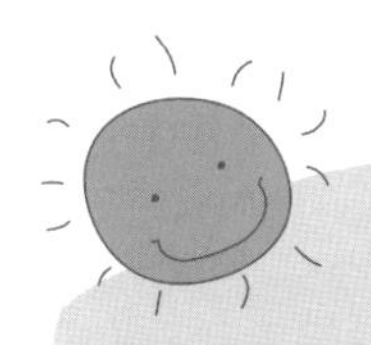

指標 5
五個定義語氣和語彙的要素

定義

社會性故事以充滿耐心及支持性的語氣和語彙來呈現，是由下面五個要素來界定的。這些要素為：

1. 以第一或第三人稱的觀點來敘述。
2. 正向且具有耐心的語氣。
3. 過去、現在或未來式。
4. 精確的字面陳述。
5. 精確的語意。

討論

指標 4 聚焦於如何述寫適合**讀者**的**故事**格式。指標 5 接續指標 4，列出關於**故事**中使用的語氣和語彙所應考量的另外五個要素。這五個要素會讓**社會性故事**不同於其它類似的視覺策略和社會性腳本，以確保**社會性故事**的品質及充滿安全性、耐心的特質。

以第一或第三人稱的觀點來敘述（First- or Third-Person Perspective Statements）

撰寫**故事**之前，先選擇一個有效的觀點分享訊息，在**社會性故事**發展的過程中這是很重要的。有幾個因素會影響這個決定，也決定**社會性故事**最終所呈現的語氣。

許多**社會性故事**是以第一人稱的語氣來敘寫，就好像**讀者**本身正在描述某個情況、事件或是概念。雖然**故事**是以第一人稱的語氣撰寫，但極有可能在陳述中同時包含了第一和第三人稱的語句。這是以**讀者**的優勢觀點來呈現資訊，這樣的呈現方式增加**作者**的責任。**作者**需要非常小心，才能避免不經意地讓**讀者**說出不是他想說的話，或是做出關於**讀者**對於某個情境觀點的全面性猜測。例如：「我將會喜歡在午休時吃午餐」是**作者**自己所做的假設，也有可能並不正確，因此並不適合在**社會性故事**中出現。

社會性故事也可能完全以第三人稱的語氣來撰寫，類似報紙上的文章。這些**故事**我們稱為**社會性文章**，可能會借用報紙的格式，運用專欄、進階的語彙，和／或書報文章中常見的字體等，以減少出現任何比較幼稚或具侮辱性質的文字。此類**社會性文章**常是為比較進階的**讀者**而發展的。

正向且具有耐心的語氣（Positive and Patient Tone）

社會性故事使用正向的語言。這在描述行為時是非常重要的，特別是針對一般性或是我們希望出現的行為。一位自閉症症候群疾患非常可能比他一般發展的同伴更常被糾正、挑戰或是引導重新調整。藉由清楚地陳述在某些情況中應該要如何回應，以及必須如此回應的理由，**作者**耐心地分享在某一個情境中該怎麼做的想法。

社會性故事維護**讀者**的自尊。**作者**絕不使用第一人稱（**讀者**）的語氣來說自己負面的行為。像這樣的句子：「我有困難聽老師說話」或是「有時候我生氣時，會打人」，並沒有提供有用的資訊，不會出現在**社會性故事**中。**作者**可以用一般性的說法來描述某個負面的行為，而不特定指出**讀者**所出現的負面行為。此外，也包含如何學習更有效地回應。例如，**作者**可以寫：「所有的小孩有時會有困難不去打斷別人的話。隨著練習，他們學習什麼時候輪到他們說話，什麼時候他們需要聽別人說話。」雖然是關注負面的行為，但這樣的陳述方式可以維持正向的語氣，有助於建立和維護**讀者**對自己正面的評價，對於接下來跟**讀者**分享新的社會性資訊也會有所幫助。

過去、現在和／或未來式（Past, Present, and/or Future Tense）

人們常會用過去的經驗來完成手邊的工作、解決問題和期待可能到來的結果。**社會性故事**敘寫生活經驗之間的連結，並且為某個主題增添了意義。在本書第 1 章「用**故事**來學習」中，描述**讀者**過去的三個經驗，其中之一：「有一次，我母親教我怎麼綁鞋帶。她告訴我一個關於她的祖父怎麼教她綁鞋帶的故事。我嘗試、練習，並且學會如何綁鞋帶。」即使是最簡單的**故事**也可指出相關事件之間的連結，注意這些連結對於每天的學習和生活都是很重要的。

精確的字面陳述（Literal Accuracy）

作者需要精確地選擇字、詞或是句子，而且即使**讀者**單純地從字面上的意思來解釋這些字、詞或句子，也能精確地傳達**作者**的意思。許多自閉症症候群疾患常從字面上的意思來解讀，並不主動進一步地思考這些字、句在社交上的意義。因此，**社會性故事**需要盡可能地使用最清楚的語言，讓字面上的意義和隱藏的語意之間並沒有不同之處。如果從字面上解釋會使字或詞的意義改變時，**社會性故事**通常就不使用這些字詞。在**社會性故**

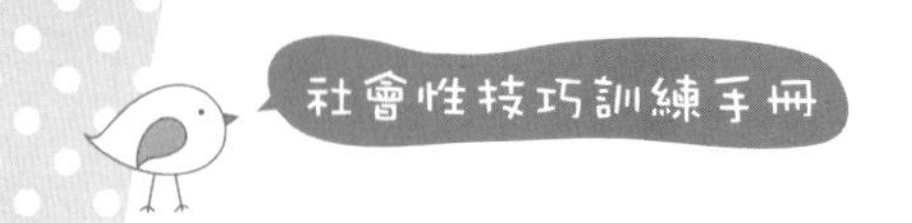

事中，只有在比喻或隱喻對特定**讀者**而言是有意義時才使用。除了比喻和隱喻之外，**社會性故事**都非常精確且清楚地描述它的主題。

精確的語彙（Accurate Vocabulary）

社會性故事中，**作者**盡可能使用最精確、最能有效傳達**作者**想要表達意思的字詞。有兩個考量的要點：首先是使用正向的語言，盡可能選用正向的動詞。例如：**作者**會偏好用「在走廊上我會用走的」，而不用「在走廊上我會試著不奔跑」。負面的動詞只告訴**讀者**不要做什麼，並沒有告知他應該要怎麼做。而且，「不奔跑」，有些**讀者**也有可能將其詮釋為「奔跑」。其次，請注意動詞最容易造成微妙且重大的變化。例如：「爸爸將從店裡帶牛奶回來」和「爸爸將從店裡買牛奶回來」之間可能造成的差別。帶回來也可能是用偷的，所以我們要用的是爸爸買牛奶回來！

一位**讀者**可能會對某些特別的字詞顯示很強烈的情緒反應。例如：「改變」、「新」或是「不同」常常容易讓**讀者**聯想到負面的情境，造成**讀者**覺得不舒服或是不安。使用替代字彙可以幫助**讀者**放鬆和聚焦在手邊的主題上。例如，我們可以用「另一個」來取代「新」。雖然使用替代字彙是我們可能考慮的一個選項，但並不是所有**讀者**都需要它。

練習活動

指標 5 包括以下幾個寫作考量：

1. 使用第一和／或第三人稱的語句（省掉所有第二人稱的語句）。
2. 不論主題為何，維持整體正向且充滿耐心的語氣。
3. 考慮現在式訊息的潛在價值，以及連結過去經驗或未來應用，可以提升意義、建立自信和／或支持一般性的應用。
4. 字面上的精確，可以協助確保意義的精確性。

5. 選擇對**讀者**而言最精確和舒服的語彙。

要完成下列的練習活動，需要同時考量上述的因素，來決定在**社會性故事**中什麼樣的句子是 OK 的，什麼樣的句子是絕不會被使用的。

指標 5 練習活動：五個定義語氣和語彙的要素

說明：下面哪些句子會被用在**社會性故事**中呢？打○代表會在**社會性故事**使用的句子。打×代表絕對不會在**社會性故事**中出現的句子。

1. ____我不應該在家裡奔跑。
2. ____我將會把顏料塗在紙上。
3. ____你將會覺得下課很好玩。
4. ____獸醫了解許多關於狗、貓和其它動物的事情。
5. ____因為我們的計畫還不是很確定，所以現在不是決定行程的時候。

答案　上面五個句子中只有一個句子會出現在**社會性故事**中，那就是第 4 句。其它四個句子如果要使用在**社會性故事**中，將需要改寫成如下的句子：

1. 大多數的時間裡，在屋子裡用走的是很重要的。
2. 我將試著把顏料塗在紙上。
3. 下課時，我可以有選擇，我可以盪鞦韆，我也可以玩球，或是我可以選其它的東西玩。
4. 無需改寫。
5. 當爸爸知道他今年的休假是哪幾天時，我們一家人將會做前往加州旅行的計畫。

結語

指標 5 指引著如何將字彙應用到**社會性故事**中。這將決定**故事**的語氣、聲調、相關的內容，以及清楚且有意義的字彙。在前面四個指標所建構的框架中來運用此指標，能增加細節，讓**作者**更有效率地敘寫**故事**。

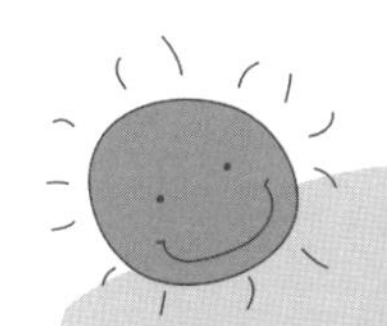

指標 6 六個引導故事發展的問題

定義

社會性故事能回答下面的問題：關於情境描述（何處）；關於時間的相關資訊（何時）；關於相關人物的資訊（誰）；關於重要線索的資訊（何事／物）；關於有哪些基本的活動、行為或是敘述（如何進行）；以及背後的原因或理由（為什麼）。

討論

六個關於基本資訊的問題（誰、何事／物、何時、何處、為什麼、如何進行）就能引導**作者**勾勒出一個大概的架構，以進一步創造對**讀者**而言有意義的**故事**。這幾個基本問題提醒我們含括一些我們容易忽略的基本訊息，好讓**讀者**知道什麼時間在哪裡會有個情境發生、誰會在那裡、事情會如何進展，以及會發生什麼事。接下來，有哪些「明顯」的細節需要考量。什麼樣的線索或概念是**讀者**可能疏漏的呢？通常這個問題的答案就是回答最後一個「為什麼」問題的答案。

就表面價值而言，這些問題很簡單地描述了一個情況或是概念的基本架構。有時**作者**為了回答「為什麼」這個問題，會遇到極大的挑戰。我早期所敘寫的**社會性故事**中，有個為了某位幼稚園大班孩子在學校排隊的故事。我試著要找出為什麼學生需要在學校排隊等候或行走的重要理由。如果我不能想出理由，**社會性故事**就沒有辦法支持這樣的要求了。後來，我了解到，排隊基本上是讓一群孩子們從校園的一個地方移動到另一個地方最安全的方法。

上千則**社會性故事**都令人安心地有其存在的理由；許多年之後，只有一次我寫**故事**時想不出理由。那是個要向一位幼稚園大班孩子解釋他每日行程的故事。我實在想不出他一天中需要到七個地點跟八位成人一起工作的理由。有時候，成人為無辜的孩子設計一些過於繁重的行程。由於我沒有辦法說服自己同意這位孩子的行程，我放棄寫**故事**支持他每日行程所需要做的改變。在回答這些問題的過程中，我們也蒐集關於其它指標所要求的正確資訊，讓撰寫不明智的**社會性故事**或是「推銷」不明智的想法、策略或計畫變得不可能。

故事可以有效率地回答這六個問題中的好幾個問題。例如：一個開放性的語句就可以回答其中好幾個問題：我的家人（誰）今天（何時）要去（何事／物）海邊（何處）。接著可能會接續簡單的說明，陳述要如何到海邊：「我們會開車到海邊。」或是用一個語句來解釋為什麼計劃這個活動：「許多家庭到海邊都覺得很好玩。」如此，一則**社會性故事**簡潔地寫出誰參與、會在哪裡、什麼時候發生、發生什麼事情、事情發生的過程和為什麼發生。在敘寫**社會性故事**的第一個句子前，還有一個問題需要考慮：要用誰的語氣來敘寫這則**故事**呢？

練習活動

指標 6 練習活動：六個引導故事發展的問題

說明：請閱讀書中**故事** 126「我今天需要向學校請假嗎？這是沒關係的！」

這則**故事**中回答了指標 6 的哪幾個問題呢？

答案　這則**社會性故事**回答了很多的問題，下面只是舉出其中一些例子：

- 誰——是誰不能到學校，需要請假呢？
- 何事／物——我的爸爸、媽媽對於我需要請假說了什麼？
- 何時——我什麼時候可以回到學校？
- 何處——生病的小孩需要待在哪裡？
- 為什麼——為什麼學生有時候沒辦法去學校呢？
- 如何進行——我要怎麼樣才能拿到我需要做的作業呢？

您在這個練習活動中所回答的問題可能跟上面列出的有點不一樣，這是沒關係的。如同稍早我所提到的，**社會性故事**中單一語句的說明就可能可以回答數個問題。

結語

感謝有這六個問題！這些問題可以幫助**作者**不再只是盯著電腦螢幕或是白紙苦惱。當**作者**不知從何下手或從哪裡開始或是要寫些什麼時，都可以想想上面這幾個重要的問題。這些問題的答案可以協助**讀者**更清楚、更能了解其中的意義。

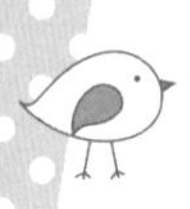

指標 7
句型

定義

社會性故事包括描述句，也可含括一或多種輔導句。**社會性故事**的指標均適用於句型。

討論

描述句（Descriptive Sentences）

讓我們從描述句的定義開始：描述句在符合**社會性故事**指標下，精確地描述相關的情境，包括內在和／或外在因素。陳述但不帶假設、偏見、判斷、貶低和／或未經確認的觀點。

描述句是值得信任的訊息攜帶者。描述句陳述關於一個主題能夠觀察到的外部因素，也包括那些還不是很顯而易見的部分（相關的想法、感受、文化期待等等）。下面是兩個描述句，第一句描述能觀察到的訊息，而第二句則分享一個相關的文化價值：

人們到超市去買食物。
購買有益健康的食物是個聰明的選擇。

描述句經常描述或是提到另一個人（或另一群人）的內在狀態，包括但不限於知識、想法、感受、信念、觀點、動機、健康、疾病、人格特質等等。

下面的描述句是關於一個超市的收銀員會知道的事情：

收銀員知道如何協助顧客為他們所購買的東西付錢。

描述句也可在一個文化範疇內，藉由描述共同的信念、價值或傳統，來提升其它相關陳述的意義。例如：

當我坐在車內時，我會試著一直繫著安全帶。這對安全來說是非常、非常、非常重要的。

第二句話強調了第一句話的意義——這是一個用來加強其它相關句子意義或重要性的描述句。第一句話則是輔導句，我們會在下面加以說明。

輔導句（Coaching Sentences）

輔導句可以如此定義：輔導句在符合**社會性故事**指標的情況下，藉由有效的**團隊**陳述或是**讀者**的回應，或是結構性的**讀者**自我輔導（Self-Coaching）來溫柔地引導**讀者**的行為。

輔導句有三種句型：

1. 輔導**讀者**描述期望或有效的回應，或是可能選擇的句子。例如：當我們有自由活動時間時，我可以畫畫、看書或是可以選擇其他安靜的活動。
2. 輔導**團隊**提供建議或是提醒照顧者為**讀者**提供支持的句子。例如：我媽媽會告訴我怎麼把碗盤放進洗碗機內，以及如何啟動洗碗機。
3. 有時候**讀者**會自己寫下輔導句。**讀者**跟一位家長或照顧者複習**故事**，為該**故事**寫下輔導句時，我們稱之為自我輔導句。例如：當老師說：「眼睛看前面，耳朵聽前面」時，我會試著記得就是要聽老師說和看老師在做什麼。自我輔導句幫助**讀者**回想**故事**，並且認為**故事**跟他是有關聯的，而且能在不同的時間和地點應用該**故事**的內容。

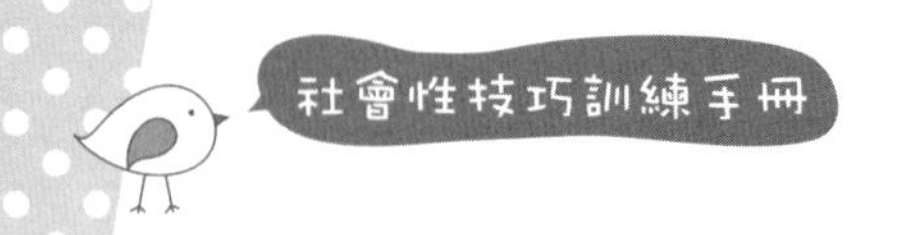

練習活動

指標 7 練習活動：句型

說明：下面句子屬於哪種句型呢？是描述句（D）或輔導句（C）呢？

1. 我小組裡的許多同學對於我們要進行的工作有很多想法。＿＿＿＿＿
2. 我會試著傾聽我小組裡其他人的想法。＿＿＿＿＿
3. 許多孩子排隊時都想要排第一個。＿＿＿＿＿
4. 當另一位孩子排第一個時，我會試著保持冷靜。＿＿＿＿＿
5. 學習開車，需要一些練習。＿＿＿＿＿

答案 1.（D） 2.（C） 3.（D） 4.（C） 5.（D）

練習活動的句子裡有二個輔導句，三個描述句。「我小組裡的許多同學對於我們要進行的工作有很多想法。」是對其他同學想法的一般性陳述。「我會試著傾聽我小組裡其他人的想法。」輔導**讀者**的行為。「許多孩子排隊時都想要排第一個。」陳述在年幼孩子中常見的一個慾望。「當另一位孩子排第一個時，我會試著保持冷靜。」是一個輔導**讀者**行為的句子。「學習開車，需要一些練習。」陳述人們如何學習開車。

結語

能夠辨識描述句和輔導句是很重要的，並且要了解兩種句型各自扮演的角色。您可以選擇本書中之**故事**來做額外的練習。試著讀完一個句子就停下來想想看，剛剛讀過的句子是描述句或輔導句。或者，選擇一個您自己定的主題，為它寫一句描述句。也歡迎您針對此指標或是書中的其它指標，自創練習活動來幫助您進行額外的練習。

指標 8
一個公式

定義

一個公式用以確保每則**社會性故事**所陳述的，不僅僅只是指導而已。

討論

社會性故事的公式定義描述句和輔導句在**社會性故事**中的關係。公式確保每則**故事**都聚焦於描述互動或事件，並且在合適的情況下說明該如何應用或是陳述人們思考、說話或行動的背後原因。這個公式對於描述句並沒有限制數量，但卻限制輔導句的數量（圖表 1）。

圖表 1：社會性故事公式

$$\frac{\text{描述（故事中所有描述句的總數）}}{\text{輔導（故事中所有輔導句的總數）}} \geq 2$$

要使用這個公式，**作者**需數算每種句型句子的總數，並且把描述句的總數除以輔導句的總數。如果是撰寫**社會性故事**，那麼公式計算後的答案必須大於或等於 2。如果該**故事**並沒有輔導句，則分母為 1。

這個公式的得分也可以說是**社會性故事**的得分。描述性高的**故事**得分將會幾乎等於該**故事**內描述性句子的總數。一則**故事**的指導性越高，所含的輔導句就越多，得分也越接近（但絕不會低於）2。

練習活動

指標 8 練習活動：一個公式

說明：請從本書中隨意選取三則**故事**。在每則**故事**中，辨識並且數算描述句的總數。將該總數當分子，並數算輔導句的總數當分母。比較一下除出來的得分。每則**故事**的得分可能不同，但總會大於或等於 2。

結語

如果說**社會性故事**有個心臟，那麼將會是**社會性故事**的公式。這個公式確保了**社會性故事**充滿耐心和不做假設的特質，因而不同於其它視覺策略。這個公式提醒**作者**花時間跟**讀者**分享訊息，即使是那些被認為是「大家都知道」的資訊。並以數學的方式陳述了**社會性故事**的重要準則：每則**社會性故事**，描述要多過於指導。

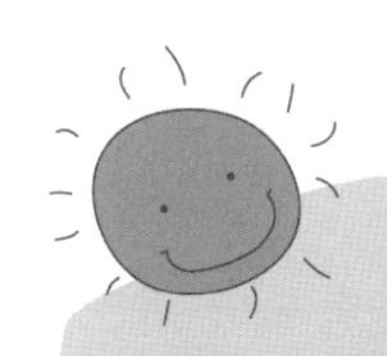

指標 9
就是要把它變成適合自己的

定義

每則**社會性故事**都會被不停地審查和修改，直到它符合所有**社會性故事**的指標為止。

討論

對於此指標之討論非常簡短，感覺與其重要性形成鮮明的對比。為確保**社會性故事**是清楚、具有意義和趣味性的，**作者**從研究和找尋主題開始，到發展**故事**內容及編修，都持續努力著。**作者**運用**讀者團隊**為資源，將**故事**的草稿請**團隊**成員們審查並給予回饋。這樣的過程可以及早發現一些可避免或令人遺憾的錯誤，同時也藉此讓所有相關人員在執行**故事**之前都了解**故事**的進展狀況。

練習活動

指標 9 練習活動：就是要把它變成適合自己的

說明：從您自己的經驗或工作中選擇一則故事，用我們討論過的指標來審視它。它符合所有適用的指標嗎？換句話說，符合到目前為止討論過的適用指標（先排除最後引導執行的指標外），它是則**社會性故事**嗎？

結語

指標 9 向認為發展**社會性故事**是件簡單且容易之工作的人傳遞一個很強而有力的訊息：幾乎就像任何一件真正值得做的事情一樣，學習敘寫**社會性故事**需要花時間、思考和練習。一旦學會了撰寫**社會性故事**的技巧，敘寫每則**社會性故事**仍然會耗費一些時間。不要認為**社會性故事**是個「快速的解決策略」，它需要長期的執行。請您先停下來，確認一下您手邊的故事是不是「真實的文章」，真實的文章是發展任何**社會性故事**很重要的部分。

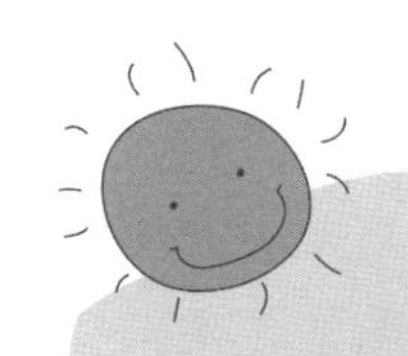

指標 10
十個編輯和執行的指引

定義

十個編輯和執行的指引，是為了確保指引**社會性故事**發展階段的中心思想和標準，在將**故事**介紹給**讀者**的執行與複習階段都能持續維持一致性。

說明和練習活動

十個編輯和執行的指引在此將一一簡單地介紹。指標 10 的焦點有別於其它九個指標。前面九個指標界定每則**故事**的研究過程、主題和最終產物的特質和編排。而最後這個指標則指引著後續的執行。如同馬拉松接力賽的最後一棒，此指標的目標和前面所有指標都是相同的：執行**故事**時，帶著與發展**故事**時同樣謹慎的態度以及之前所提及的所有相關考量。（譯者註：此處所指的相關考量為：充滿耐心和使讀者安心、運用正向的語言，在社交、情感和身體上都是安全的。）

這個部分將說明十個編輯和執行的指引。在這個部分中，討論和練習活動是結合在一起的。請選擇一則**社會性故事**來進行以下的練習活動。本指引將會幫助您發展如何向**讀者**介紹和執行這則**故事**的計畫。

1. 協助讀者理解的計畫

作者有計畫地協助**讀者**理解**社會性故事**。這是以理解為中心，在執行之前重新檢視內文和圖示的機會。**作者**可以想想，需不需要發展伴隨**故事**的問題呢？等**讀者**對**故事**熟悉之後，需不需要創造一些填空題來確認**讀者**的理解呢？**作者**會預先計畫如何建構**讀者**對**故事**意義的理解。額外的想法會在接下來「支持**故事**的計畫」中說明，內容可能會與此計畫有所重疊。

2. 支持故事的計畫

支持一則**故事**的執行，包括提供資源和支持性的指導策略。有沒有什麼方式是可以支持**讀者**的呢？例如：將故事用 PowerPoint® 的方式呈現會不會有幫助呢？如果做個海報，海報中包含**故事**的重要句子、貼在教室，會不會有幫助呢？有許多的可能性，每個可能性都要依照個別**讀者**和**故事**主題來決定。

練習活動：考量您的**故事**。您會如何支持**讀者**了解和參與**故事**的執行呢？

3. 複習故事的計畫

複習**故事**時，也要反映出充滿耐心、積極正向的態度和良好健全的思維。複習**社會性故事**時，需要在一個舒適的環境中，用正向的語氣來進行。如果強迫**讀者**閱讀故事，那並不符合**社會性故事**的原則。絕對不要強迫複習或用看**社會性故事**來做為孩子錯誤行為所得到的結果。用一般性的常識來協助您判定，多久需要複習一次**故事**。建立一個可以預期的複習時間表，讓複習的次數剛好能讓其發揮效果，但又可以避免不必要的重複。**作者**考量**讀者**和主題等因素來發展可以執行的複習計畫。請您記得，也許**讀者**並不總是需要或希望**作者**或是其他成人陪他一起看**故事**。

練習活動：發展一個暫時性的**故事**複習計畫。考量您的**讀者**和**故事**的主題，再決定閱讀**故事**的頻率。

4. 正向介紹的計畫

介紹每則**社會性故事**時都會秉持著實事求是和不做假設的品質。例如：**作者**可能平靜且自信地開頭：「這是我為你寫的**故事**⋯⋯」向年幼的孩子介紹**故事**時，成人最好能坐在他們旁邊稍後的地方，兩人一起注視著**故事**。重點是保持冷靜和舒適。

練習活動：向您的**讀者**介紹您的**故事**。

5. 監控！

一旦**故事**已經寫好，**團隊**成員將監控它所造成的影響。很重要的是注意**讀者**的反應，有沒有任何跡象顯示**讀者**可能誤解**故事**的內容或是圖示。**作者**會非常關心**故事**是否成功。如果一切都進行得非常順利，試著了解是什麼原因讓**故事**進行得順利？如何將這些促進成功的元素應用到未來的**故事**中，讓未來的**故事**根據從中學到的來量身訂製。

6. 規劃故事

故事會互相接續。好好規劃它們是很重要的。可以利用三孔活頁夾及透明內頁來協助整理。可以將檔案夾加以分類，也可以用分頁夾或是用圖畫或照片當分類夾封面來協助分類。在電腦中建立不同的資料夾也可協助分類，讓**故事**容易取用。

練習活動：從一開始就整理規劃**故事**，日後取用會比較方便。善用活頁檔案夾、記事本或是電腦資料夾，將您的**故事**加以整理規劃。

7. 混搭故事來建構概念

有許多主題可以用來寫**故事**，在短時間內就聚集了相當數量的**故事**也是很常見的。有些主題也會再次出現，也許類似於過去的**故事**，但需要從不同的角度或焦點切入，或是增加更進一步的資訊來更新。如果您有好幾個關於派對的**故事**但存放於不同的檔案內，您可以考慮將**故事**影印，放在一個關於「派對」的檔案夾裡。如果您使用電腦，也可以過一陣子就以常用的主題搜尋一下，將類似的**故事**放在同一個資料夾內。

8. 重唸故事和後續延展

社會性故事並沒有所謂「退休」這回事。讀過的**故事**在一段時間之後，可能會因為**讀者**的需求而有再次介紹的必要，有點像電視節目重播一樣。您的**讀者**可能會從**故事集**（Story Sequels）中受益，因為資訊是從先前**故事**的架構上加以更新的。**讀者**會感受到曾經讀過之**故事**的熟悉度，也會從目前**故事**更新的新資訊中獲益。如此也能清楚地指出過去和現在主題之間的重要關聯。

9. 再利用，成為讚賞的工具

再利用逐漸受到歡迎，**社會性故事**也可以被再利用。例如：用來介紹新技巧的**社會性故事**，在日後再利用來讚許**讀者**的成就。如果用電腦來發展**社會性故事**，便能夠很容易地儲存和整理。日後可將用過的**社會性故事**檔案叫出來，用另一個相關的檔名儲存，再將其修改為讚賞**讀者**獲得新技巧的**社會性故事**。您可以很驕傲地跟**讀者**一起回顧。

10. 經常更新資訊

現在訊息的傳遞非常快速，請經常更新**社會性故事**的資訊。您可以到**社會性故事**的官網 CarolGraySocialStories.com 來查看，我們會持續更新關於**社會性故事**最新、最精確、最可靠的資訊。

結語

社會性故事有著相當短、卻活躍的歷史。原先只是由於現場工作的需要，之後被研究且肯定為有實徵根基的方法，也贏得家長和專業人員的尊敬以及**讀者**的信任。您將成為新手**作者**，我祝您成功！如果有機會，也邀請您參加**社會性故事團隊**或**社會性故事衛星學校和服務**的工作坊或分享活動。希望您所敘寫的**故事**能傳達訊息、引導和鼓勵您的**讀者**。

Chapter 1

用故事來學習

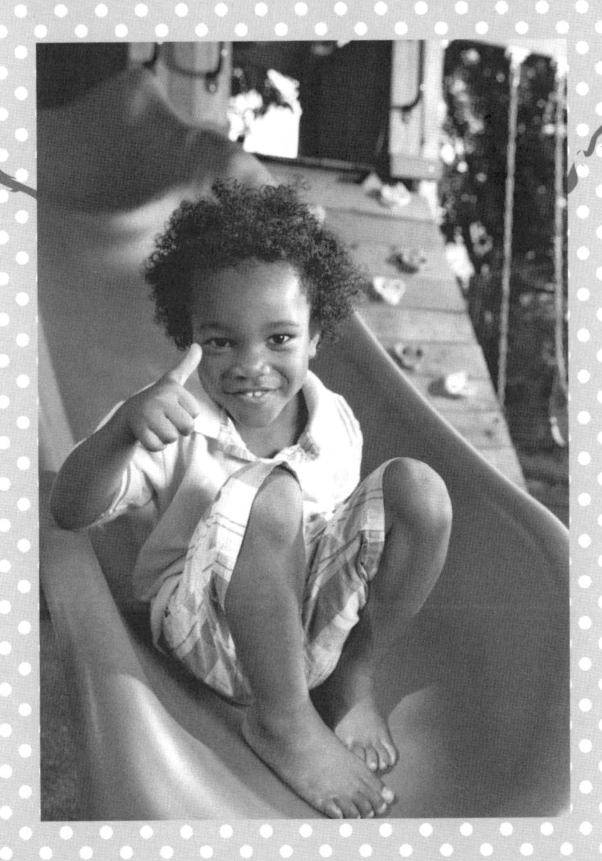

故事 1 我為你寫這些故事

一封來自凱蘿・葛瑞的信

親愛的 ＿＿＿＿＿＿＿＿＿＿ ：

我的名字是凱蘿・葛瑞（Carol Gray）。我的名字在 22 歲以前是凱蘿・休爾德（Carol Schuldt）。結婚之後，我的姓氏就變成了葛瑞。（譯者註：在美國的習俗裡，很多女士在結婚之後會冠夫姓。）

我母親的名字是薇拉・休爾德（Viola Schuldt）。她很喜歡照相。她尤其喜歡為那些具有代表性意義的畫面留影。她會針對某個事件拍攝五或六張照片，然後將它們一併陳列。即使沒有文字說明，人們也可以從這些照片中了解其所陳述的「故事」。有時，即使只有一張照片，也能陳述故事或是讓我們聯想到某件事情。

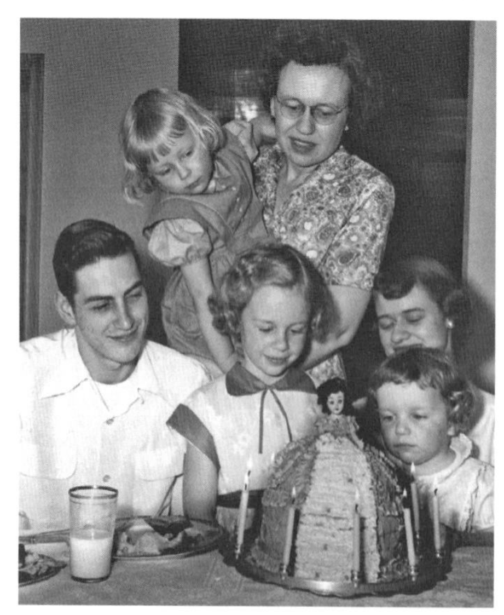

這張是 1955 年在我 3 歲時拍攝的。照片中，我在珍妮姑姑家為我姊姊瑪莉蓮慶生。中間是我姊姊瑪莉蓮，正對著蛋糕開心地笑。我在照片的右邊角落，坐在珍妮姑姑的腿上。我很清楚地記得這個生日派

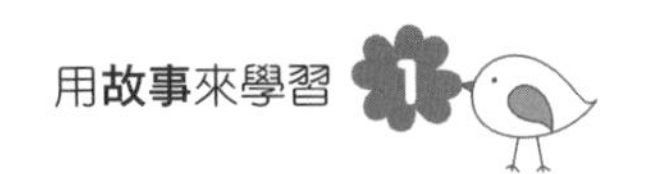

對，尤其是那個娃娃蛋糕。看看我的臉，我真的很喜歡那個蛋糕；但我覺得有點沮喪，因為那不是我的生日蛋糕。我母親站在後面，抱著我的小妹妹伊蓮。看看伊蓮的臉，我想伊蓮也許有著跟我類似的感受。我想她也很喜歡那個蛋糕，也覺得有點沮喪，因為那不是她的生日蛋糕。

下面這張照片是在 1958 年拍攝的。我那時 6 歲，在外公、外婆的結婚紀念日拍的。他們舉辦了很盛大、很隆重的慶祝派對。每位來參加的人都穿著漂亮的衣服。我那天穿的洋裝，讓我的腹部覺得很癢；過了一段時間，我的髮箍也讓我覺得不舒服。在照這張照片的時候，我正對我身上那些看起來漂亮、但卻不太舒服的衣物覺得有點煩躁。

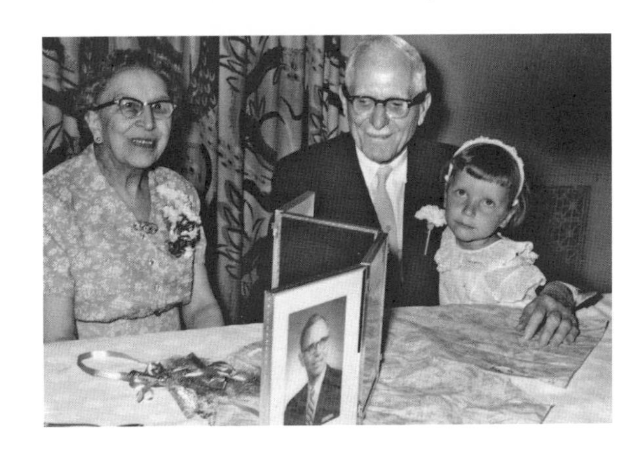

當我看著這些照片，提醒著我從派對中學到的一件事情。許多人都認為派對是很好玩的，我也喜歡派對；但即使是在大部分時間都好玩的活動中，也會有讓人覺得沮喪或是困惑的時刻。我覺得把這些令人沮喪或是困惑的時刻跟其他人分享，也許會對其他人有幫助。因為當他們在宴會中發生類似的情況時，就不會覺得吃驚了。

下頁那張照片是我在密西根州林福妮雅市多瑞絲街的家。我從 1956 年到 1968 年都住在這裡，我是在這裡長大的。這裡就是我 6 歲時寫第一個故事的地方。我的臥室在一樓，在我父母臥室的對面。我有一本日記本，每晚睡前我都會寫日記。我會寫信給長大後的自己，這樣我長大後就可以讀日記，幫助我不會忘記當個孩子是怎麼回事了。

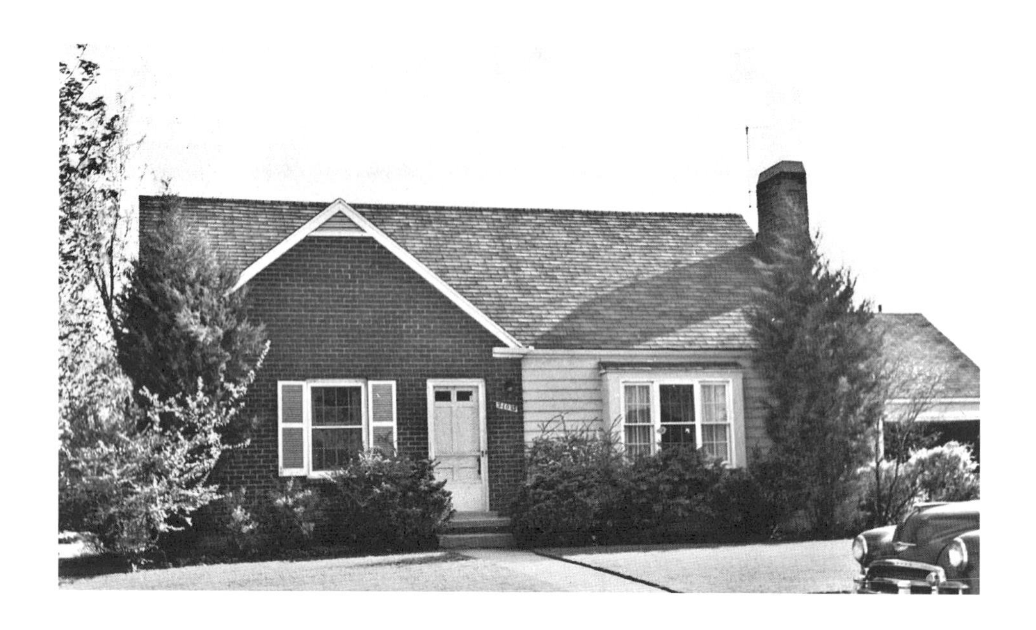

現在我已經比那時年長很多了，但我還在寫故事。我試著永遠記得當個孩子是怎麼回事。我也一直在讀故事和聽其他人告訴我的故事。藉由這些故事，我學到了許多事情。

我在這本書中也為你寫了許多**故事**。這些**故事**描述關於人們、地點和許多其它的主題。我希望你喜歡這些**故事**，也可以從中學到許多事情。

祝福你有個美好的人生故事！

凱蘿

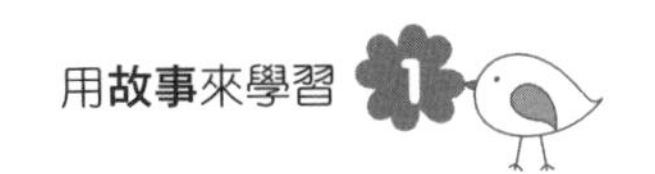

故事 2

從故事中學習

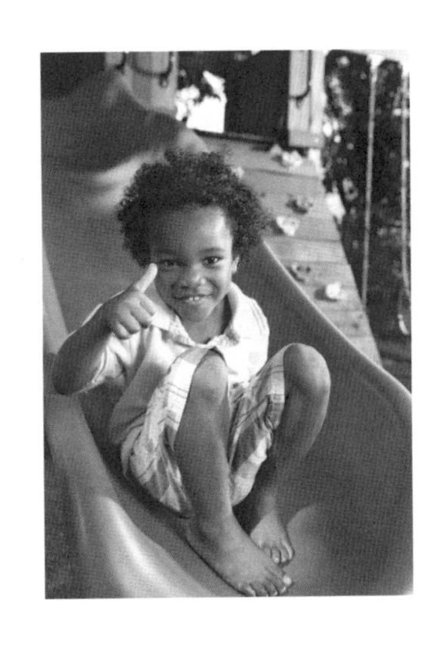

人們從故事中學習。人們常彼此敘說自己的經驗。他們一邊聽、一邊學。

我還小的時候，有次母親用她的祖父用來教她綁鞋帶的故事，來教我綁鞋帶。我試著用這則故事來練習，並學會了綁鞋帶。

還有一次，我很怕溜學校遊樂場的滑梯，但卻很想嘗試。我看著其他小朋友爬上滑梯後面的梯子，坐在滑梯的頂端，然後溜下去。我心裡想著，不知道自己能不能做到跟他們一樣的事情。我幼稚園大班的柏斯老師走到我身邊，他告訴我一則故事。當他還是個小男孩時，他也很害怕從滑梯上溜下來。我問他：「你試著溜下來了嗎？」他告訴我，他試著溜下來了！柏斯老師告訴我，爬上滑梯後面梯子的時候，如果往上看會比較不害怕。我想他的方法也許對我也會有幫助。我溜下滑梯，真的覺得還好！

上週二是個雨天，我不想穿雨衣。我的姊姊梅蒂森說：「穿上雨衣」也許會比較好。她告訴我一則故事。去年有個下雨天，她沒穿雨衣就去上學，弄得全身都濕透了。上第一節課時，梅蒂森覺得又濕又冷，很不舒服。我決定穿雨衣，好讓自己保持乾燥和舒適。

我每天都在學習。別人常常會告訴我他們的故事。我會試著聽他們的故事，並從中學習。■

故事 3 本書中的**故事**

這本書中的**故事**是為我而寫的。

這本書中有許多關於我和我的感受的**故事**。有則關於成長的**故事**和一個稱為萬能城堡的地方，也有則名為「也許我可以做這個」的**故事**。

這本書中有關於人和地方的**故事**。這本書也有關於我的家人、家庭和學校的**故事**。也有關於成人和小朋友的**故事**。

這本書中也有關於錯誤的**故事**。每個人都會犯錯。也有關於改變的**故事**。改變隨時都在發生。

這本書中也有關於人們想什麼、說什麼和做什麼的**故事**。也有關於分享、玩遊戲，以及如何贏和輸的**故事**。

這本書中有一則關於愛迪生的**故事**，和三則關於口香糖的**故事**。

這本書中有關於地球的**故事**。那是我所居住的星球；也有關於森林大火和空中旅行的**故事**。還有關於晚間新聞的**故事**，和為何人們要看晚間新聞的**故事**。

還有一些關於其它事情的**故事**，例如：當人們用東西這個詞時，是代表什麼？我把有關於它的說明寫在詞彙表中。

在這本書中有許多**故事**，一共有 185 則**故事**。這些**故事**描述關於如何在地球上生活。■

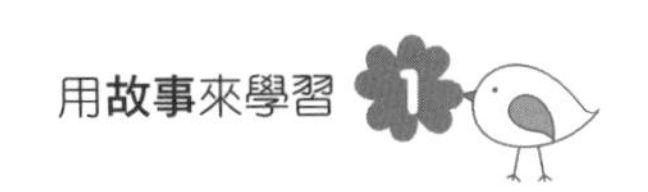

故事4 我的故事相簿

我有本**故事**相簿，裡面有很多記載我生命故事的照片。

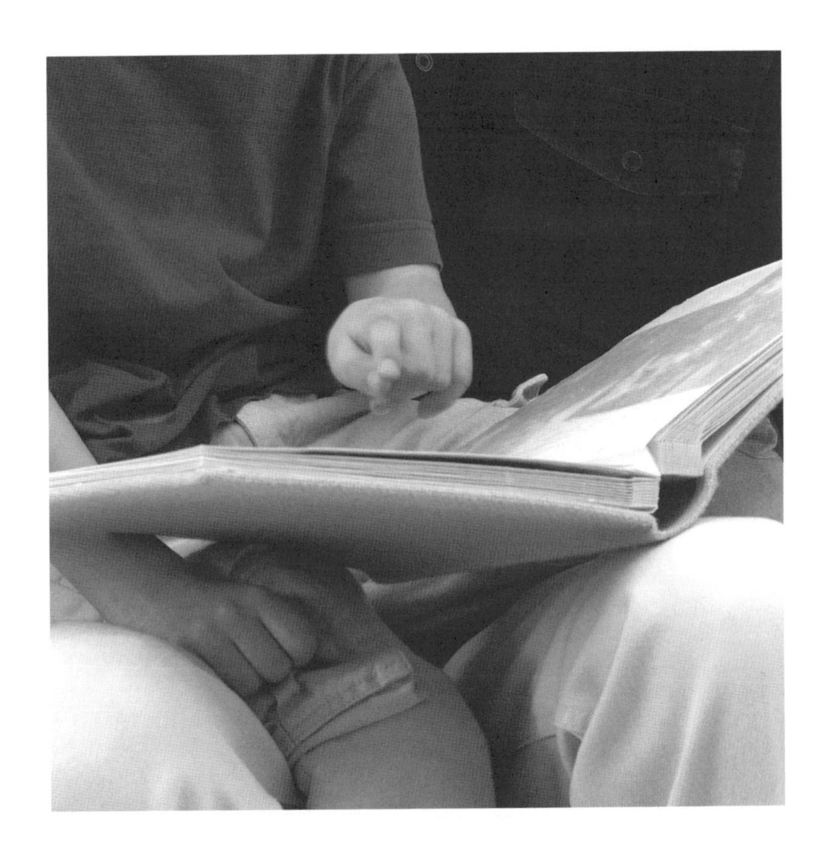

我可以選有我在裡面的照片放在這本相簿裡，因為我是我生命故事的主要角色。

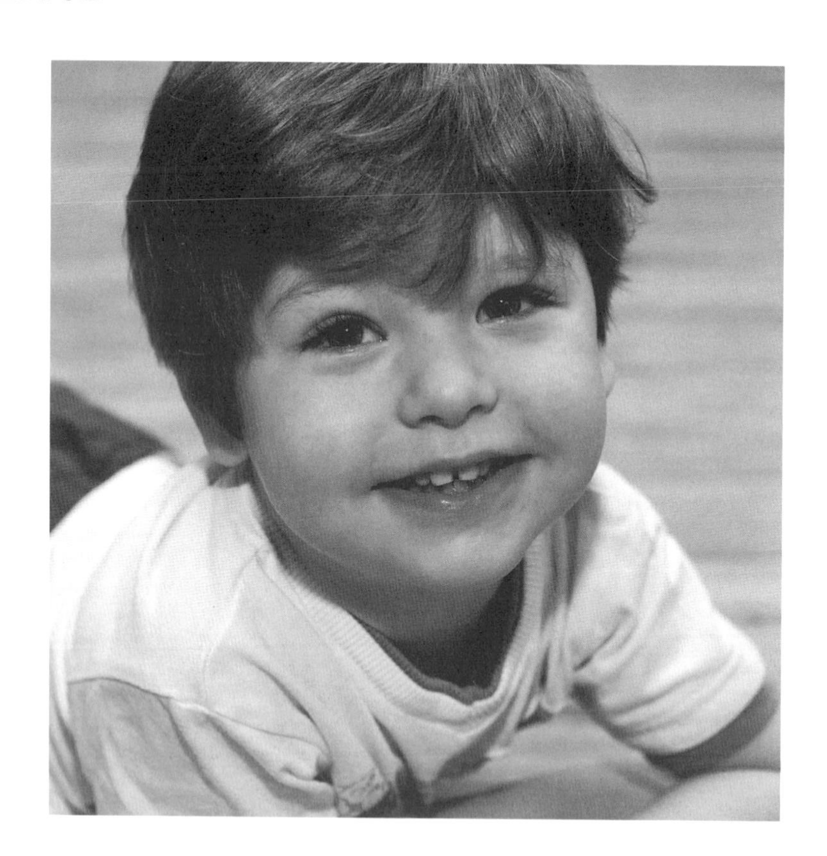

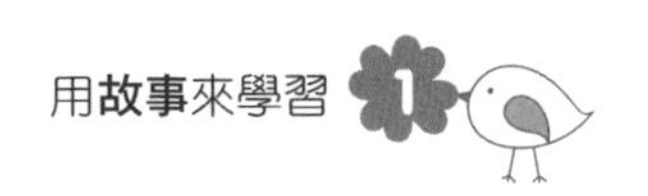

我也可以選我所喜歡的人的照片放在這本相簿裡，因為他們也是我生命故事中重要的人物。

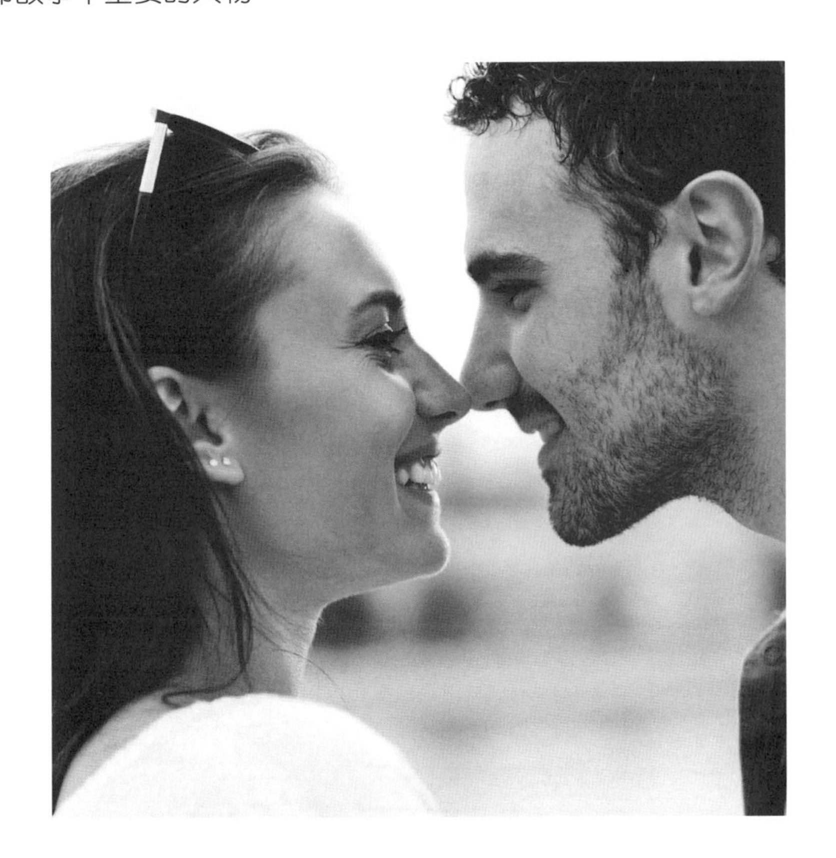

我也可以選我喜歡的地方的照片放在這本相簿裡，因為它們是我生命故事發生的地方。

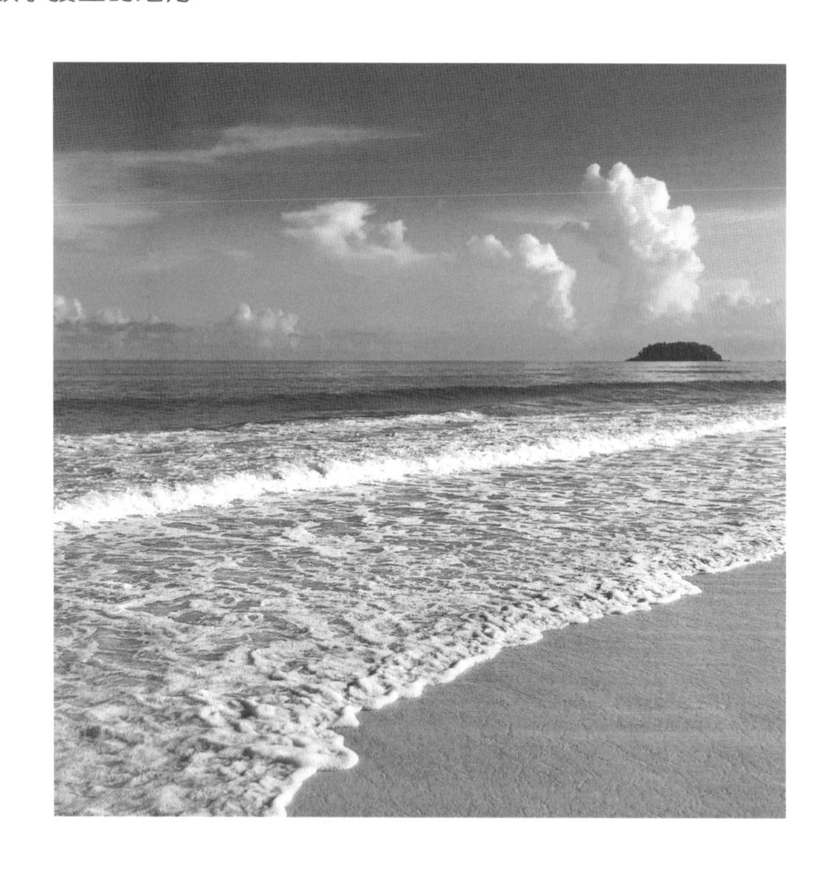

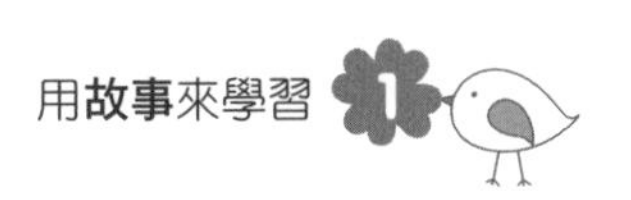

我也可以選我喜歡的玩具和東西的照片，因為它們是我生命故事的工具。

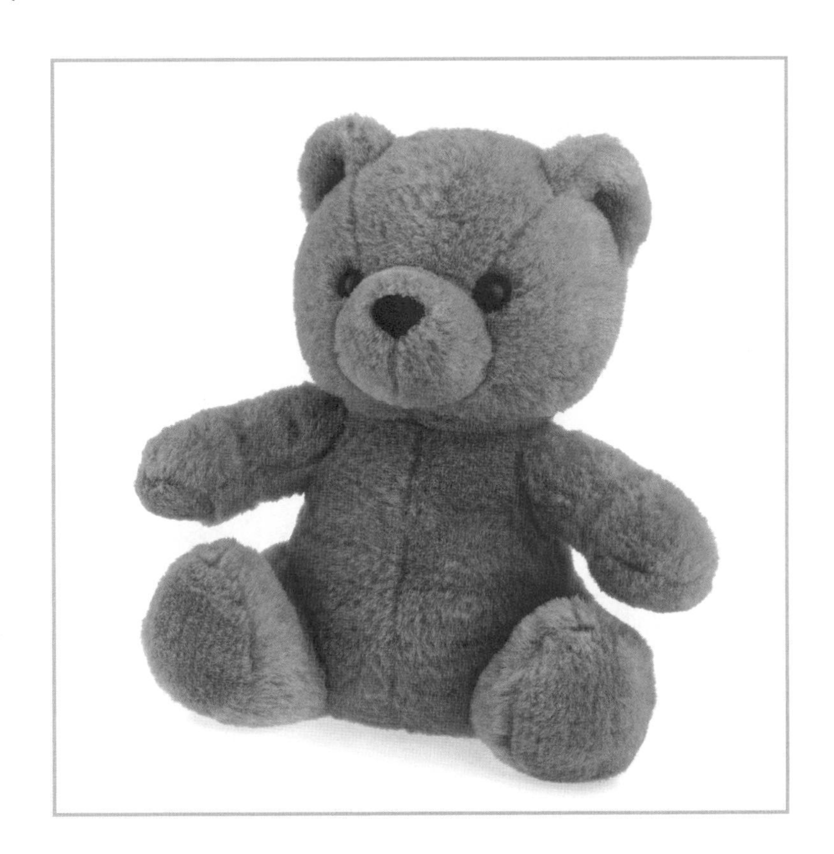

我也可以選一些快樂時光的照片放在這本相簿裡，因為它們讓我的生命故事有許多美好的回憶。

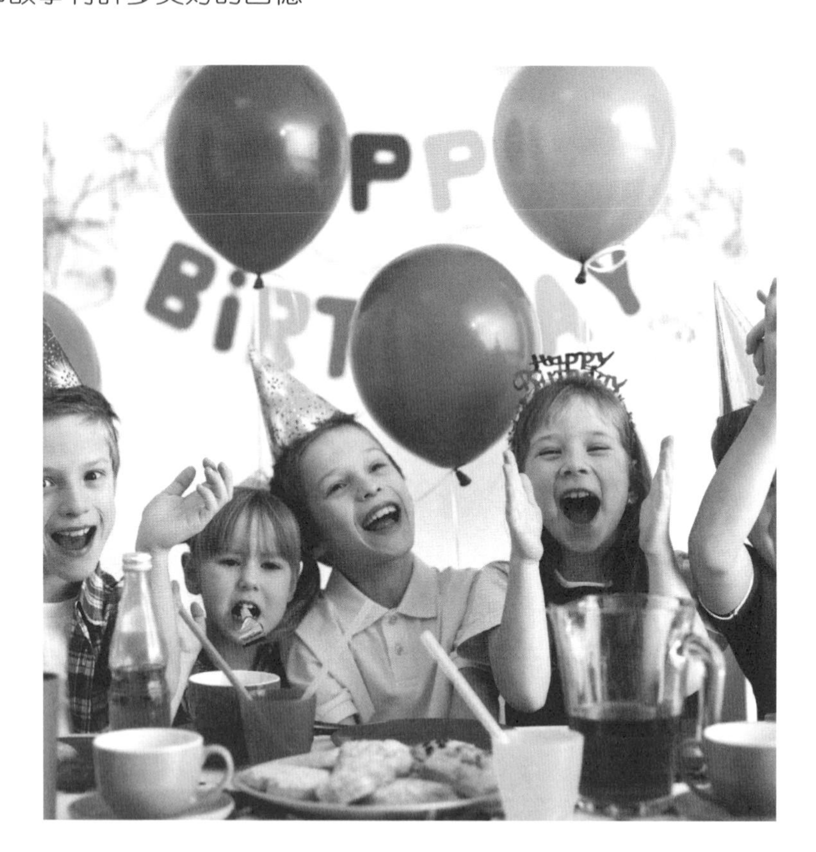

隨著我長大，我也可以增加這本**故事**相簿中的照片。

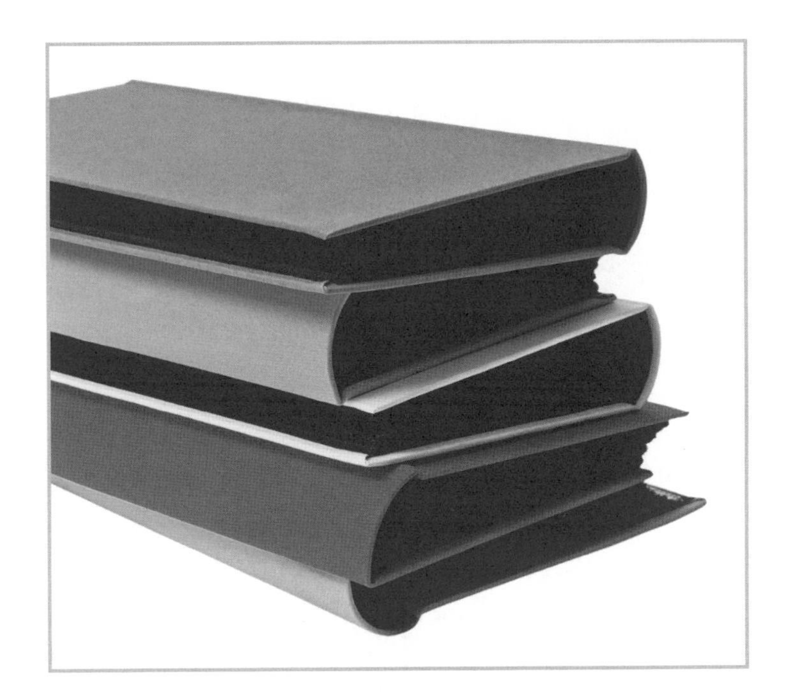

我可以翻閱我的**故事**相簿，看看我自己、我喜歡的人和地方、喜愛的玩具和東西，以及我曾經度過的快樂時光。■

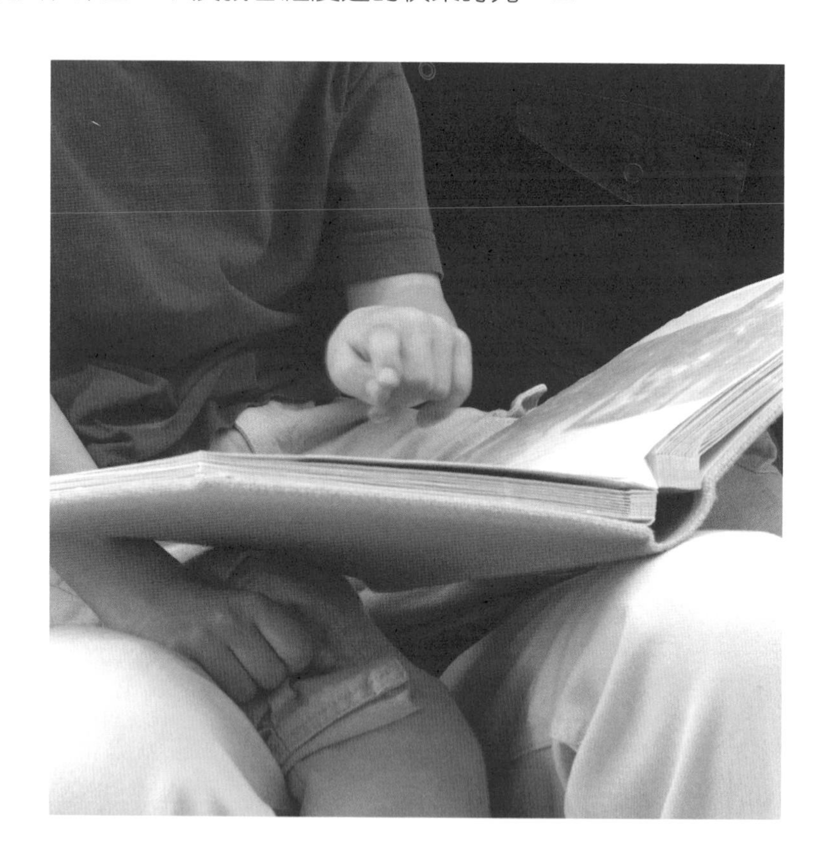

Chapter 2

幼兒的社會性故事

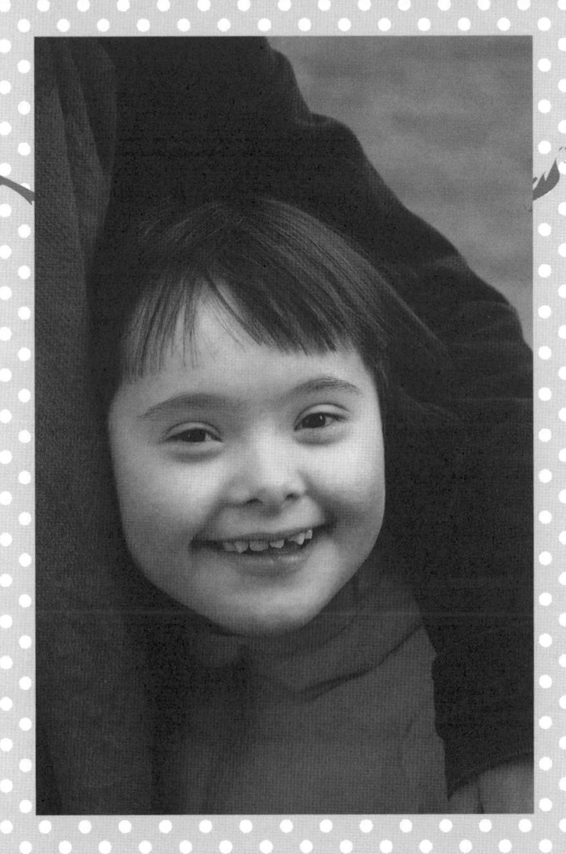

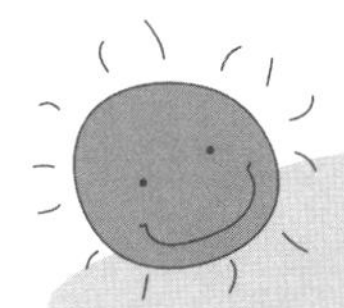

幼兒的社會性故事簡介

2015 年年初時，未來地平線出版社（Future Horizons）（就是在 1992 年唯一願意出版第一版**社會性故事**的出版社）其中一組團隊跟我接觸。因為距 2010 年《新版**社會性故事**》出版之後已經過了五年，該是第二次修訂的時候了。在對話互動過程中，很快地達成共識，我們都認為為幼兒增添新的一章是這次修訂版需要優先考量的事。在此章中，希望能幫助您為這些最年幼的**讀者**寫**社會性故事**。

從我過去的經驗，為年幼的孩子發展一則**故事**，其中最重要的一個步驟就是在寫之前先蒐集所有必須的資訊。既然許多患有自閉症的幼兒無法回答我們的問題，或是描述他們對某一情況的了解，觀察就變得非常重要。與幼兒的**團隊**成員們諮詢也是非常重要。這麼做的目標是要發現**故事**的主題：因為遺漏了一部分的訊息或是因為誤解，才會造成孩子目前令人困擾的回應。在敘寫**故事**初期即能聚焦**故事**的內容，將會節省**作者**的時間和減少**作者**可能遇到的挫折，也能大大地提升**故事**的品質。

為年幼**讀者**寫的**社會性故事**需要非常簡短，極大部分都介於三到十二個句子之間。**作者**需要直接進入主題，才能將**故事**的長度維持在**讀者**的注意力範圍內。這可能會讓**作者**感到挫折，尤其是還需要將重要的細節含括在內。因此，對年幼的**讀者**來說，有些主題可能就需要發展出一組有多則非常簡短**故事**的**社會性故事集**。每則**故事**都敘寫單一、但必須與整個主題相關的想法或概念。通常在介紹**社會性故事集**時，每次只介紹一則**故事**。介紹每則**故事**和**故事**之間會有短暫的時間間隔，如此讓每則**故事**的複習是舒適、積極正向的，並且是在孩子的能力範圍內進行。

在幼兒文學中，重複、節奏和押韻都是經常出現的元素。這些元素創造了一個令人安心且能夠預期的架構，也許能讓故事更容易被回想和應用。因此，這些元素也常出現在為幼兒寫的**社會性故事**中。

最後要提醒您：有一半的**社會性故事**內容都是用來讚賞**讀者**目前做得很好的部分。換句話說，為某人敘寫的**社會性故事**中，50%是聚焦於他做得對的事情、一個正向的特質，或是一個掌握得很好的技巧。這會建立自信，並且也能預防孩子完全拒絕看**故事**的風險。每個成就、才能、善意的姿態和／或習得的概念，都是**社會性故事**的潛在主題。

祝福您為您所照顧的學步兒或是學齡前幼兒敘寫**故事**順利。■

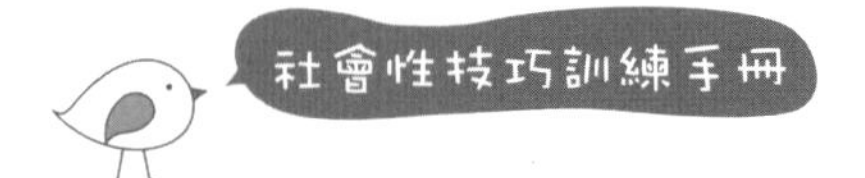

故事 5 我學習穿尿褲

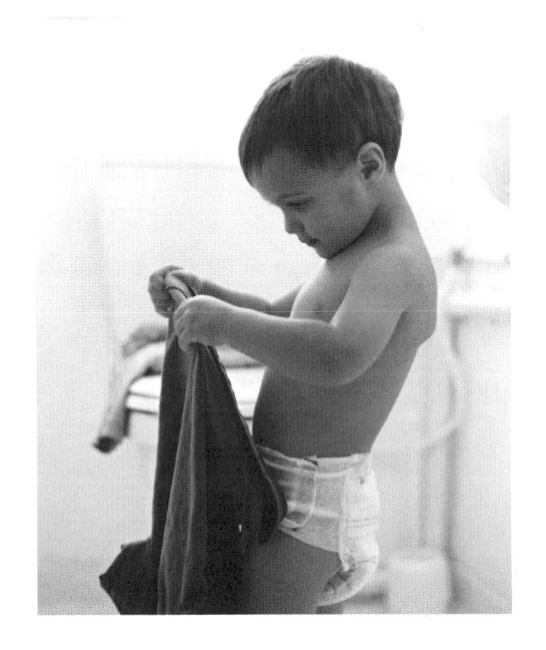

我的名字是強納森，我學習穿尿褲來幫忙接住我來不及去廁所的尿尿和大便。

尿褲幫忙接住我不再需要的尿尿和大便。當尿褲髒了，我們會把它丟掉。

我學習穿尿褲來幫忙接住我來不及去廁所的尿尿和大便。■

將來我會穿內褲

我的名字是強納森，我正在學習去廁所尿尿和大便。

一開始，小孩子們會穿尿褲來幫助他們練習去廁所尿尿和大便，然後他們會開始練習穿內褲。

我現在穿尿褲，將來我會穿內褲。■

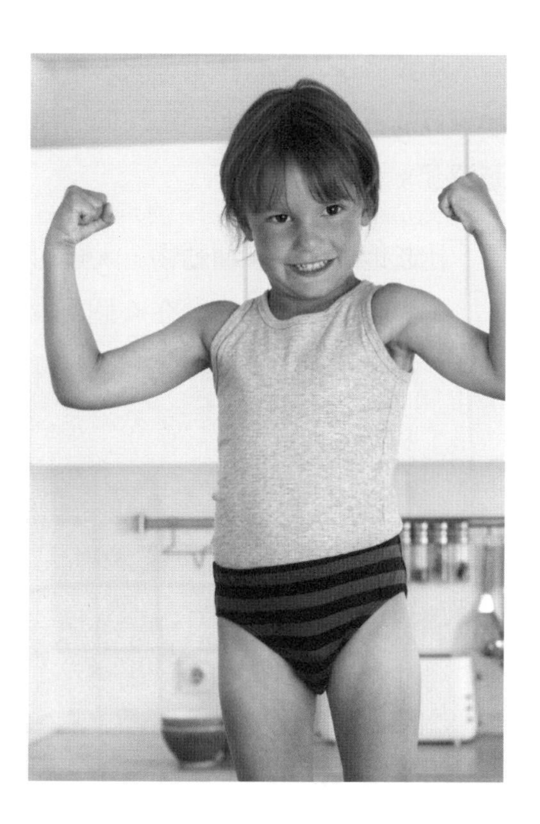

故事7 小孩慢慢長大

小孩會長大。有時候，成人會對小孩說：「你長得好快喔！」如果小孩真的長得很快，他們每次低頭都應該會覺得他們頭跟腳的距離越來越遠了。

比起地球上許多種動物，人類的小孩長得有點慢，他們的身體一點點、一點點地改變。倉鼠在 6 個月就長大成成鼠了；小貓也會在 1 到 3 年內變成成貓；小狗在 2 到 3 歲時就變成成犬了。大部分的人類要到 18 至 25 歲才會變成成人。

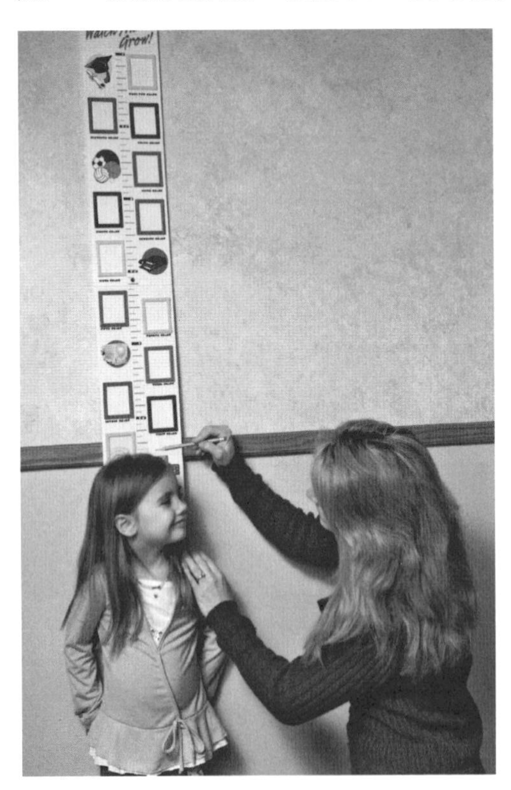

小孩很忙碌，所以他們可能沒有注意到自己在長大。然後，有天突然發現他們的衣服或鞋子變得太小了。「變大」讓人覺得有點驚喜。

變大是成長的一部分。跟其它動物比起來，人類的小孩長得有點慢。所以人類的小孩不常注意到自己長大，直到他們的衣服變得太小了。■

為什麼我需要新衣服？

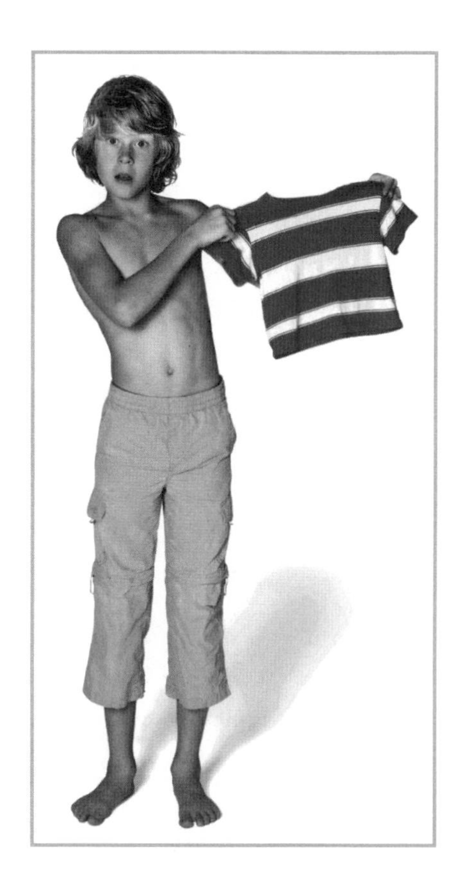

我是個小孩，而且我正在長大和長高。所有的小孩都會長大，可是他們的衣服不會跟著長大。所以，小孩的衣服常在幾個月之後就不合身了。

這一天到來的時候，我會發現衣服太小了。鞋子可能會太緊，感覺像腳趾頭都擠在鞋子裡。或是褲子太緊或太短。有時候，衣服會扣不起來。

這時候就需要新衣服了。

我需要新衣服，因為我的身體變大了，可是我原來的衣服不會跟著長大。■

故事 9 什麼是房屋內的固定裝置？

一個房屋內的固定裝置，是某件物品跟建築物連結在一起。

洗手臺是個固定裝置，它有一條管子跟房子連結在一起。

馬桶是個固定裝置，它也有一條管子跟房子連結在一起。

我的家裡有許多固定裝置。■

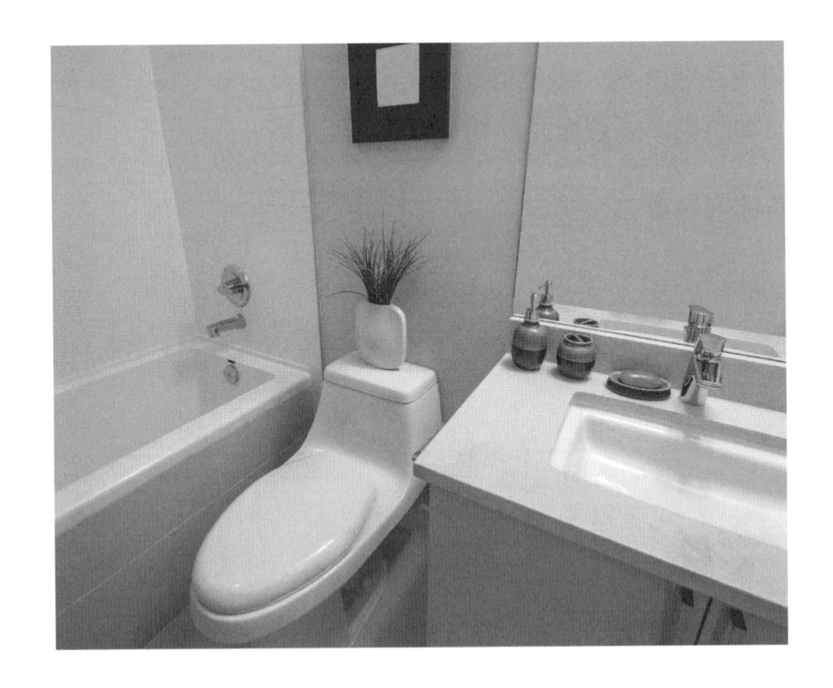

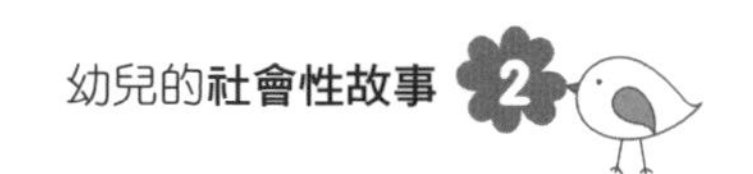

什麼是馬桶？

馬桶是浴室裡的固定裝置。每個馬桶都有個蓋子、坐墊和一個像大碗一樣的部位。

下面是一張馬桶的照片。

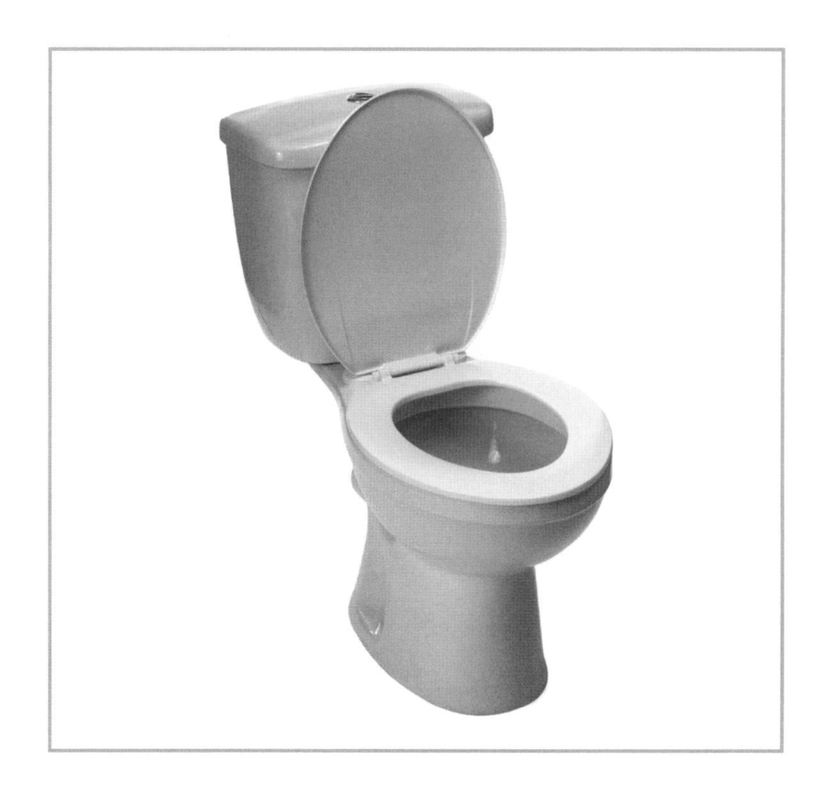

下面是另一種馬桶的照片。

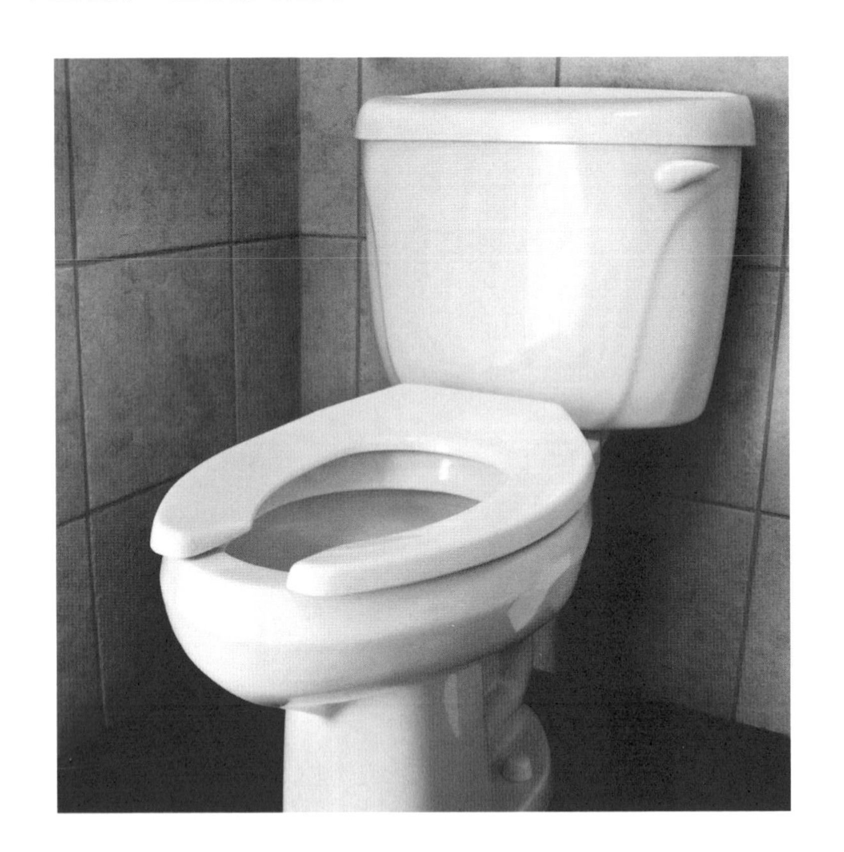

這是我家裡馬桶的照片。

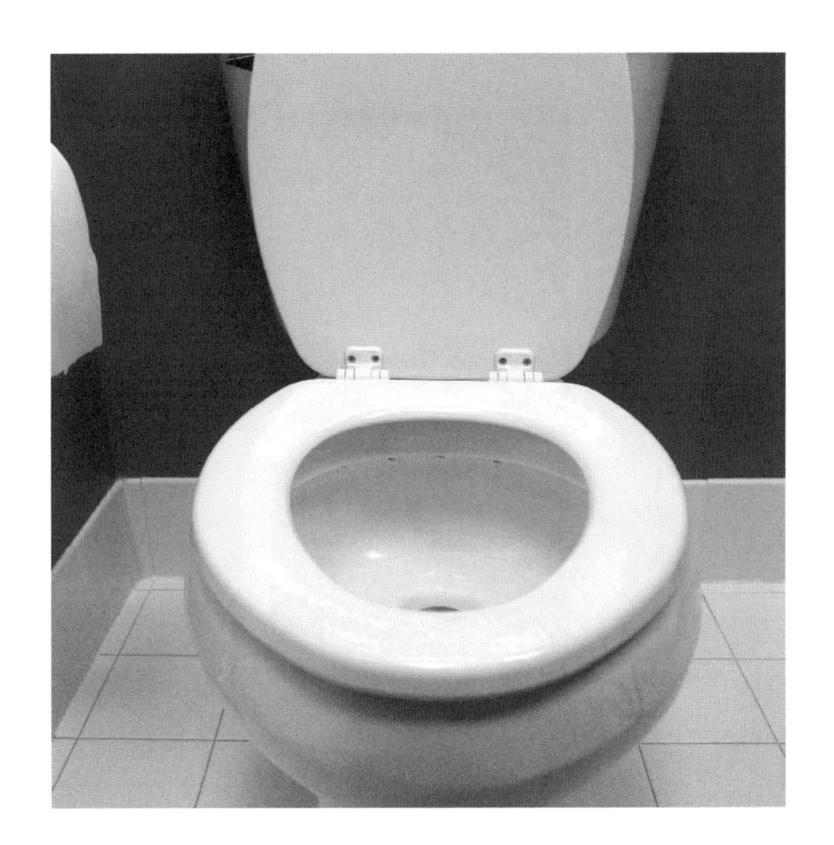

馬桶是浴室裡的固定裝置，有個蓋子、坐墊和一個像大碗一樣的部位。■

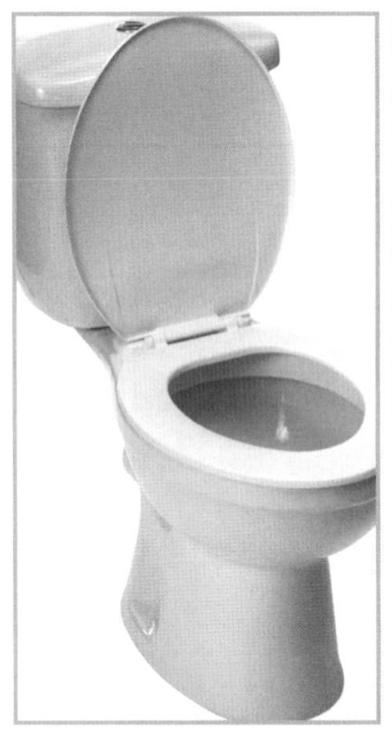
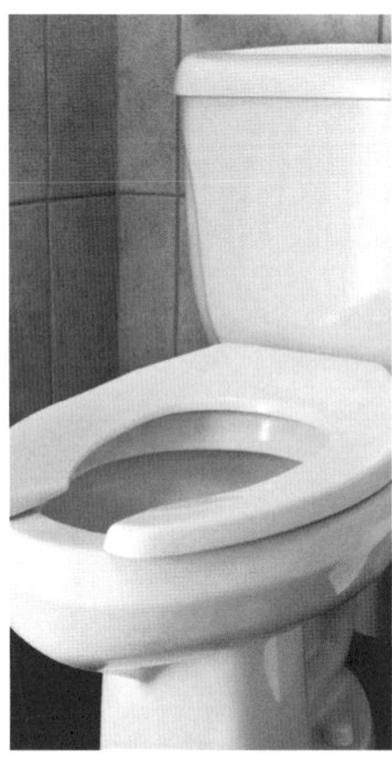
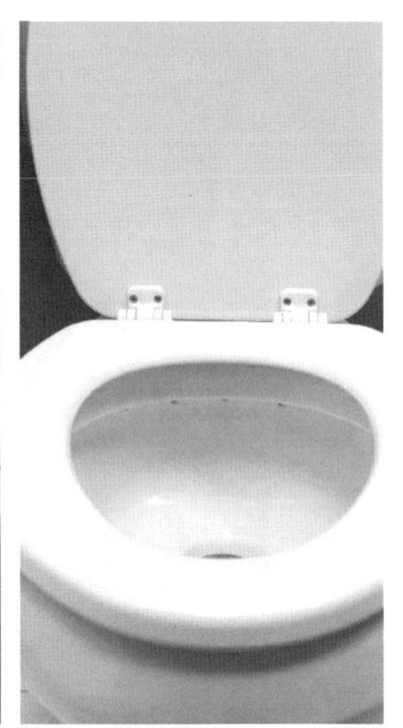

為什麼人們要有馬桶呢？

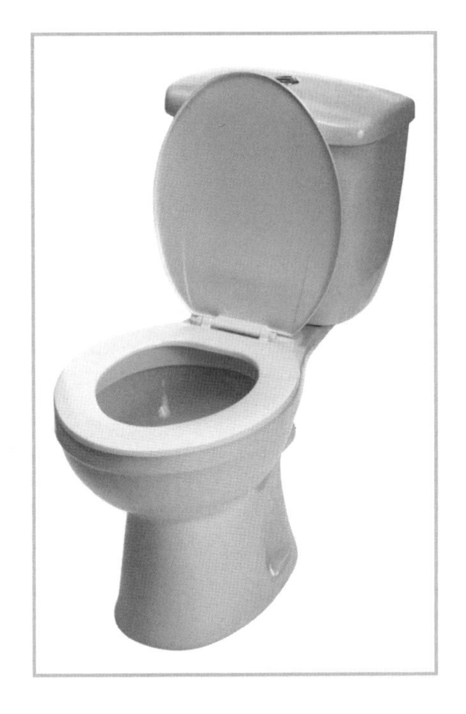

這是張馬桶的照片。當人們長大了，他們學習用馬桶來接住他們的尿尿和大便。

每個馬桶都會接收人們不再需要的尿尿和大便。

人們學習使用馬桶來接收他們的尿尿和大便。■

故事 12 馬桶沖水，帶走尿尿和大便

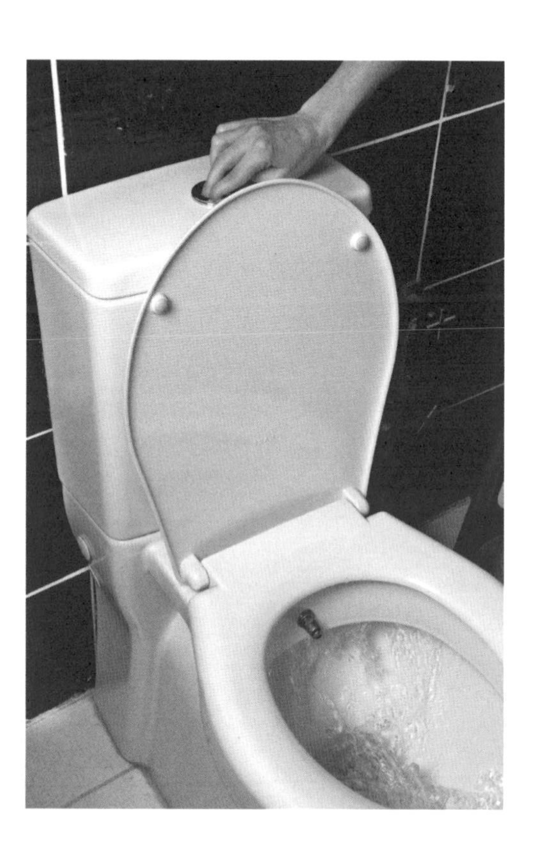

人們學著使用馬桶來接收他們的尿尿和大便。他們不再需要這些尿尿和大便了，所以就讓馬桶沖水，把尿尿、大便沖走。

沖水是馬桶把不再需要的尿尿和大便帶走的方法。沖水以後，馬桶又變得乾淨了。

幫馬桶沖水，可以把尿尿和（或）大便沖走。■

馬桶、管子和汙水處理廠

這些是馬桶的照片。馬桶是建築物裡接著一條管子的固定裝置。

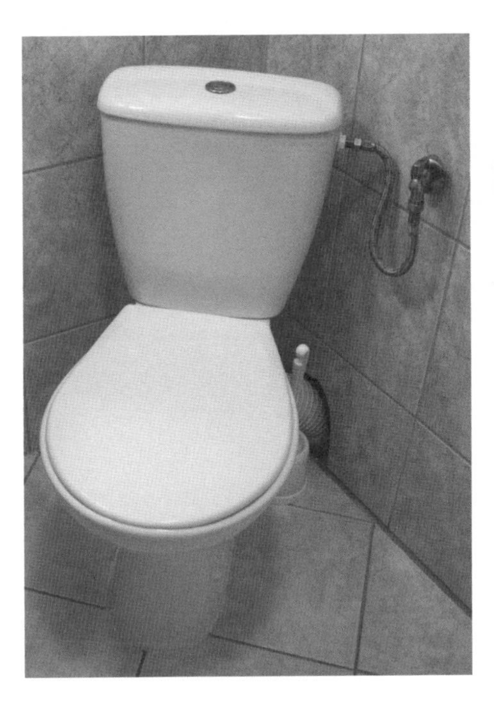

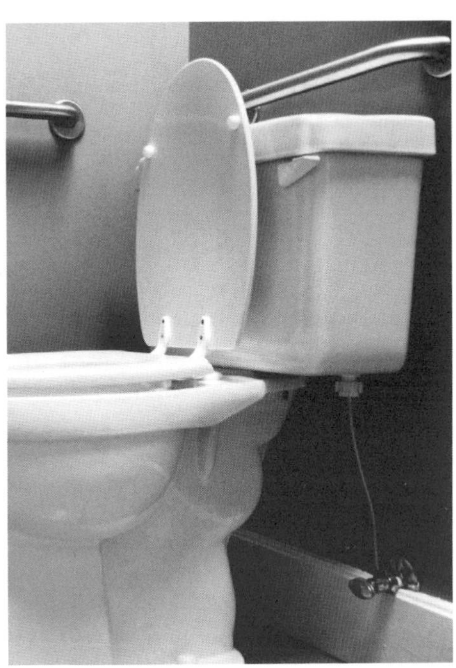

尿尿和大便通過這條管子運送到汙水處理廠。

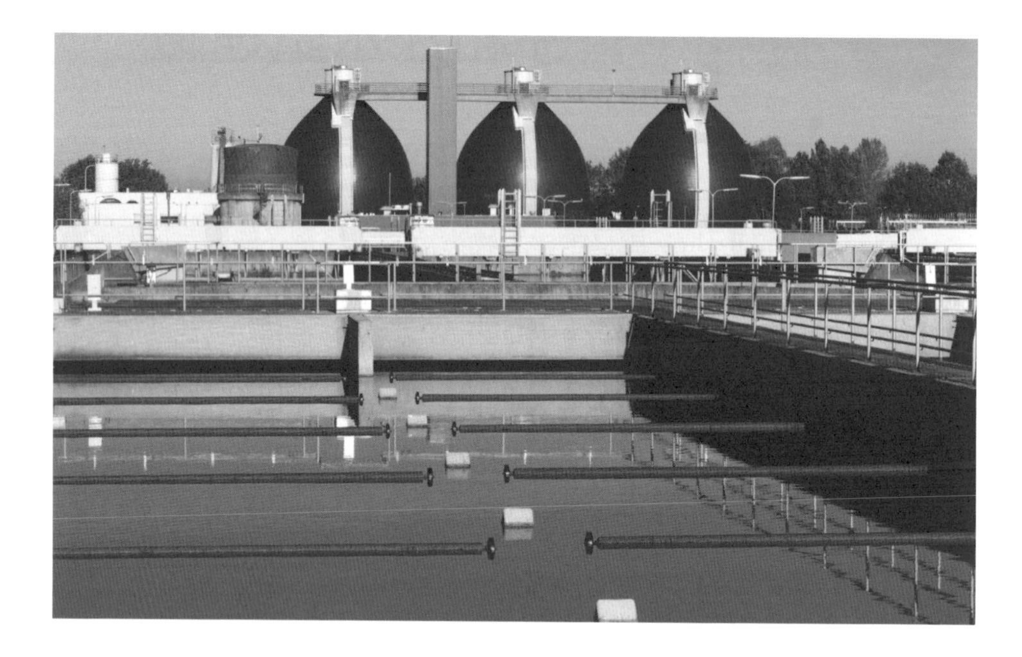

我們家的馬桶有管子連接到汙水處理廠。■

椅子

椅子是一件家具。

家具能讓房間準備好供人使用。桌子、床、衣櫃、櫥櫃等類似的物件都是家具。

人們坐在椅子上吃東西、休息、閱讀、放鬆或工作。人們在戶外和室內都會使用椅子。

一張椅子是一件有用的家具。■

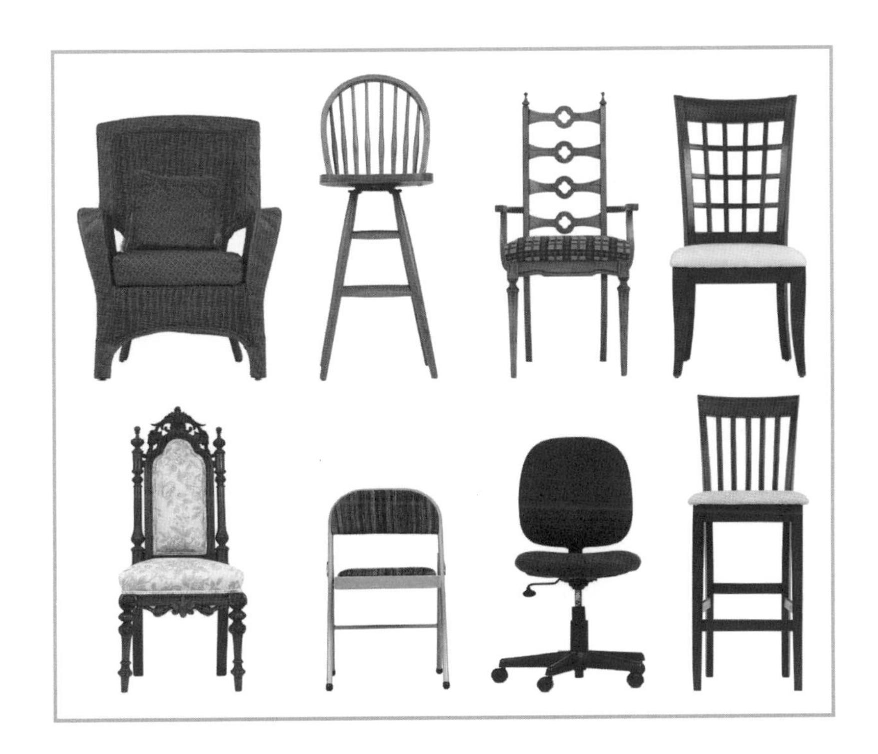

故事15 馬桶不是椅子

很確定的是——馬桶不是椅子。

馬桶是有條管子跟房子連結在一起的固定裝置，連結的管子會把尿尿和大便運送到汙水處理廠。它有個安全的坐墊，還有個讓尿尿和大便通過的空間。

一張椅子是一件家具，它的坐墊是實心的。人們會因為許多不同的理由使用椅子，但不會坐在椅子上尿尿或大便。

不管在任何時間或地點，馬桶都絕對不是椅子！■

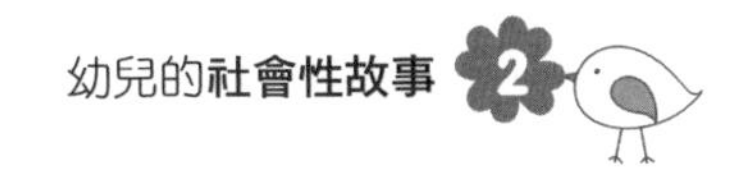

故事16 坐在馬桶上是安全的

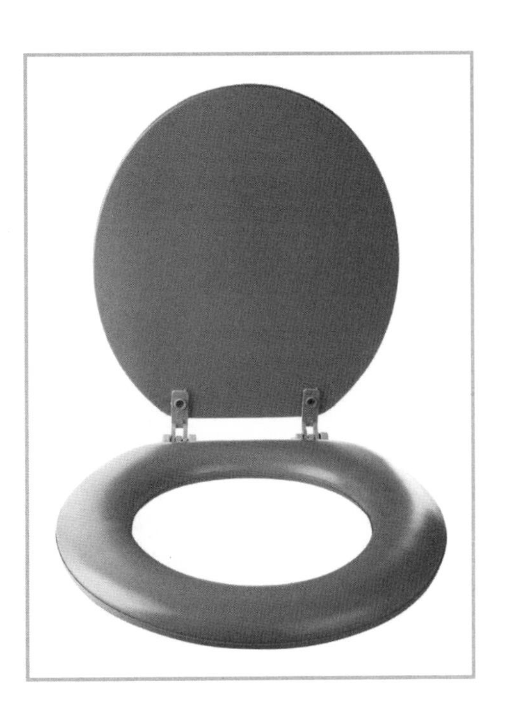

小孩或大人坐在馬桶上都是安全的。

這是個讓人安心的訊息，因為許多人每天都需要使用馬桶。

馬桶的坐墊大小剛好可以讓人安全地坐在上面，它有個洞，這個洞夠大，能讓尿尿或大便通過。

馬桶坐墊是可以讓人安全地坐在上面尿尿和大便的地方。■

故事17 這是一則關於狗的**故事**，只有狗！

這是一則關於狗的**故事**，只有狗！

這是一張狗的照片。當人們看到這樣的照片時，有時候他們會說「這是一隻狗。」

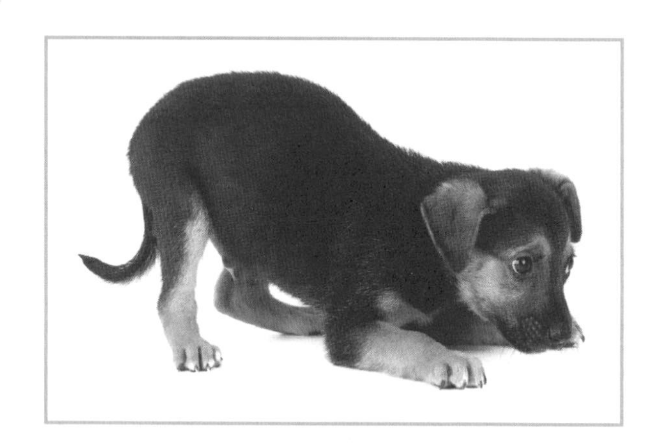

這是一隻狗。

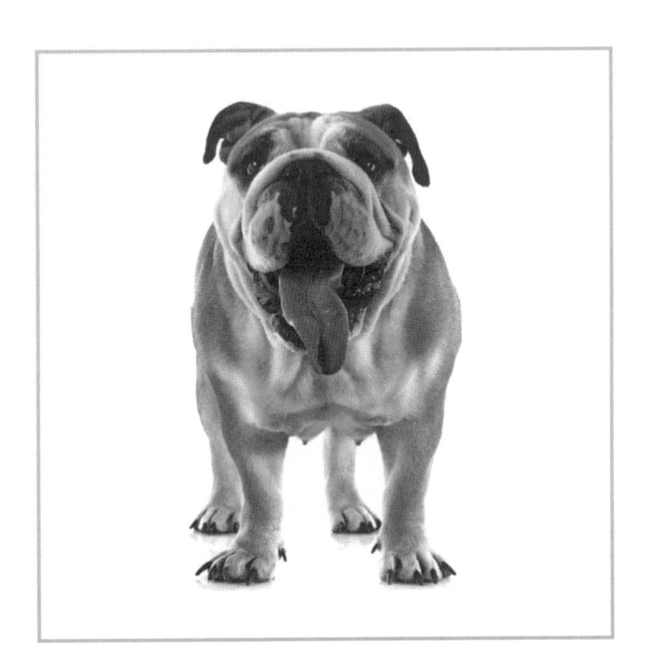

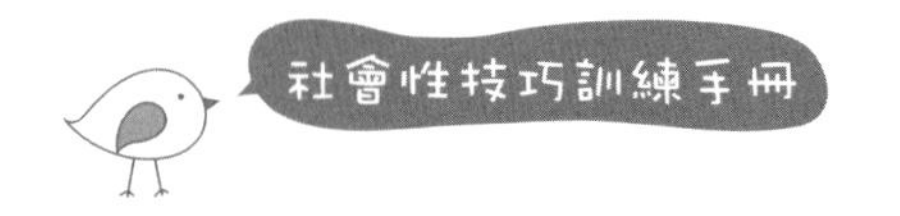

這是一隻狗。

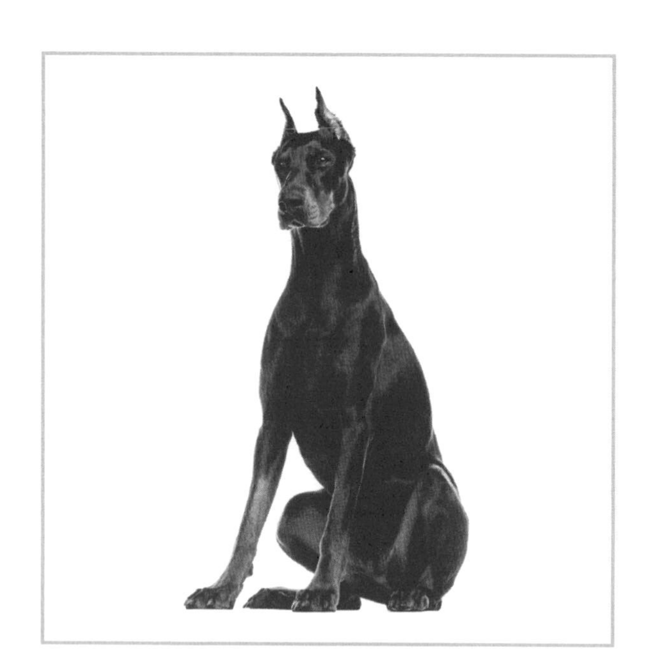

這是一隻狗。

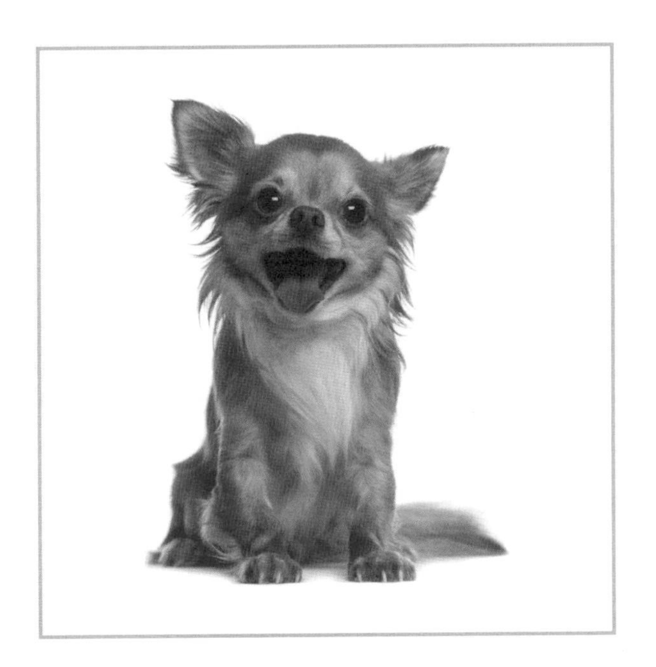

這裡有四隻狗和一隻豬。一隻豬？豬並不屬於這則故事。

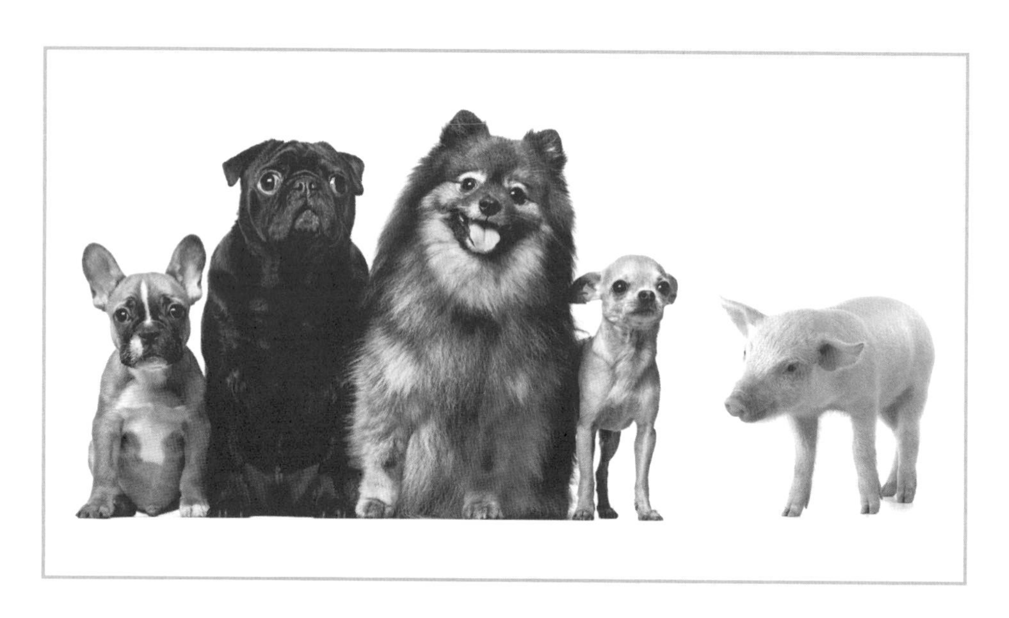

這樣好多了，因為這是一則關於狗的故事，只有狗！■

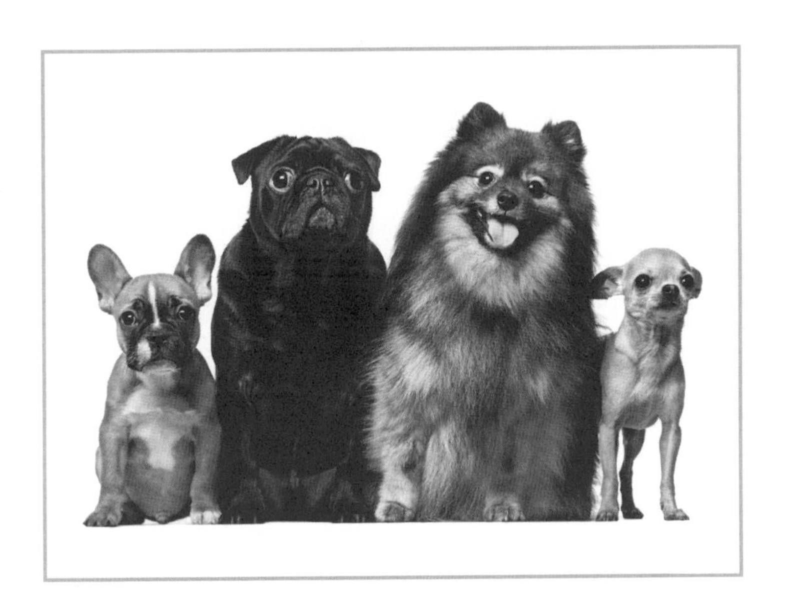

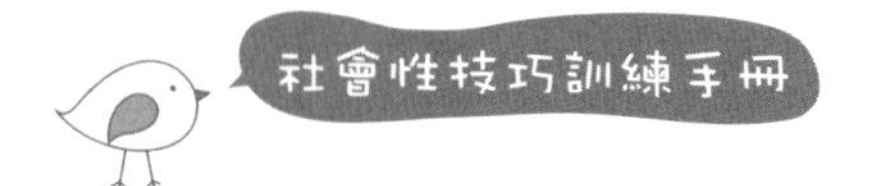

故事18 我的爸媽照顧我

我叫克里斯多福。媽媽和爸爸照顧我。

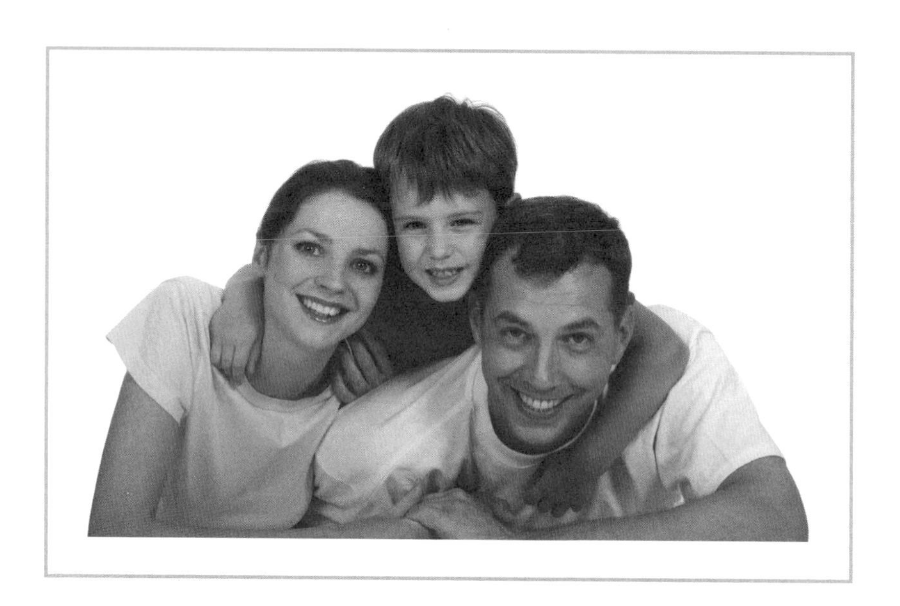

媽媽和爸爸幫助我整理我的房間。

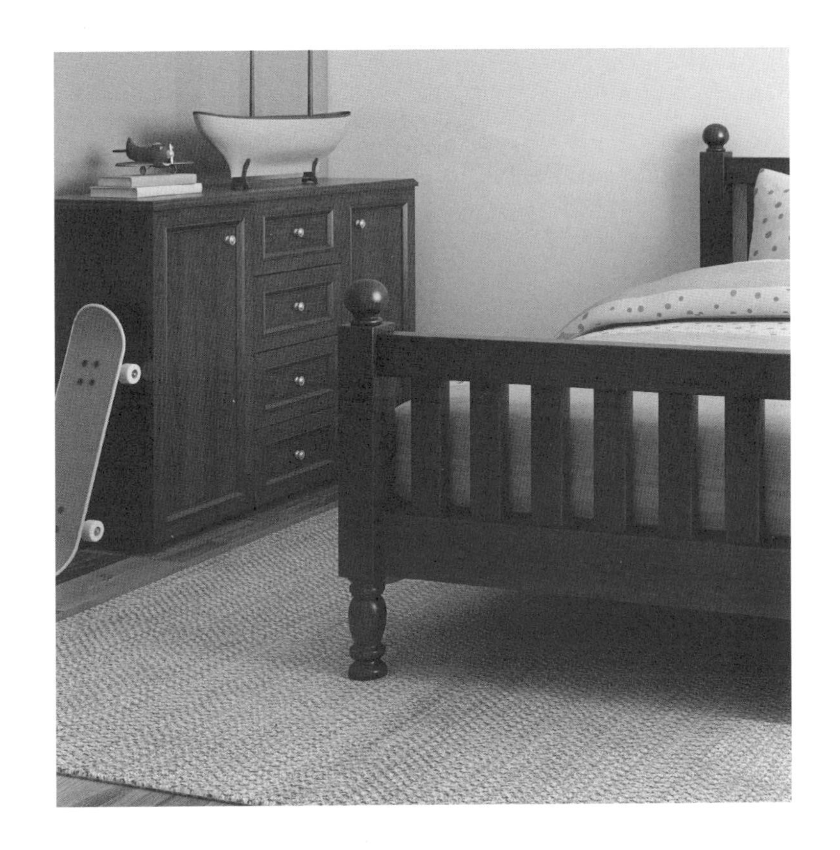

媽媽和爸爸準備食物給我吃。

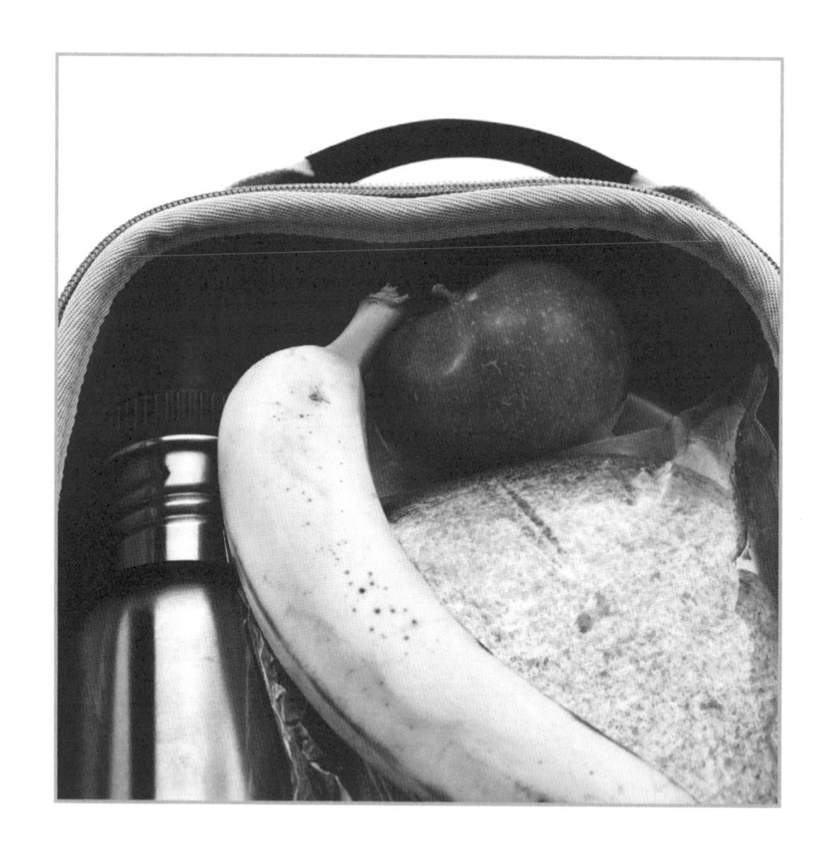

媽媽和爸爸幫助我洗澡。

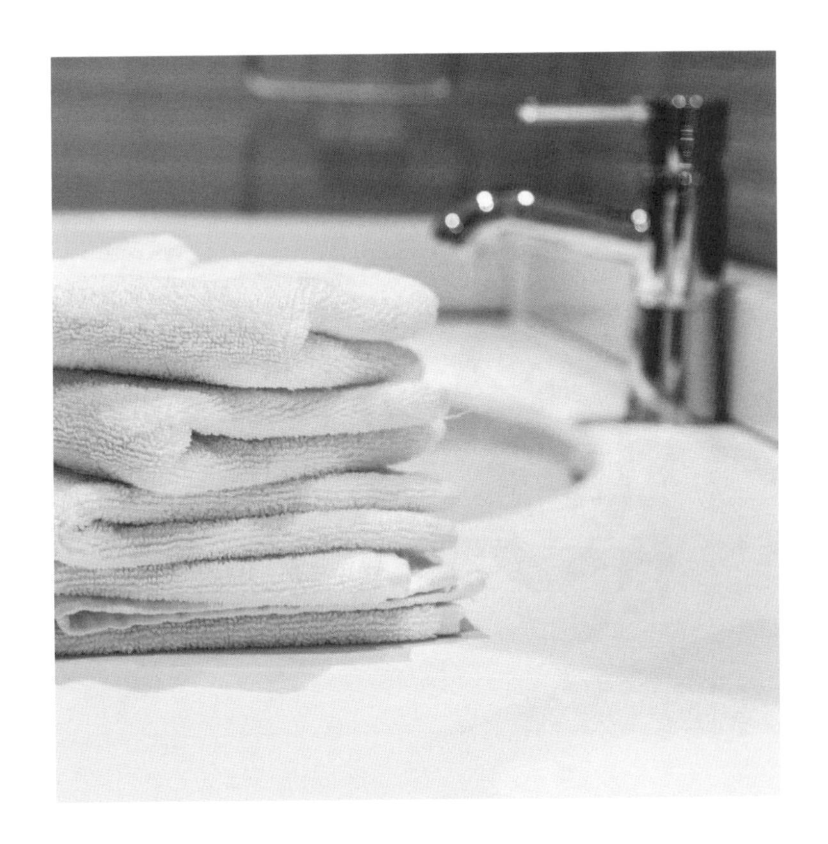

媽媽和爸爸教我怎麼學做新的事情。

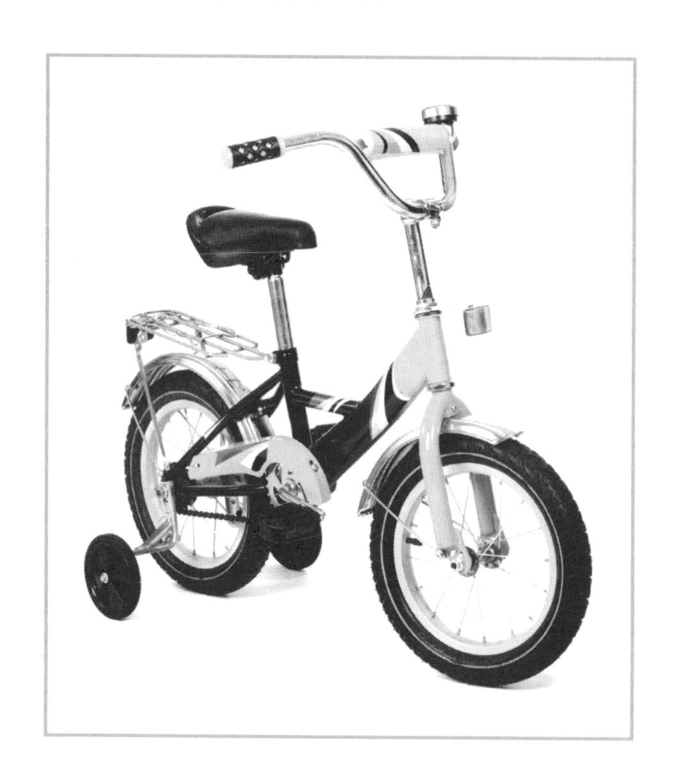

媽媽和爸爸照顧我，幫助我保持健康和變聰明！■

我正在學習怎麼綁鞋帶

我正在學習怎麼綁鞋帶。

我已經學會怎麼扣釦子。我也學會怎麼拉拉鍊。

有一天，我會學會怎麼綁鞋帶。■

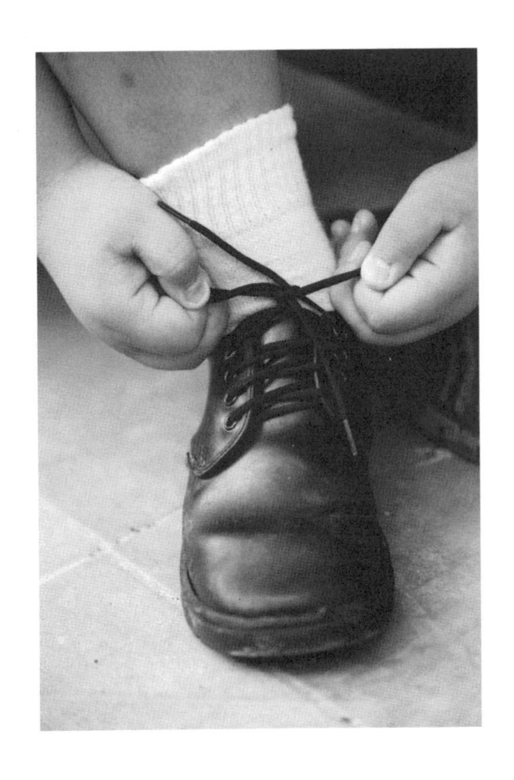

故事20 照顧我們的金魚法蘭克

我們照顧我們的金魚法蘭克。

法蘭克沒辦法自己清理牠的魚缸或是自己找食物吃。

所以當法蘭克的魚缸髒了，我們幫牠清理魚缸。我們也給法蘭克魚飼料。

照顧法蘭克可以幫助牠保持健康。■

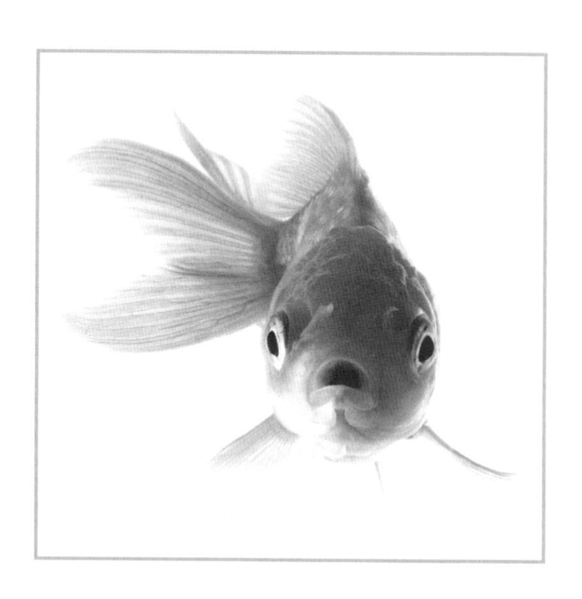

我要開始上幼兒園了！

這是我要上幼兒園的故事。還有 ____________ 天，我就要開始上幼兒園了！

家裡的大人和我會試著想想——我可能會在幼兒園裡看到什麼？我們可以把想到的寫下來：

1. ____

2. ____

3. ____

家裡的大人和我會試著想想——我可能會在幼兒園裡做什麼？我們可以把想到的寫下來：

1. ____

2. ____

3. ____

幼兒園裡會看到很多東西，也會做很多的事情。有些可能是我們寫在這則故事裡的人、事、物。■

故事 22 到幼兒園上課

有很多小朋友都會到幼兒園上課。有很多不同的方法可以到達幼兒園。

有時候小朋友會搭娃娃車到幼兒園。

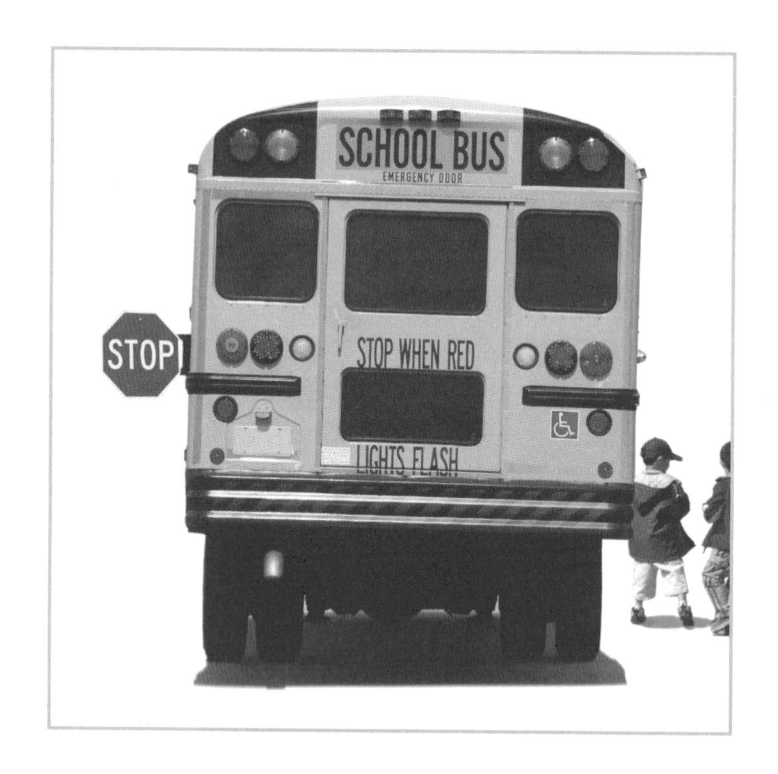

有時候是家人開車送小朋友們到幼兒園。

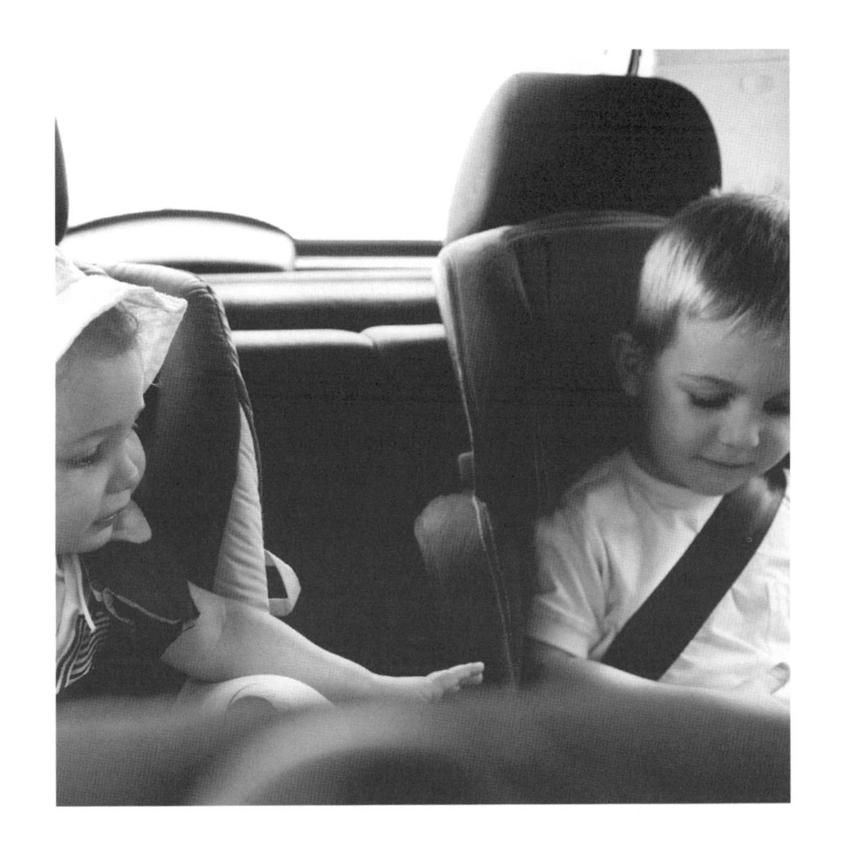

有時候是家人和小朋友們一起走路到幼兒園的。

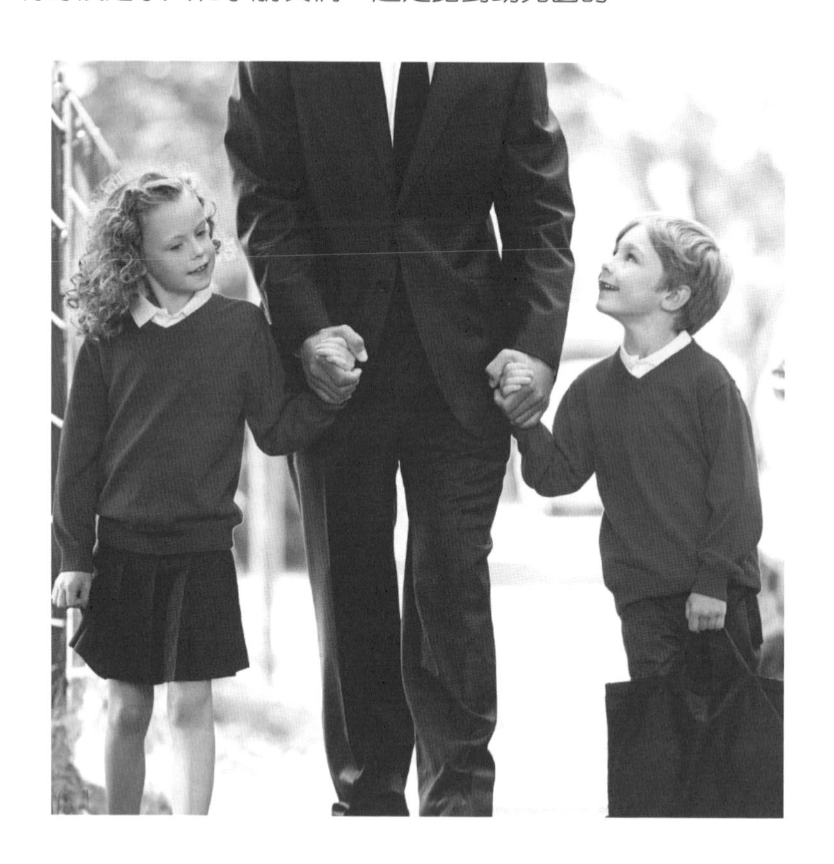

小朋友們有許多不同的方法可以到達幼兒園。■

我在幼兒園的時候

我上幼兒園的時候，我的媽媽和爸爸也很忙碌。

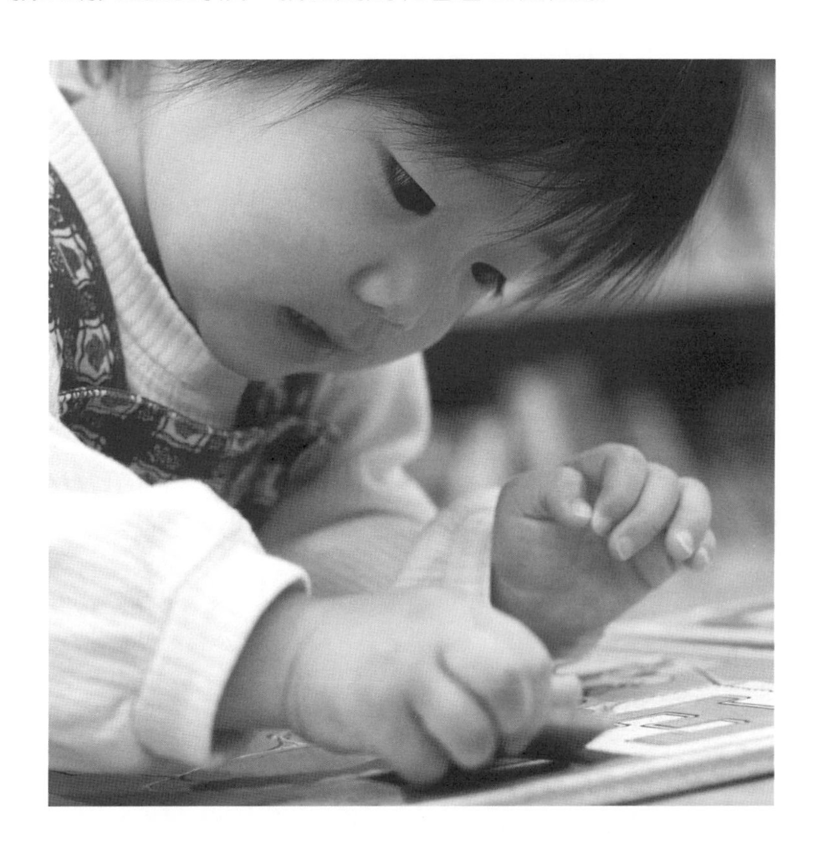

當我在「大團體時間」（譯者註：全班在一起打招呼、唸故事或唱兒歌。）的時候，我的媽媽正開車要去她工作的地方。

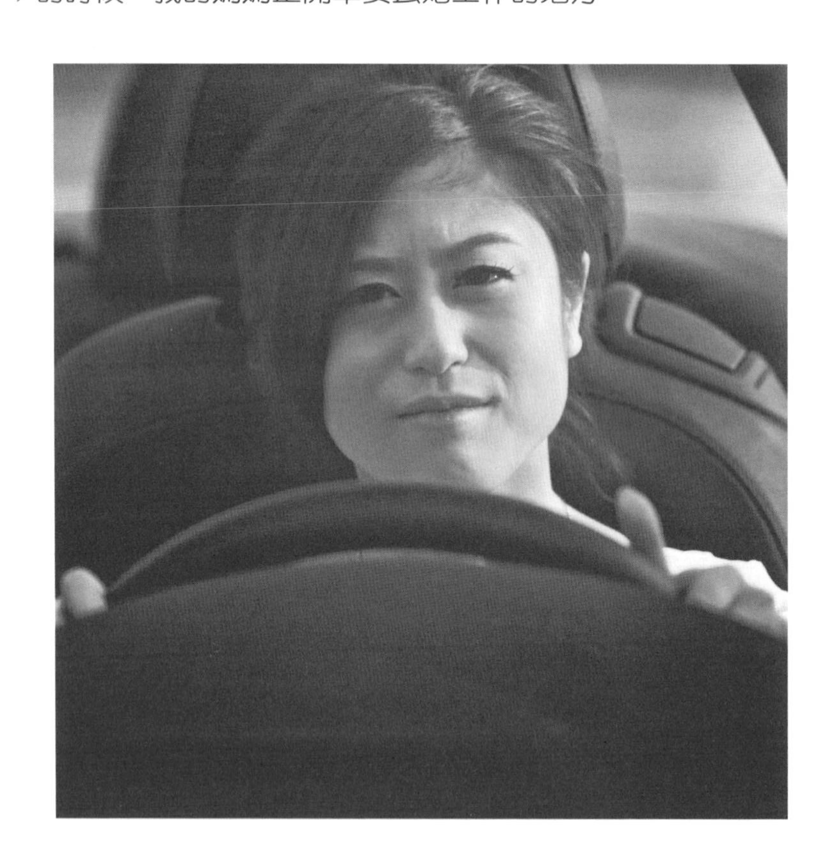

當我在工作（譯者註：對幼兒而言，玩耍也是工作。）的時候，我的爸爸也在工作。

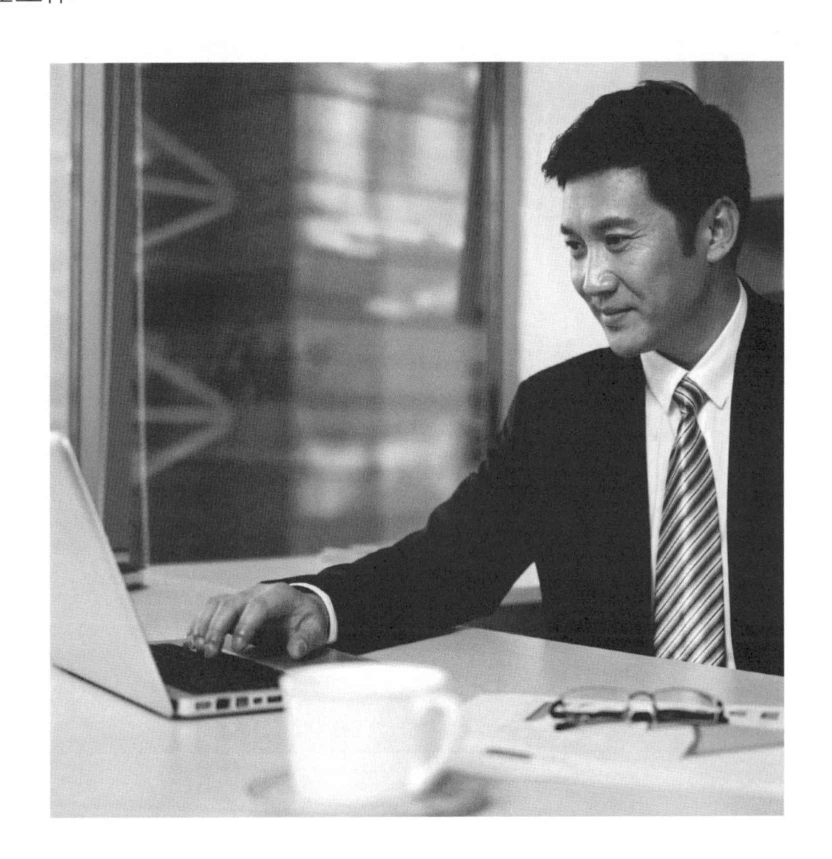

當我們在收拾玩具、材料或工具，準備結束一天的時候，我的爸爸正在回家的路上。

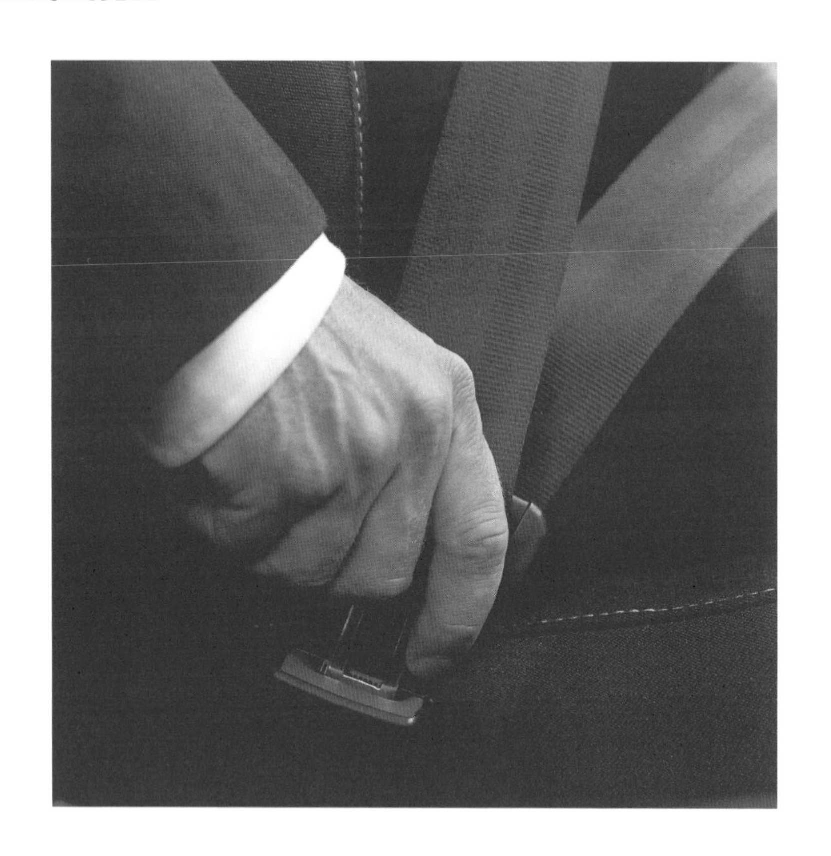

當孩子們在學校的時候，大人們也在其它的地方忙碌。■

故事 24 我的玩具

我的玩具屬於我，它們是我的。

我的玩具中有很多是別人給我的。

有些我的玩具上面貼有我的名字。

我可以玩我的玩具，也可以跟別人分享我的玩具。

我的玩具是我的。■

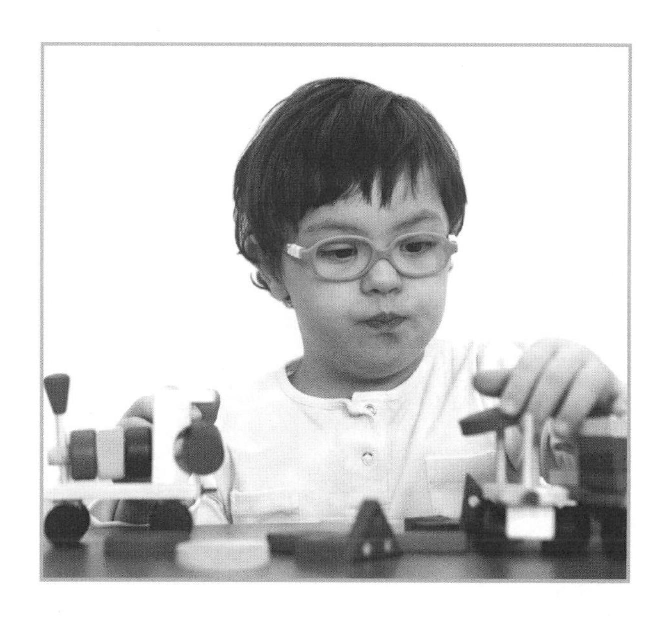

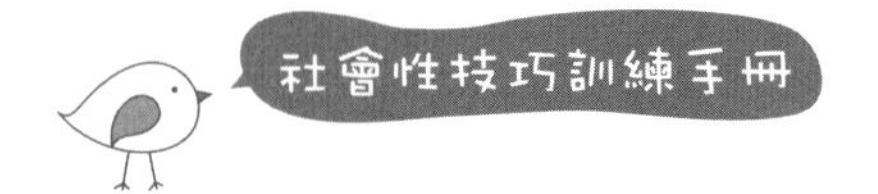

故事25 不是我的玩具

有很多玩具並不是我的，這是沒關係的。

幼兒園的玩具並不是我的，小朋友們要學著分享幼兒園裡的玩具。

我的哥哥山姆也有玩具。他有些玩具是別人給他的，他也有些玩具上面貼有他的名字。哥哥可以玩他的玩具，也可以跟別人分享他的玩具。

有些玩具並不是我的玩具，這是沒關係的。■

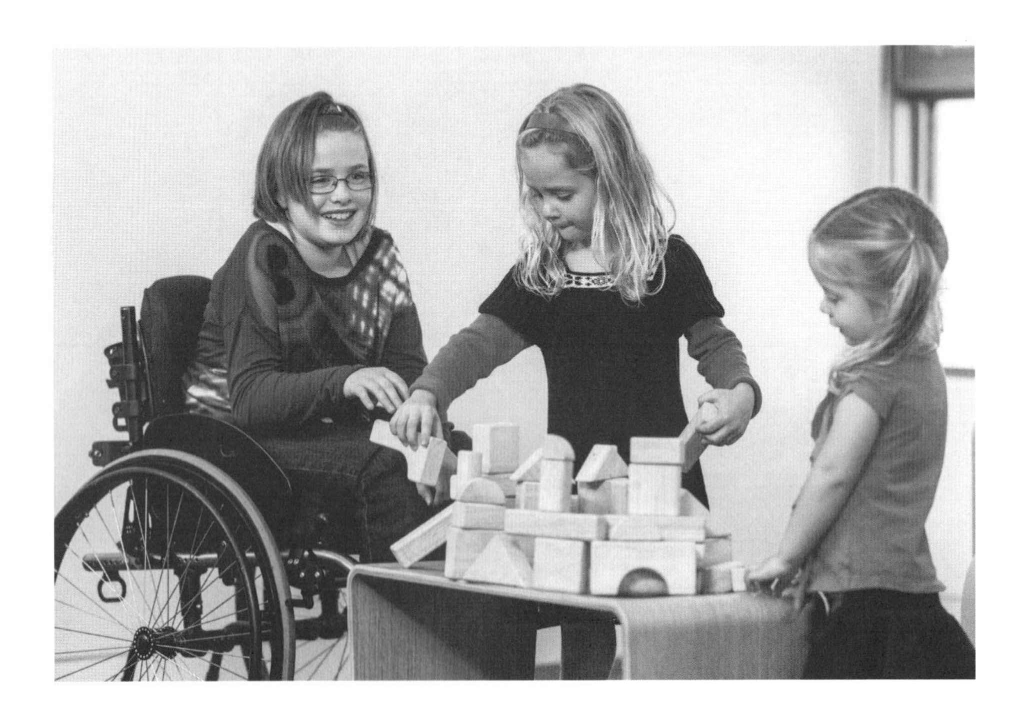

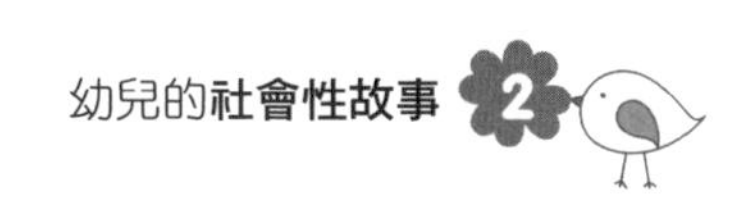

故事26 跟在媽媽旁邊

我們要去商店。很重要的是我要跟在媽媽旁邊。

這是一張我的照片。

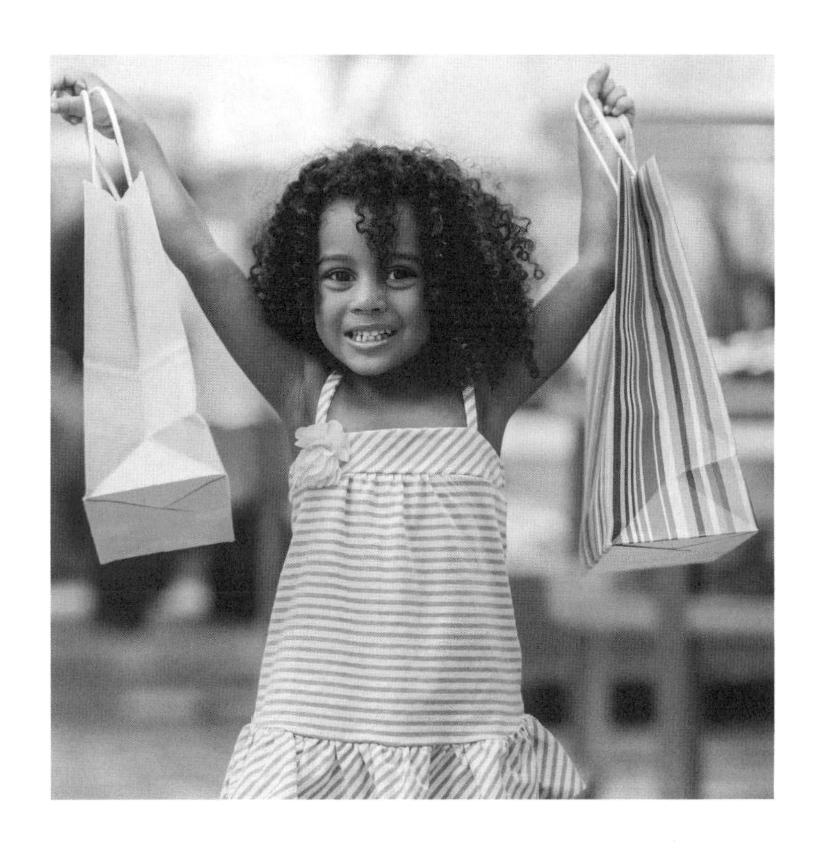

這是一張我媽媽的照片。

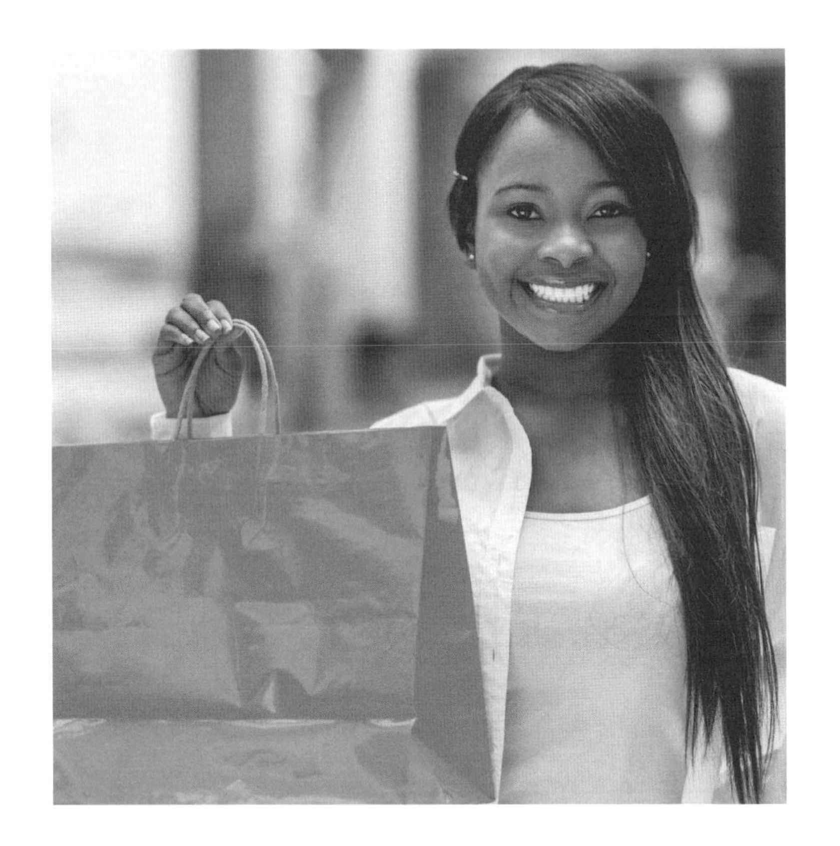

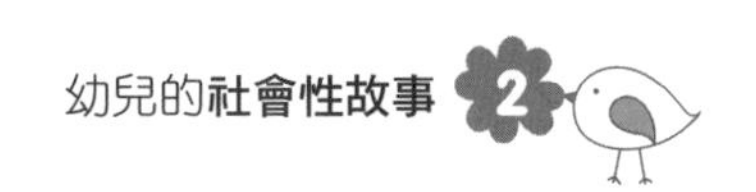

這是一張我跟在媽媽旁邊的照片。在商店裡，我要跟媽媽「黏在一起」，就是要一直跟在媽媽的旁邊。

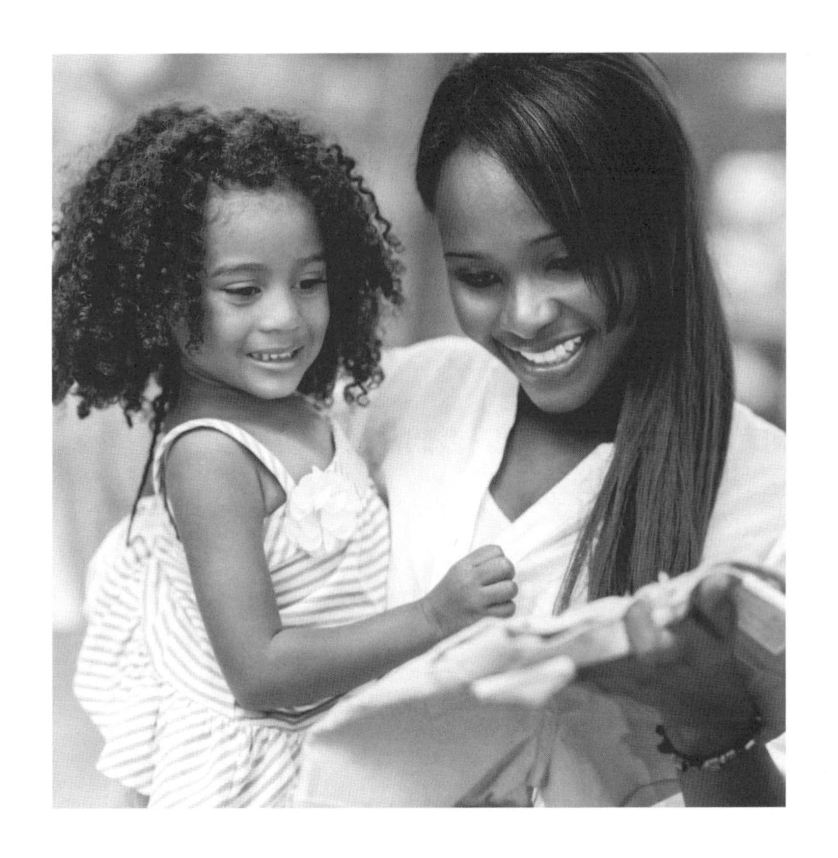

在商店裡，我會試著一直跟在媽媽的旁邊。這是非常、非常、非常重要的。■

故事 27 聚在一起：停留在跟彼此接近的地方

我和家人要去博物館參觀。博物館是個很大的地方。

在一個很大的地方，我和家人要聚在一起是個安全且聰明的做法。

在大部分的情況裡，聚在一起的意思就是大家都停留在跟彼此很接近的地方。

我和家人要去博物館參觀。我們會試著聚在一起，這是個安全且聰明的做法。■

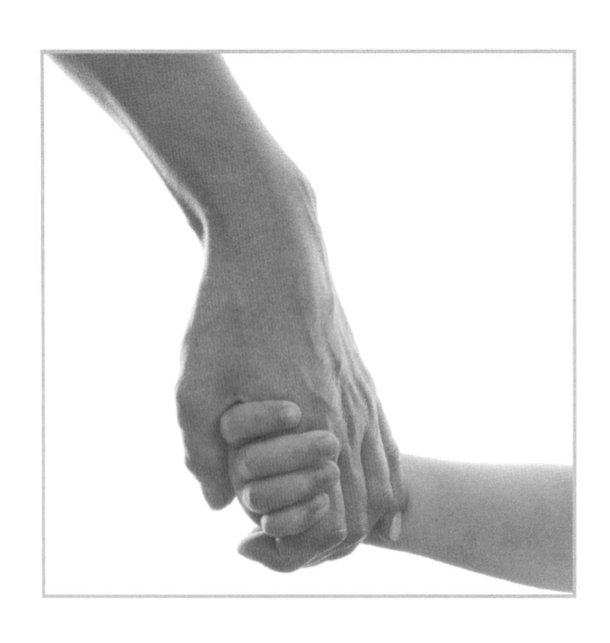

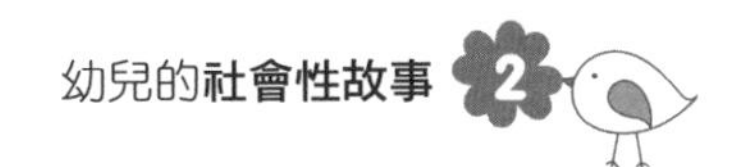

故事 28 聚在一起：按照事先計畫安排的行動

聚在一起，有時候是一起按照事先計畫安排的行動。

上次我們去博物館的時候，我姊姊需要去上廁所。我們事先做了計畫，讓她可以安全地去上廁所。大家都一起按照事先計畫安排的行動，讓我們可以再聚在一起。

按照事先計畫安排的行動，是可以讓我們安全地聚在一起的方法。■

Chapter 3 照顧自己

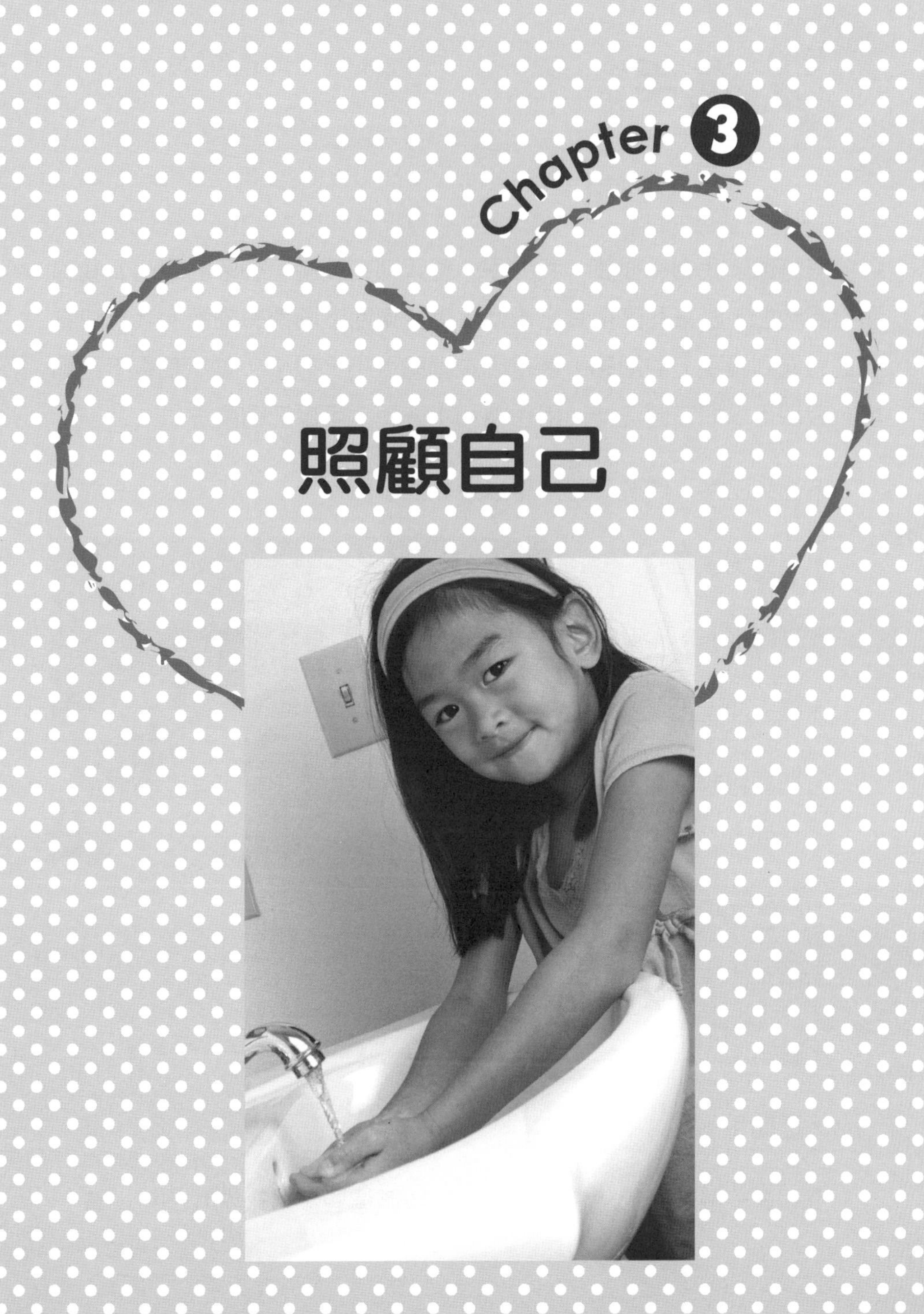

故事 29 洗手

有時候，我的手很髒。我的手一整天都在觸碰有細菌的東西。我的手接觸門把、鉛筆和許多其它東西，這些東西上面都有細菌。我無法看見或感覺到我手上的細菌，這是因為細菌很小、很小。雖然我看不到細菌，我卻可以把它們洗掉。用香皂和水洗手，可以把細菌洗掉。

下面列出當人們洗手時，可以遵循的步驟：

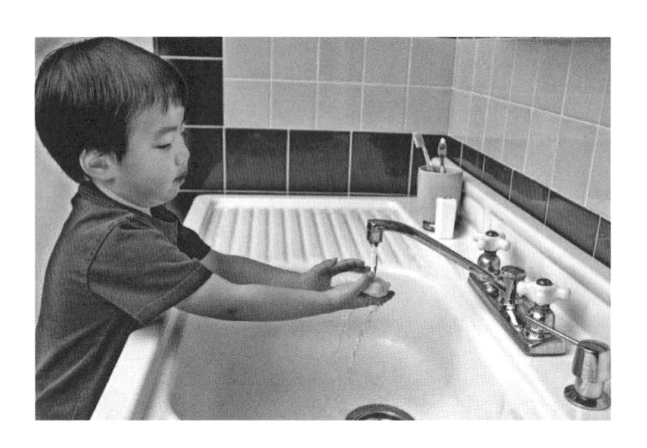

- 走到洗手臺。
- 打開水。
- 將手沖溼。
- 把香皂放在手上搓一搓。
- 兩手一起搓出泡泡。
- 用水沖掉手上的泡泡。
- 關水。
- 擦乾手。

洗手是一個健康的習慣。我會試著按照這些步驟來洗我的手。■

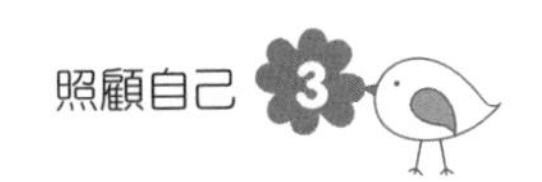

故事30 淋浴十步驟

許多人用淋浴來清潔自己的身體。常常有人會說：「我要去沖澡了！」這意思是說，我要用淋浴來清潔自己。很快，我也要學著自己淋浴了。

下面列出許多人在家淋浴時會遵循的步驟，說明了他們做了什麼，以及為什麼這麼做。

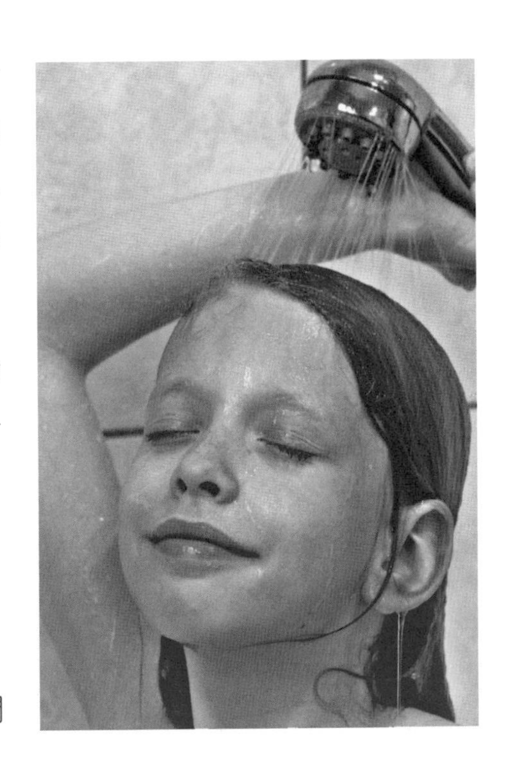

淋浴十步驟

- 進入浴室、關上門。關上門讓淋浴的人保有隱私。
- 脫衣服。脫衣服會讓衣服保持乾燥。
- 打開水和調整舒適的水溫。如果水太熱或太冷，會讓淋浴的人不舒服。（註：有人會先開水龍頭將水溫調到讓他們覺得舒服的溫度，再轉換為由蓮蓬頭出水。）
- 看看水是不是能從蓮蓬頭流出來。

- 小心地走進淋浴的地方。溼地板可能會讓人容易滑倒。

- 用洗髮精洗頭、用水沖掉洗髮精。抹潤絲精、用水沖掉潤絲精。洗髮精是特別為洗頭髮而做成的洗劑。潤絲精會讓頭髮比較容易梳理。使用洗髮精和潤絲精後，充分地用清水沖洗乾淨，是讓頭髮及頭皮清潔和舒服的重要步驟。

- 用香皂清洗皮膚，會讓身體乾淨。充分地用清水沖洗乾淨，是讓皮膚清潔和舒服的重要步驟。

- 淋浴完成後，關掉水，可以節省水和能源。

- 用毛巾擦乾皮膚並且把毛巾掛起來。擦乾的皮膚會覺得乾淨的衣服更舒適。把毛巾掛在它應該掛的位置，可以保持浴室的整潔。也可以避免別人對你說：「請回來把你的毛巾掛好！」

- 穿上乾淨的衣服。把髒衣服拿出浴室，這樣可以保持浴室的整潔。

我可以用這十個步驟來學習淋浴。我的媽媽和爸爸知道怎麼淋浴。如果我對於淋浴有疑問，他們能為我解答。經過許多練習，我可能不需要再看這些步驟，或是不再需要媽媽和爸爸的協助了。我將學會如何自己淋浴！■

縮短淋浴的時間，讓別人也可以用浴室

我們家有兩間浴室。一間是媽媽和爸爸用的浴室。另一間是我、我的姊姊艾蜜莉，和我的弟弟奧斯丁共同使用的浴室。

我的姊姊艾蜜莉會使用我們浴室的馬桶、洗手臺和蓮蓬頭。

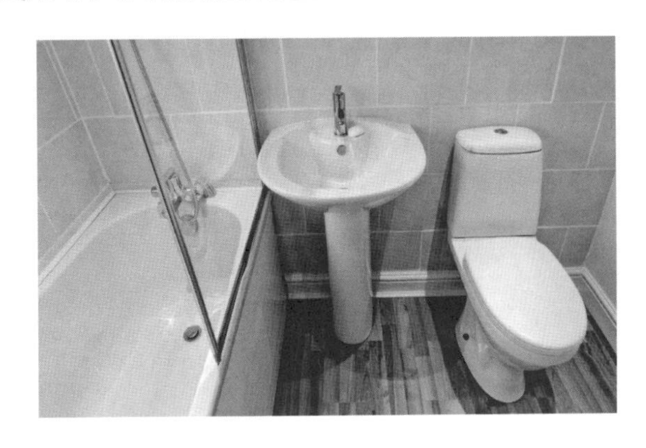

我的弟弟奧斯丁會使用我們浴室的馬桶、洗手臺和蓮蓬頭。

我會使用我們浴室的馬桶、洗手臺和蓮蓬頭。

我們每一個人都需要上廁所、洗澡和刷牙。因此，為了公平起見，我們每個人都需要有使用浴室的時間。

縮短洗澡的時間可能會有所幫助。當艾蜜莉縮短她淋浴的時間，奧斯丁或我就能夠快點用到浴室。當奧斯丁縮短他淋浴的時間，艾蜜莉或我就能快點用到浴室。當我縮短我淋浴的時間，艾蜜莉和奧斯丁就能快點用到浴室。縮短淋浴的時間對共用浴室有幫助。

為了和艾蜜莉、奧斯丁共用浴室，我會試著縮短我淋浴的時間。■

故事 32 如何縮短淋浴的時間？

有時候縮短淋浴的時間是很重要的。下面列了一些點子，讓縮短淋浴時間更容易或更好玩：

- 完成淋浴的步驟，不在浴室裡玩。
- 用鬧鐘或計時器定時十分鐘，試著在鬧鈴響之前完成淋浴的步驟。
- 在唱完三首歌之前完成淋浴。利用可以在浴室使用的錄放音機，預錄三首喜歡的歌。在第一首歌播完之前，洗完頭髮。在第二首歌播完之前，洗完身體。在第三首歌播完之前，擦乾頭髮和身體，並穿上乾淨的衣服。

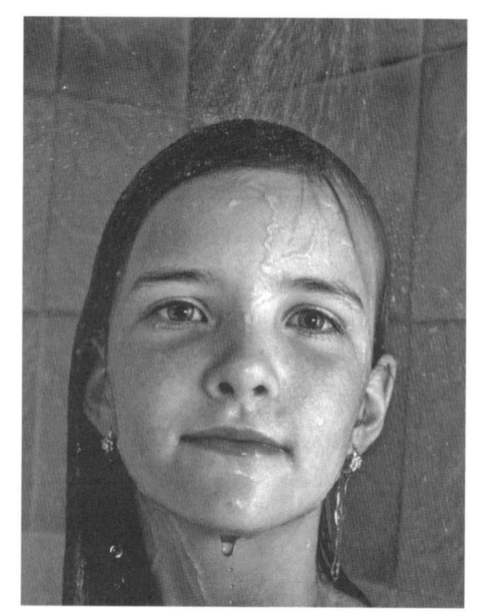

縮短淋浴的時間在我家是很重要的。先做計畫將有所幫助。我可以試著用上面列的其中一個方法來幫助我縮短淋浴時間。或者，我的爸爸、媽媽或我也可以想出其它的方法。不論我們決定用哪個方法幫助我，我會試著縮短淋浴的時間，讓別人也有機會可以使用浴室。■

Chapter 4

改變

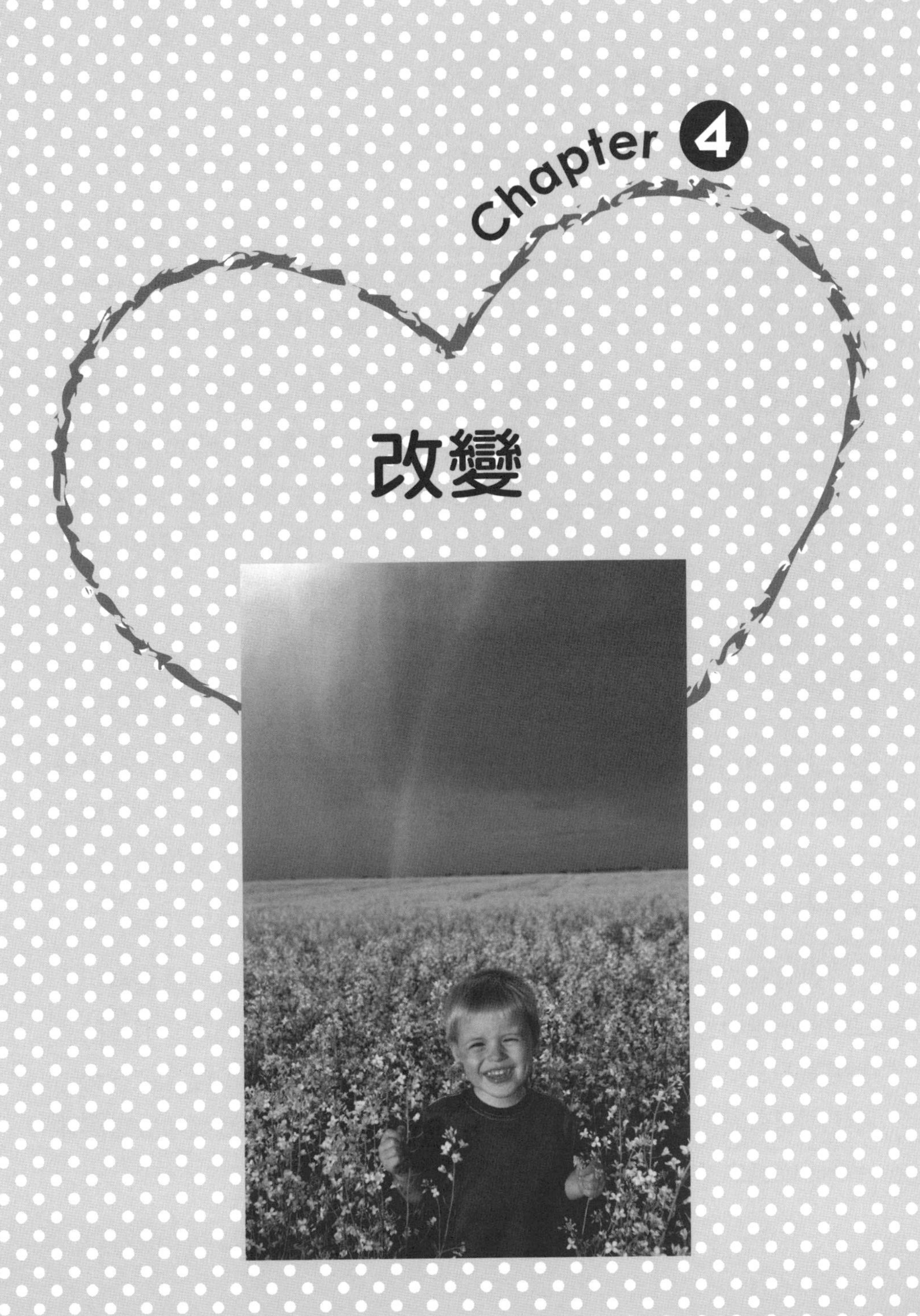

故事 33 改變

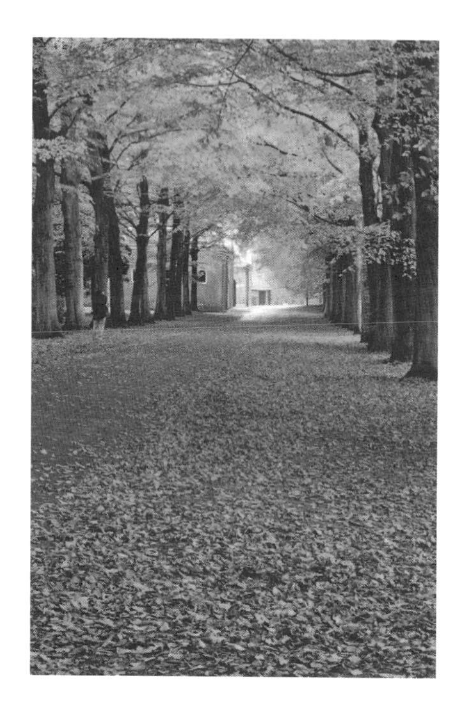

人們居住在地球上，而地球總是在改變。跟地球一樣，人們也總是在改變。

有許多改變是人們知道會發生的。例如：葉子掉落在地上、水蒸發到空氣中、日光到了晚上會變暗。人們期待這些改變的發生。

期待中的改變會為人們形成一些例行性的工作。例如：葉子掉落在地上，人們會把它們掃起來。水分蒸發，人們會去檢查他們需不需要幫植物澆水。日光到了晚上會變暗，人們會上床睡覺。期待中的改變形成計畫，然後變成一些例行性的工作。

也有些改變是人們嘗試去預測的。人們知道有些改變可能會發生，但他們不是百分之百確定。因此，他們會去蒐集資訊，然後，根據他們所蒐集的資訊做最好的猜測。例如：艷陽天會因雷雨而改變、夜空會因流星雨而有變化、地震會讓地表破損。人們會試著去預測這些改變將在什麼時候發生。

人們試著去預測那些能改變他們計畫的變化。雷雨讓人們將戶外野餐移至室內舉行。流星雨會讓人們觀賞夜空而不去看電影。地震會讓棒球比賽取消。人們試著去預測那些會改變他們計畫的變化。

人們居住在地球上，而地球總是在改變。地球的改變幫助人們形成例行性的作息、進行計畫，並且也讓人們去改變這些計畫。這就是人們在地球上的生活。■

故事34 形成我們日常作息的變化

每天，在我身邊有許多的變化。從白天到晚上，以及從晚上到白天，有很多的變化。不論是白天或是晚上都幫助人們知道要做什麼。

當太陽升起，天空的顏色開始變淡。是早上了，是我該開始我早上例行性工作的時候了。是我該睜開眼睛、起床和開始我一天的時候了。

當太陽下山，天空漸漸變暗。是晚上了，是我該進行我晚上例行性工作的時候了。是我該穿上我的睡衣，準備睡覺的時候了。

從白天轉變成晚上是很大的改變。從晚上轉變成白天也是很大的改變。太陽做出很大的改變來幫助我和其他人知道該做什麼！■

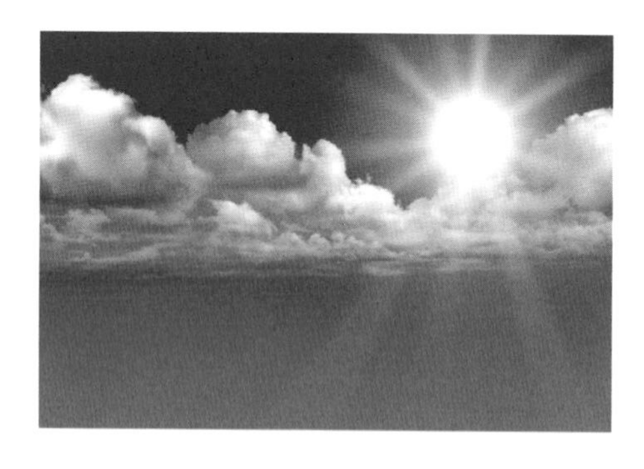

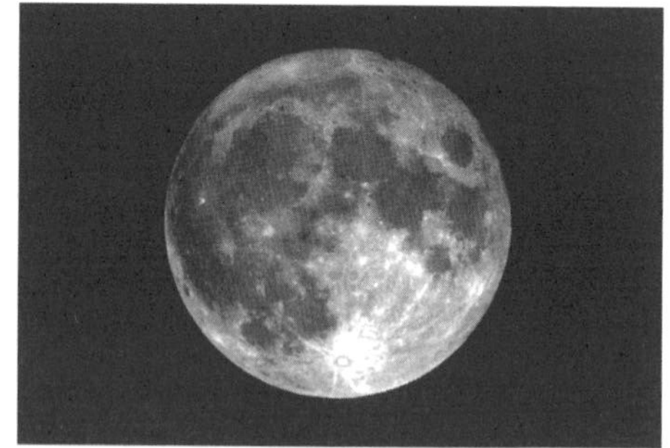

故事 35 一個關於改變的理論

有個理論是：可以預期且受歡迎的改變是最容易的。不可預期且不受歡迎的改變是最困難的。

月曆上的日子看起來好像很簡單，每天都是一個方格。人們通常會在每個方格裡記下他們在那天會有的活動或預約的事情。他們完成當天的事件，就可以移到下一個方格了。

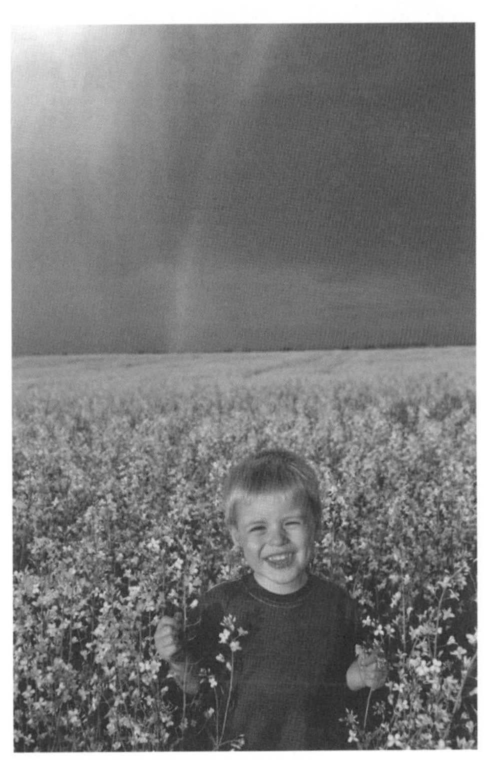

對許多人來說，從一天到另一天的改變是容易的。人們上床睡覺，隔天早上期待並歡迎另一天的到來。對許多人來說，這種可以預期且受歡迎的改變是他們覺得比較容易掌控的。

不可預期的改變是意料之外的事。有些意料之外的事像驚喜一樣是好的。例如：看到下雨過後出現的彩虹。不可預期但受歡迎的改變就是驚喜。

而有些不可預期的改變是比較不受歡迎的。例如：車子爆胎就是一種不可預期也比較不受歡迎的事情。不可預期也不受歡迎的改變，常常意味著人們需要做一些他們不太想做的事情。不可預期且不受歡迎的改變，常讓人覺得比較難處理。

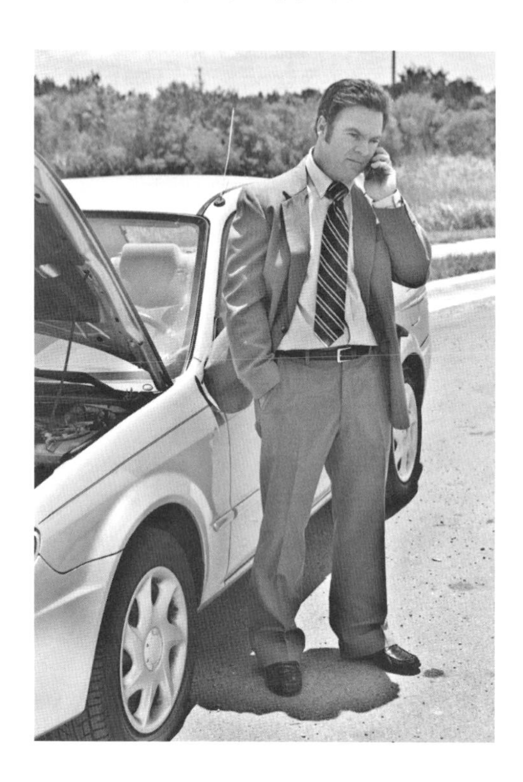

月曆上的日子方格讓生活看起來好像很簡單，但每天的生活並不只是完成那些寫在方格裡的活動和預約的事情就好了。一些生活中最具有挑戰性的事件，通常都不會寫在月曆的方格裡。■

我對「改變」的觀點

有個理論是：可以預期且受歡迎的改變是最容易的。不可預期且不受歡迎的改變是最困難的。

對許多人來說，從一天到另一天的改變是容易的。這是可以預期也是受歡迎的改變。對我來說，我喜歡且可以預期的一項改變是（請寫在下面的空格中）：

對我來說，上面這項改變是（請圈選）：容易的　具挑戰性的　困難的

不可預期的改變是意料之外的事。有些意料之外的事像驚喜一樣是好的。對我來說，一項不可預期但卻是好的改變（驚喜）是（請寫在下面的空格中）：

對我來說，上面這項改變是（請圈選）：容易的　具挑戰性的　困難的

有些不可預期的改變也是*不受歡迎的*。不可預期也不受歡迎的改變，常常使人們需要做一些他們不太想做的事情。對我來說，一項不可預期且不受歡迎的改變是（請寫在下面的空格中）：

____

對我來說，上面這項改變是（請圈選）：容易的　具挑戰性的　困難的

月曆上的日子方格讓生活看起來好像很簡單，但每天的生活並不只是完成那些寫在方格裡的活動和預約的事情就好了。一些生活中最具有挑戰性的事件，通常都不會寫在月曆的方格裡。■

我們身邊的「蛻變者」（一）

蝴蝶

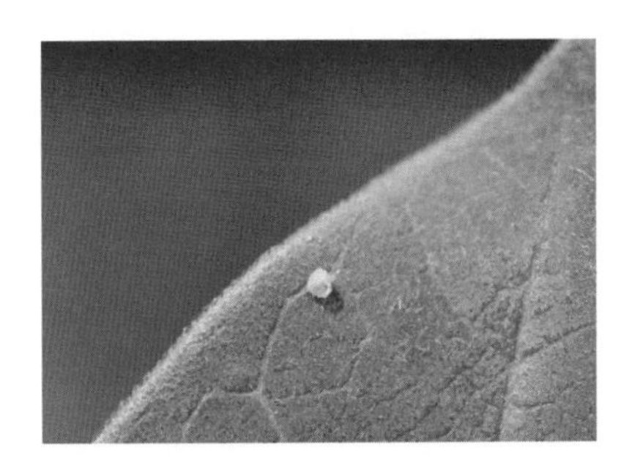

生活中充滿了許多真正的蛻變者。牠們遵從生物界預定的計畫，改變牠們外在的樣貌。

蝴蝶就是個真正的蛻變者。牠的生物週期有四個階段。第一個階段，是以卵的形式被產在距離蝴蝶的食物不遠的葉子上。但卵的形式的時間不長。

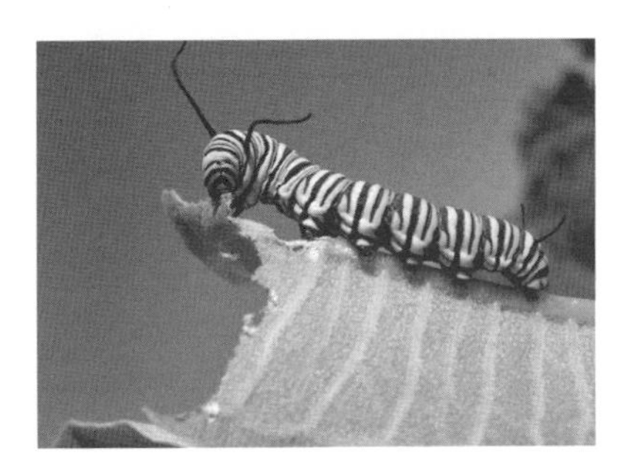

第二個階段，卵變成了毛毛蟲。毛毛蟲的身上可能有條紋或色塊。牠們努力地吃和長大。當牠們的外皮變得太小了，牠們就會蛻皮。毛毛蟲長得很快，牠們可能需要蛻皮四次或更多次。

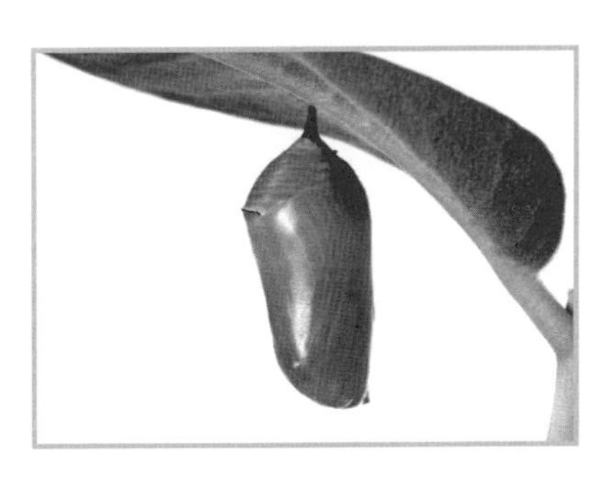

第三個階段，毛毛蟲變成蛹，這是個蛻變的階段。蛹就表面看起來是很安靜、靜止不動的。但在蛹的裡面，很多事情正在發生。毛毛蟲正在變成蝴蝶。

第四個階段是蝴蝶。許多蝴蝶有彩色的翅膀，牠們可以飛。牠們在食物附近下蛋，變成毛毛蟲、然後變成蛹、再變成蝴蝶。

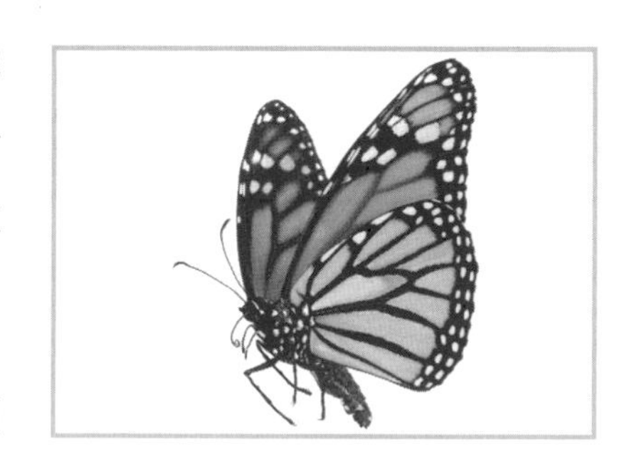

有些在我們身邊的改變正遵照著預定的計畫，重複發生。這些安靜的轉變是地球上生命延續很重要的一部分。■

故事 38 我們身邊的「蛻變者」（二）

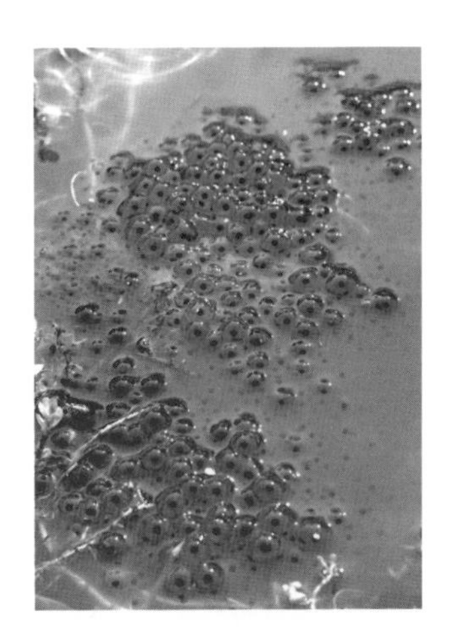

青蛙

生活中充滿了許多真正的蛻變者。牠們遵從生物界預定的計畫，改變牠們外在的樣貌。

青蛙就是個真正的蛻變者。牠的生物週期有三個階段。第一個階段，是以卵的形式被產在水裡，卵被一層特別的膠狀物包裹著。但卵的形式的時間不長。

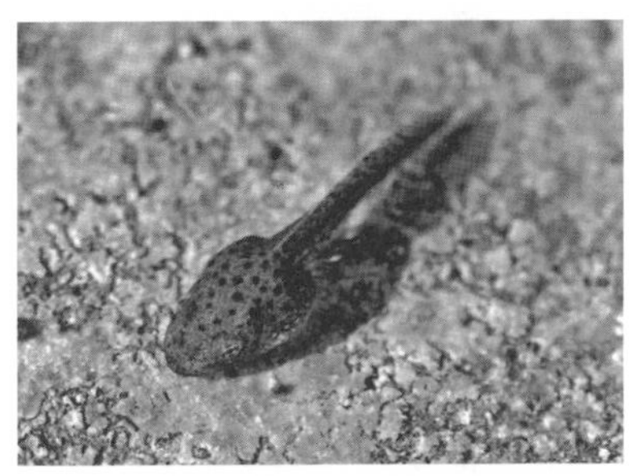

第二個階段，卵孵化變成蝌蚪。蝌蚪在水裡吃和長大。池塘表面上看起來很平靜。但在池塘的水裡，很多事情正在發生。蝌蚪先長出後腿，然後前腿，接著尾巴萎縮掉了。

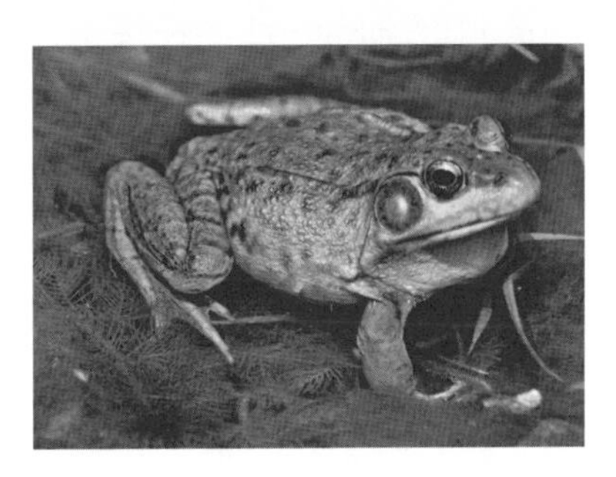

第三個階段是青蛙。人們常認為青蛙是綠色的。青蛙也有其它的顏色，有些青蛙還會變色。青蛙下蛋、蛋長成蝌蚪、然後變成青蛙。

有些在我們身邊的改變正遵照著預定的計畫，重複發生。這些安靜的轉變是地球上生命延續很重要的一部分。■

故事39 我們身邊的「蛻變者」（三）

瓢蟲

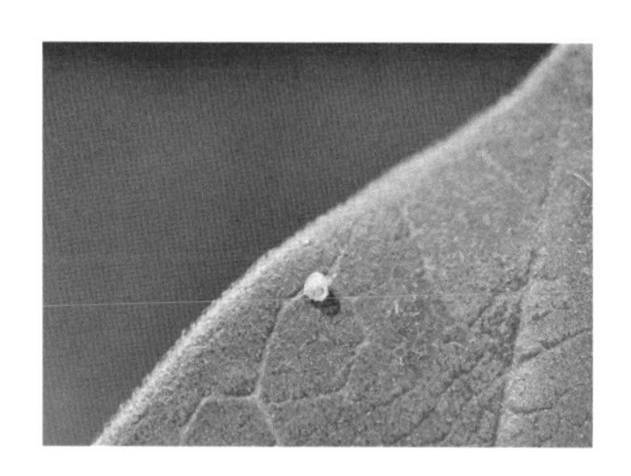

生活中充滿了許多真正的蛻變者。牠們遵從生物界預定的計畫，改變牠們外在的樣貌。

瓢蟲就是個真正的蛻變者。牠的生物週期有四個階段。第一個階段是從卵開始，瓢蟲會將牠們的卵產在靠近牠們食物附近的葉子背面。但卵的形式的時間不長。

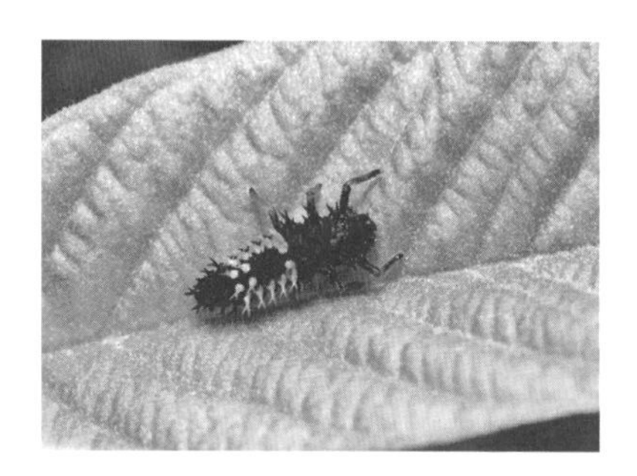

第二個階段，卵孵化成為幼蟲。幼蟲看起來像是六隻腳的昆蟲，在牠腳的側邊有很細的毛髮。在接下來的二十一天裡，牠們努力地吃和長大。然後牠們開始蛻變。

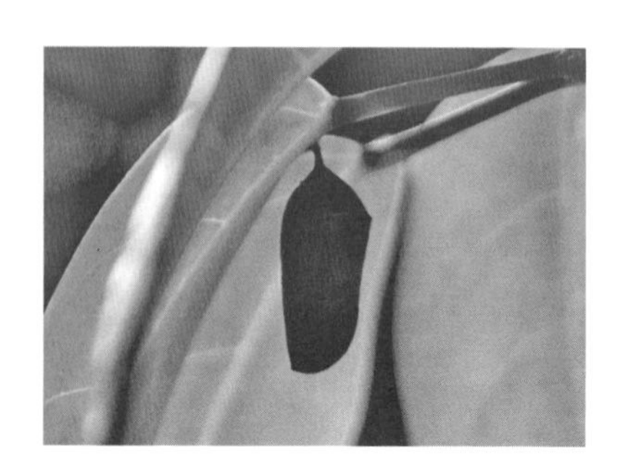

第三個階段，牠們變成蛹，這是個蛻變的階段。蛹就表面上看起來是很安靜、靜止不動的。但在蛹的裡面，很多事情正在發生。幼蟲正在轉變成瓢蟲。

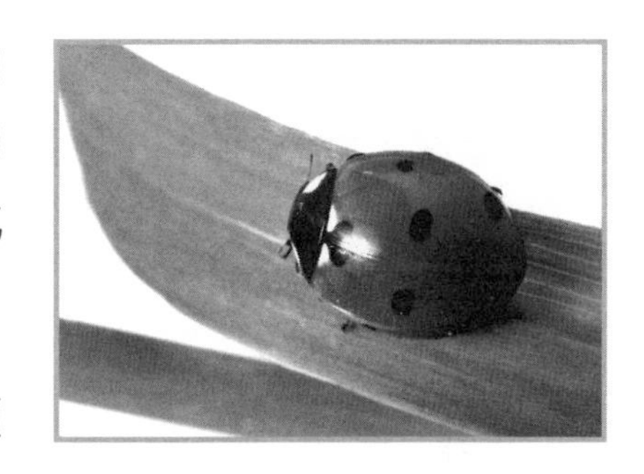

第四個階段，牠們變成紅底黑點的瓢蟲成蟲。牠們在靠近牠們食物附近的葉子背面產卵、變成幼蟲、然後變成蛹、再變成瓢蟲。

有些在我們身邊的改變正遵照著預定的計畫，重複發生。這些安靜的轉變是地球上生命延續很重要的一部分。■

故事 40 我是個蛻變者

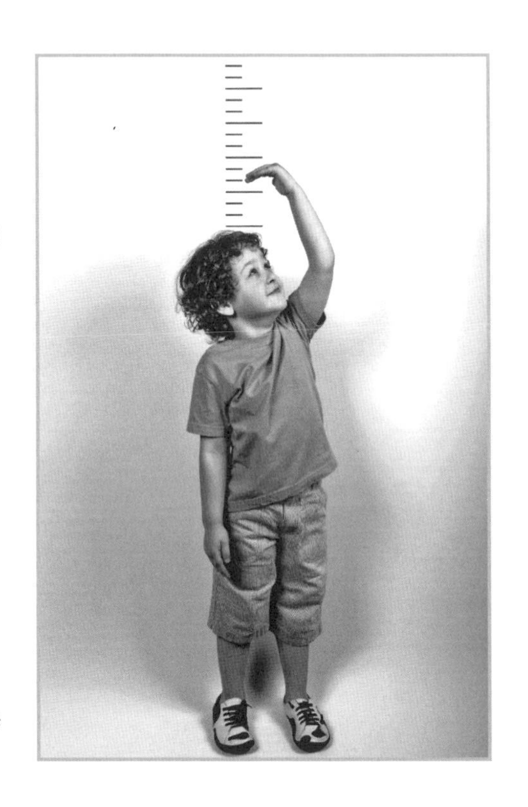

蝴蝶、瓢蟲、青蛙和「我」！

我也是個蛻變者！

從前我是個嬰兒，但現在我已經不是嬰兒了。

那個比較小的我已經「長大」了！

以後我會長得比現在還大，
我一點、一點地慢慢長大。

我再次蛻變成更大的我。

當我長成「成人」大小的時候，我就停止長大了。■

Chapter 5

錯誤

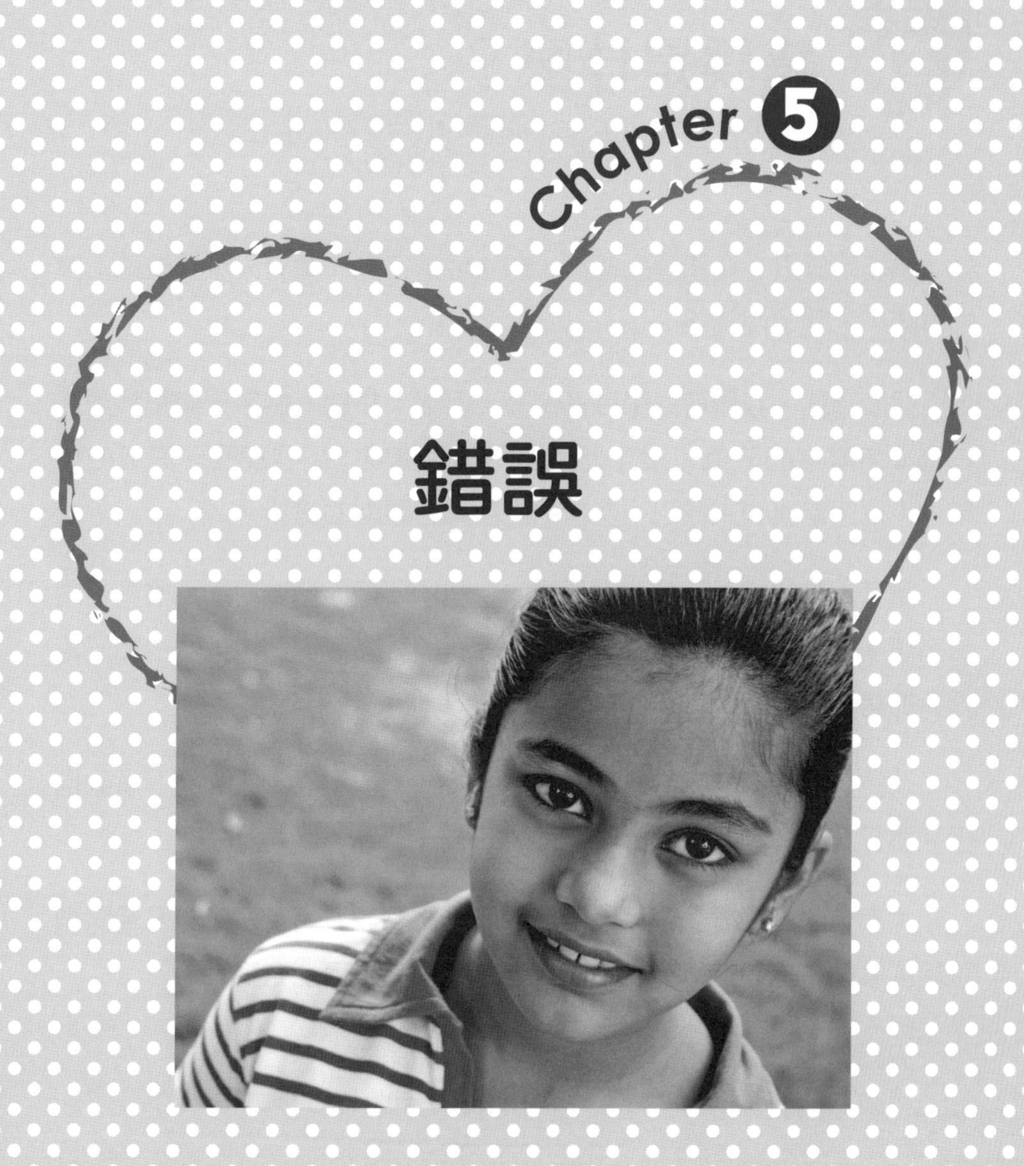

錯誤是什麼？

錯誤可以是一個錯誤的答案、想法或是行動。當有人說或做不正確的事時，它就是個錯誤。

關於錯誤，我們可以舉許多例子。例如：拼錯一個字是個錯誤；在一個非常寒冷的天氣，沒穿外套出門是個錯誤；忘了繳交已完成的作業，也是個錯誤。人們也可能會犯許多其它類型的錯誤。

隨著人們的成長，他們從他們的錯誤中學習。他們可能不會犯相同的錯誤。人們不斷地成長，他們也會有新的經驗。因此，人們也總是會犯新的錯誤。

有時人們知道自己犯錯了。有些時候，人們是從別人那裡了解到自己犯錯了。也有的時候，犯了錯卻沒有人注意到。

大部分的人會試著正確地回答問題、試著想些好點子，以及嘗試做正確的事情。但是無論人們怎麼努力，他們還是可能會犯錯。

犯錯是地球上生活的一部分，這是沒關係的。■

故事 42 湯瑪士・愛迪生和錯誤

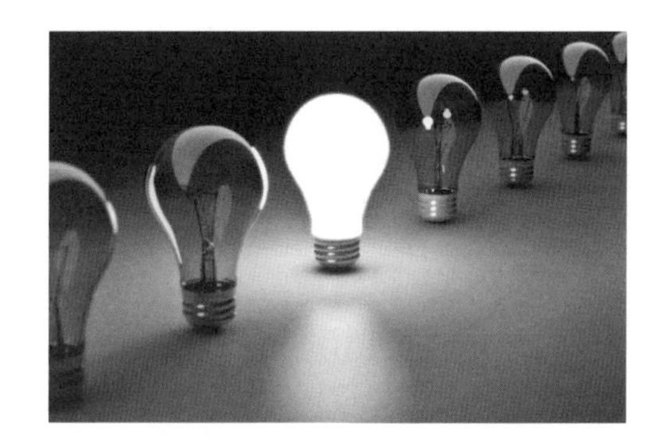

湯瑪士・愛迪生（Thomas Edison）是位發明家。發明家常有許多創新的想法和第一次創作出來的東西。身為發明家，通常會犯許多錯誤，並且知道如何從錯誤中學習。

湯瑪士・愛迪生曾經犯下許多錯誤。他能保持冷靜，所以他可以從他的錯誤中好好地思考和學習。他幫大家發明了電燈泡和許多其它的東西。身為一個發明家，他預期自己會犯許多錯誤。對發明家而言，錯誤是他們工作中很重要的一部分。

妥善地面對錯誤是明智之舉。保持冷靜也是重要的。冷靜可以幫助頭腦有效率地思考，把問題處理得更好。（有效率的意思是頭腦可以在最好的狀態下工作。）

許多同學在他們犯錯的時候會學著保持冷靜。這會幫助他們想清楚，把問題解決得更好。就像湯瑪士・愛迪生一樣，他們也可以從錯誤中學習。

頭腦在冷靜中比較能好好地工作。像許多其他的同學一樣，當我犯錯時，我也試著保持冷靜。這將幫助我的頭腦能在最好的狀態下工作。

■

故事43 關於錯誤的調查（一）

調查是一種蒐集關於某些事物資訊的方法。在許多的調查中，人們會回答相同的問題，然後有人會研究他們的答案。我做了個關於錯誤的調查。

有沒有人曾經有過一整天沒有犯任何的錯誤呢？調查是試著了解人們對這個問題的想法。

我的調查題目叫做「調查錯誤」。我想用這個調查來試著對錯誤有更多的了解。我的老師知道如何進行調查，他可以幫助我。

「調查錯誤」的問題是讓成人回答的。為了安全地進行調查，很重要的是讓我認識的成人而不是陌生人來回答這些問題。我的老師可以幫助我列出有哪些人我可以去請他們回答問題。

回答問題之前，每位成人會先閱讀下列的訊息（這個訊息會列在調查問卷的最上方）：

錯誤是個失誤，錯誤有大、有小。以下是一些關於錯誤的例子：

- 做錯事，像是開車或騎車的時候轉錯彎，或是把不該放在一起的東西放在一起。
- 忘記某些事物，像是沒辦法想起某個人的名字或是今天的日期。
- 弄丟了某件東西，像是重要的筆記本、鑰匙、鞋子等。

• 拿不穩某件東西而掉到地上。

• 計算錯誤，或是書寫錯誤，包括「打錯字」。

人們可能犯各式各樣的錯誤。

然後，請他們回答下面的問題：

• 您認為您是否曾經有某一天都沒有犯任何錯誤呢？

為了安全地進行調查，我會從我和老師一起列出的成人名單中選出五位。我會試著請這五位成人回答這個關於錯誤的問卷。之後，我的老師和我可以針對問卷的答案進行討論。我的老師和我可以一起對人們和他們犯的錯誤有更多的了解。■

關於錯誤的調查（二）

以下是個關於錯誤的調查問卷，請仔細地閱讀說明和回答。

錯誤是個失誤，錯誤有大、有小。以下是一些關於錯誤的例子：

- 做錯事，像是開車或騎車的時候轉錯彎，或是把不該放在一起的東西放在一起。
- 忘記某些事物，像是沒辦法想起某個人的名字或是今天的日期。
- 弄丟了某件東西，像是重要的筆記本、鑰匙、鞋子等。
- 拿不穩某件東西而掉到地上。
- 計算錯誤，或是書寫錯誤，包括「打錯字」。

人們可能犯各式各樣的錯誤。

請寫下你的大名，並圈選「是」或「否」來回答問題。如果你願意，你也可以寫下你的想法與我們分享。

你認為你是否曾經有某一天都沒有犯任何錯誤呢？

姓名	請圈選
1. ________________	是　　否
想法：________________	
2. ________________	是　　否
想法：________________	
3. ________________	是　　否
想法：________________	
4. ________________	是　　否
想法：________________	
5. ________________	是　　否
想法：________________	

故事 45 愉快的日子裡也可能犯錯

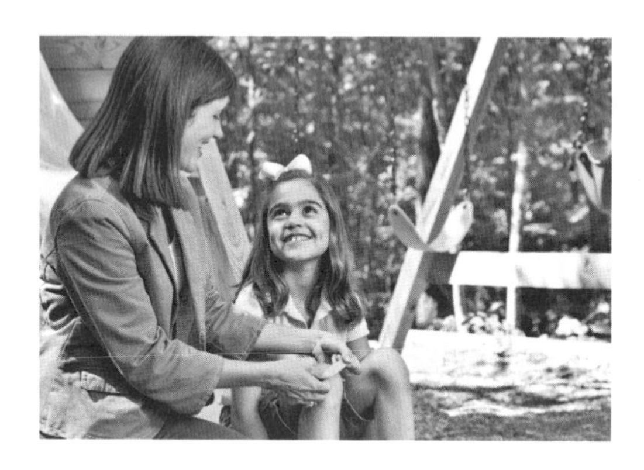

我了解到，愉快的日子裡也可能犯錯。

每一天，許多人在工作或遊戲中都可能犯錯。例如：他們可能忘了帶午餐、上樓時不小心跌倒，或是撥錯電話號碼。還有千百萬種人們可能犯的其它錯誤。

隨著人們長大，他們會從他們的錯誤中學習。他們了解到犯錯是沒有關係的。即使有錯誤，依舊可以是愉快的一天。

許多錯誤是可以被修復的。當我犯錯的時候，像是我的媽媽、爸爸或是老師這些成人可以幫助我。他們曾經當過小孩，也犯過許多錯誤。他們也可能犯過我想修復的錯誤。

一天有 24 小時，或是 1,440 分鐘，或是 86,400 秒。錯誤通常在瞬間發生，一天中還有許多時間可以修復這些錯誤，而讓剩下的時間可以好好地度過。

這讓我了解到，愉快的日子裡也可能犯錯。■

故事46 在愉快的日子裡也可能犯錯嗎？

在愉快的日子裡也可能犯錯嗎？

我猜那是可能的。

在人們可能犯各式各樣錯誤的情況下，我們每個人都可能犯一些錯誤。

所以，每天都可能犯錯嗎？

就像人們每天都會起床一樣，每天都有可能犯錯。

那如果人們整天都躺在床上呢？

我猜，那樣應該也是一種錯誤吧！

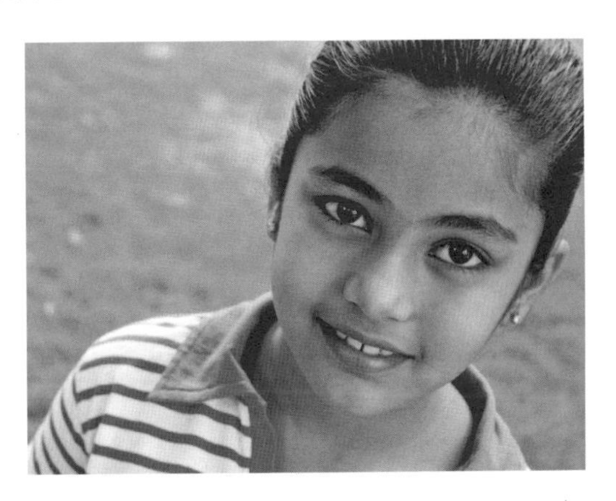

在愉快的日子裡也可能犯錯嗎？

看起來應該是可能的。

人們犯各式各樣的錯誤，但他們仍然說：「我今天過得很愉快，你呢？」■

Chapter 6

感覺

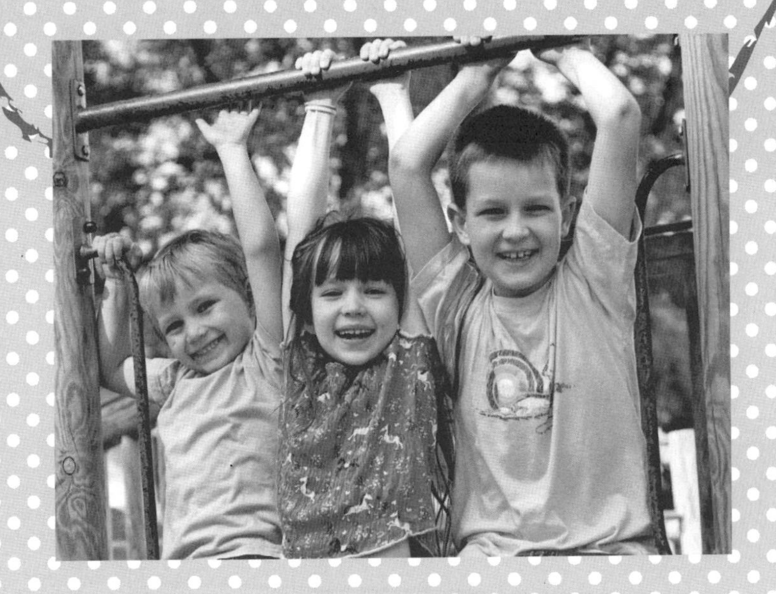

故事 47 在崔福**團隊**的人

崔福 8 歲大。這些照片裡是崔福**團隊**的人，每個人都很疼愛和關心崔福。他們希望崔福安全、舒服和快樂。他們教導崔福，並且希望幫助崔福能成長為一個健康、快樂的成人。

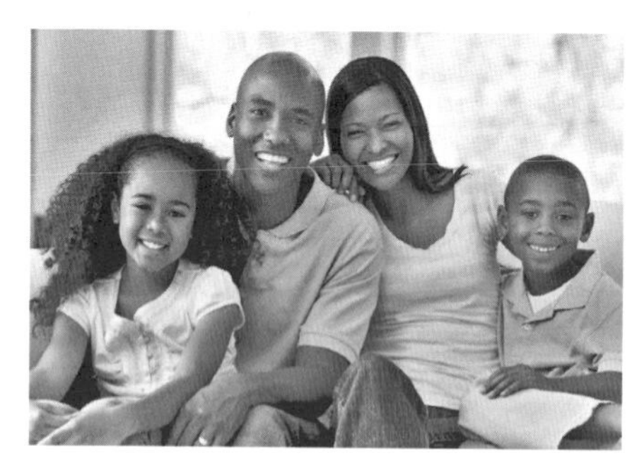
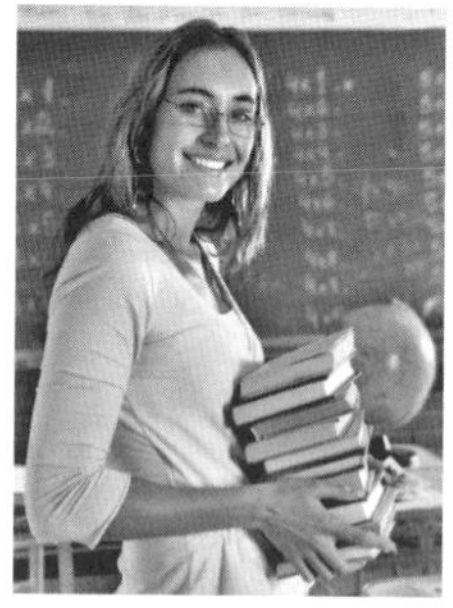
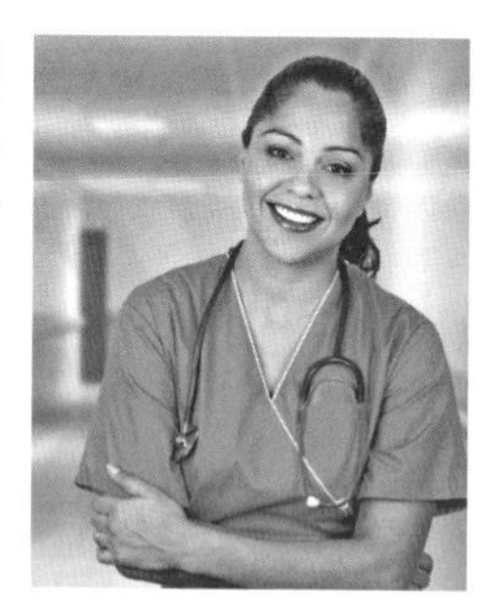

我也有我的**團隊**成員的照片。每個在我**團隊**中的人都很疼愛和關心我。他們希望我安全、舒服和快樂。他們教導我，並且希望我將來能成為一個健康、快樂的成人。

我的爸爸、媽媽會幫我找到我的**團隊**成員的照片，放在我的**故事**相簿裡。■

故事48 什麼是舒服？

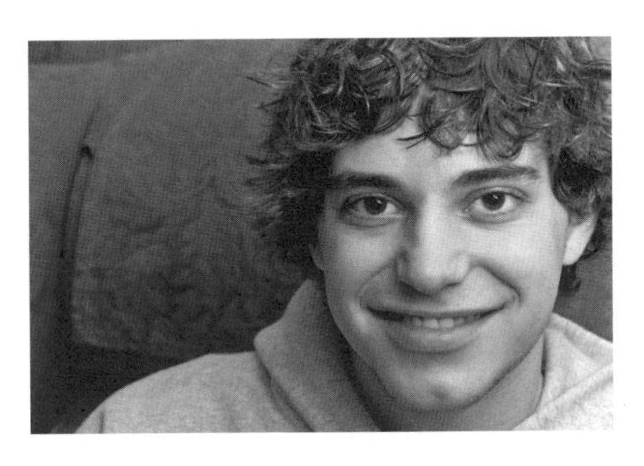

舒服是一種讓人覺得很好、很安全的感覺。

舒服可以代表我的身體表面沒有什麼地方受傷、刮傷、癢或刺痛。我也不覺得冷或熱，我覺得剛剛好。我的皮膚覺得很舒服，我的頭部、鼻子、手指頭和腳趾頭的皮膚都覺得很好。

舒服也可以代表我的身體裡面沒有什麼地方受傷或覺得痛。頭不疼、胃不痛。骨頭沒有斷，也沒有扭到。沒有聽到難聽的噪音，也沒有吃到壞掉的食物。我的身體覺得很好。

舒服也可以代表我的心情覺得很好。我不擔心，也不害怕。我不覺得傷心、難過、焦慮或困惑。對許多人而言，知道要做什麼和怎麼做，會讓他們覺得舒服。我覺得高興、冷靜和舒服。我的心情很好。

舒服也可以代表一個讓我覺得很好、很安全的地方或東西。有些地方或東西會讓我覺得很好、很安全，例如：一張椅子或一間喜歡的房間。

舒服也可以代表在另一個人身邊，讓我覺得很好、很安全。

有時候，我自己和我身邊的事物都讓我覺得很好。這時候，我會覺得非常舒服。舒服是一種讓人覺得很好、很安全的感覺。■

故事 49 什麼會讓我覺得很舒服？

舒服是一種讓人覺得很好、很安全的感覺。什麼會讓我覺得很舒服呢？

舒服可以是我的皮膚覺得很好。有的衣服會讓我覺得很舒服。我的睡衣常常讓我覺得很舒服。下面是我列出來的三種會讓我覺得舒服的衣服：

____

____

____

舒服可以代表我的身體覺得很好。有些食物對我有安慰的效果。這些食物吃起來很美味，而且讓人覺得很高興。下面是三種會對我有安慰效果的食物：

____

____

____

舒服也可以代表我的心情覺得很好。有些事情是我喜歡做的。做我喜歡做的事情會讓我覺得很高興。下面是三件我喜歡做的事情：

____

____

____

舒服也可以代表讓我覺得很好、很安全的一個地方或一件東西。例如：一張椅子或是一間舒服的房間，都會讓我覺得很好、很安全。下面是讓我覺得很舒服的三個地方或是三件東西：

____

____

____

舒服也可以代表在另一個人身邊，讓我覺得很好、很安全。下面是三位讓我覺得很舒服的人：

____

____

____

有時候，我自己和我身邊的事物都讓我覺得很好。這時候，我會覺得非常舒服。舒服是一種讓人覺得很好、很安全的感覺。■

快樂是一種讓人覺得舒服的感覺

有些事情會讓我感到快樂。快樂是一種讓人覺得舒服的感覺。

當我玩喜歡的玩具時，我常會覺得很快樂。我喜歡玩的玩具是：

____

____

____

我喜歡的主題經常會讓我覺得快樂。一個主題是一件我會去思考、談論、畫下來或是敘寫的事物。下面是一些我喜歡去思考、談論、畫下來或是敘寫的主題：

____

____

____

有些人對我來說很重要。他們試著幫助我，讓我覺得舒服和快樂。這些對我來說很重要的人是：

____

____

____

許多人都喜歡快樂和舒服的感覺。■

故事 51 尋找微笑

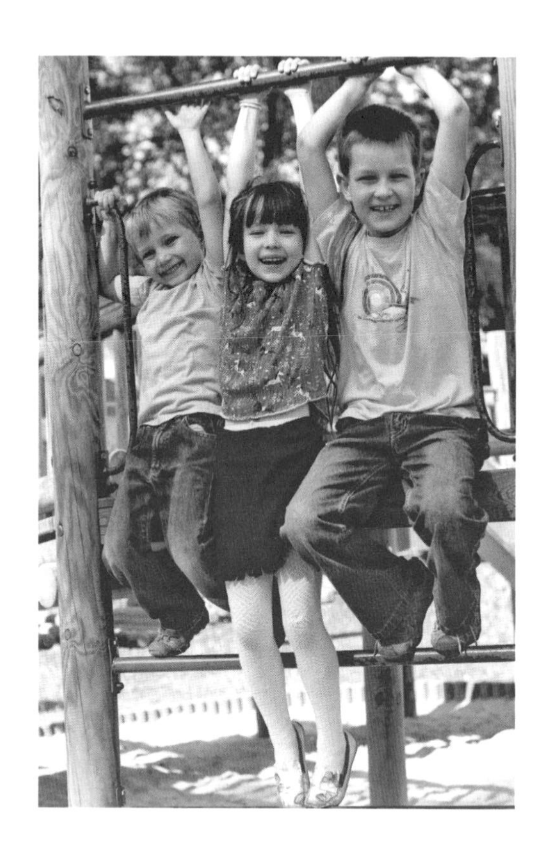

有時候，人們高興的時候會微笑。如果我要尋找微笑，我要到哪裡找呢？

小朋友在玩的時候，我可以在那裡找到微笑。

媽媽唸故事給小朋友聽的時候，我可以在那裡找到微笑。

爸爸從上班的地方回到家的時候，我可以在那裡找到微笑。

快樂幾乎在任何地方都可能發生；當快樂發生時，常常可以在那裡找到微笑。■

故事52 為什麼要微笑？

大部分的人喜歡微笑。當人們微笑的時候，他們的嘴角會往上揚，他們的牙齒會露出來。也有人微笑的時候不會露出牙齒。在大部分的情況裡，當人們微笑的時候，代表著有好的事情。

微笑可以代表，我很高興見到你。

微笑可以代表，我正在做好玩的事。

微笑可以代表，我很高興。

微笑可以代表，我想跟你說話或是我想跟你玩。

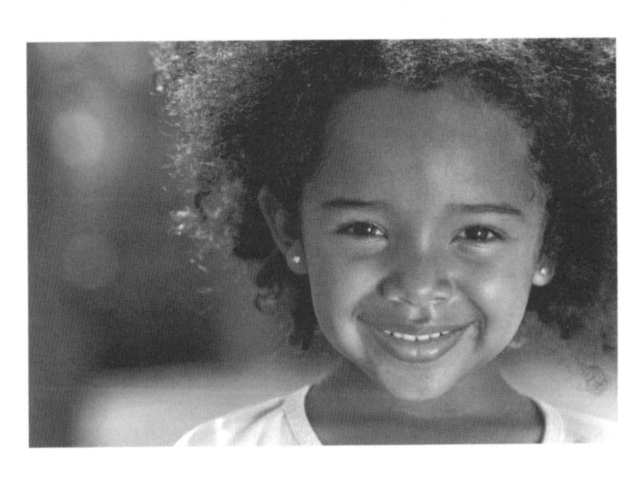

一個淺淺的微笑可以代表，我希望你更快樂。

一個微笑也可以代表許多其它的意義。

在大部分的情況裡，當人們微笑的時候，代表著有好的事情。■

故事 53 什麼是不舒服？

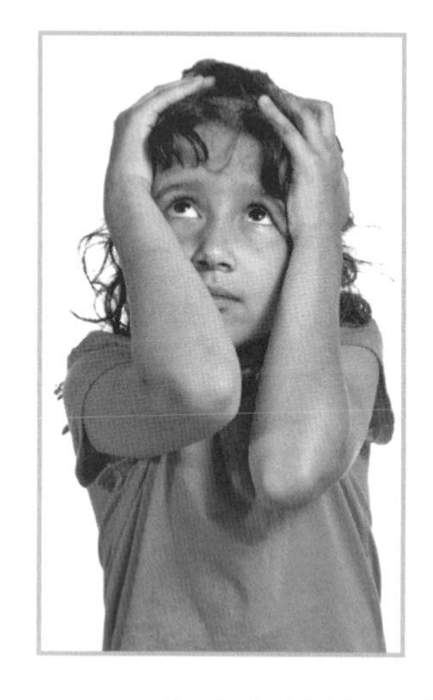

不舒服是一種不太好或不怎麼安全的感覺。

不舒服可以代表我的身體表面有地方受傷、刮傷、癢或刺痛。被蜜蜂叮、碰到毒藤、被割到或是被紙片刮到，都會讓皮膚覺得不舒服。

不舒服也可以代表我的身體裡面有地方受傷或覺得痛。頭痛、胃痛、流行性感冒、普通感冒、扭到腳、骨頭斷了，或是吃到壞掉的食物，都會讓人覺得不舒服。

不舒服也可以表示我覺得焦慮、害怕、生氣、傷心或不太好。感到困惑也是一種不舒服的感覺。

不舒服也可以代表靠近某個地方或某件東西時，會讓人覺得不太舒服。有些人在很窄小的地方會讓他們覺得不舒服。有些人搭乘雲霄飛車會讓他們覺得不舒服。太大聲、忙亂或是擁擠的地方，也會讓許多人覺得不舒服。

不舒服也可以代表在另一個人身邊時，讓人覺得不安全。靠近正在生氣或是失控的人時，常常會讓人覺得不舒服。有時候當某人正在做一些不尋常的事情時（一般人通常不這麼做，或是不在這個地方做），也會讓旁邊的人覺得不太舒服。

不舒服是一種不太好或不怎麼安全的感覺。■

什麼會讓我覺得不舒服？

不舒服是一種不太好或不怎麼安全的感覺。

不舒服可以代表我的身體表面有地方受傷、癢或刺痛。粗糙的布料也可能讓人覺得不舒服。三種會讓我的衣服穿起來不怎麼舒服的情況是：

___

___

___

不舒服可以代表我的身體裡面有地方受傷或覺得痛。例如：頭痛會讓人覺得很不舒服。三件會讓我的身體覺得不舒服的事情是：

___

___

___

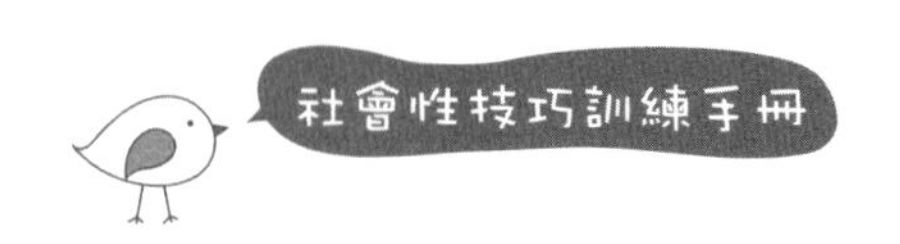

不舒服也可以表示我覺得擔心、焦慮、害怕、生氣、傷心或不太好。例如：哭泣會讓人覺得不舒服。三種讓我覺得不舒服的感受是：

____

____

____

不舒服也可以代表靠近某個地方或某件東西時，會讓人覺得不太舒服。例如：天氣太熱或是洗澡水太冷，都會讓人覺得不舒服。三個會讓我覺得不舒服的地方是：

____

____

____

不舒服也可以代表在另一個人身邊時，讓人覺得不安全。靠近正在生氣或是失控的人時，常常會讓人覺得不舒服。有時候當某人正在做一些不尋常的事情時（一般人通常不這麼做，或是不在這個地方做），也會讓旁邊的人覺得不太舒服。寫出一個我曾經靠近某人而感到不舒服的情況：

____

____

____

不舒服是一種不太好或不怎麼安全的感覺。■

故事 55 覺得悲傷是沒關係的，但是覺得快樂會更好

悲傷是一種不快樂和不舒服的感受。覺得傷心是沒關係的，所有人在某些時候都會覺得悲傷。有些人傷心時會哭。當一個人覺得悲傷時，最好能想辦法讓自己覺得好過一些。

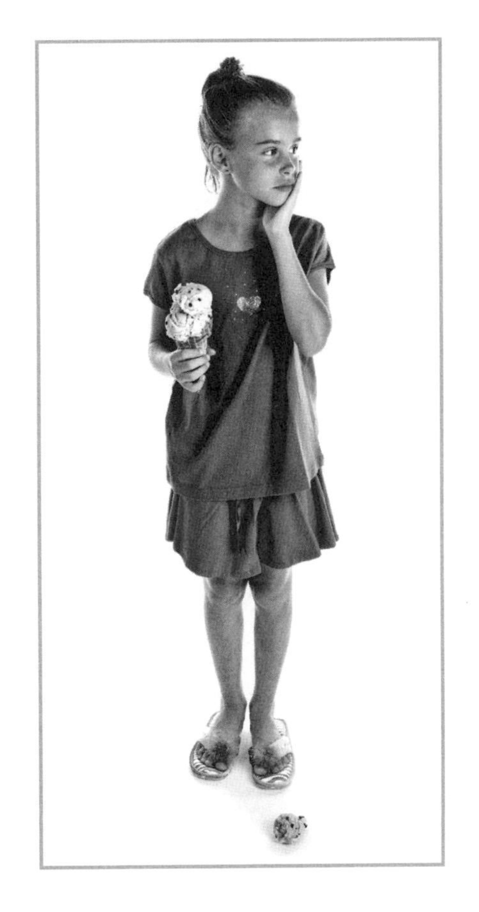

布魯克手上拿了個甜筒，上面的一些冰淇淋掉到地上，她很傷心地哭了。

克勞遇到個問題。他把他的猴子娃娃亞洛伊放在他朋友路克的家裡了，他覺得很傷心。

亞倫的貓歐森跑走了。亞倫和他的家人都很愛歐森，所以他們覺得很傷心。

當人們覺得悲傷時，他們常常會想辦法讓自己覺得好過一些。

有時候，當人們了解他們不是失去全部時，會覺得好過一些。布魯克雖然掉了些冰淇淋，但甜筒沒有掉，甜筒裡還有些冰淇淋。她吃了這些剩下的冰淇淋和甜筒，就開始覺得比較快樂了。

有時候，跟別人聊聊我們遇到的問題會有幫助。克勞告訴媽媽他把猴子娃娃亞洛伊放在他朋友路克的家裡了。克勞的媽媽幫克勞把亞洛伊拿回來了，克勞很高興再見到亞洛伊。

有時候，跟別人合作會有幫助。亞倫的家人馬上開始一起去找歐森。他們在後院的陽台下找到牠。他們都非常高興找到歐森了。

悲傷是一種不舒服的感受。人們可以覺得悲傷，這是沒有關係的。當人們覺得悲傷時，他們會想辦法讓自己再次感到快樂。這就是人在地球上的生活。■

故事56 每個人都有個「萬能城堡」

有個地方稱為「萬能城堡」（Fort Able）。「萬能城堡」是個堅固而且安全的地方。它存在每個人的頭腦裡，可以讓人保持冷靜、覺得舒服。許多人運用「萬能城堡」來幫助自己能夠自我克制和做出最好的表現。

每個人隨著他們的成長，搭建自己的「萬能城堡」。每個人都是獨特的，所以每個人搭建的「萬能城堡」也都很特別。「萬能城堡」的成形有很大的一部分是取決於它的建造者，但其他人也可以對它的形成有所貢獻。在每座「萬能城堡」前都有三個指引建造者進入的步驟。

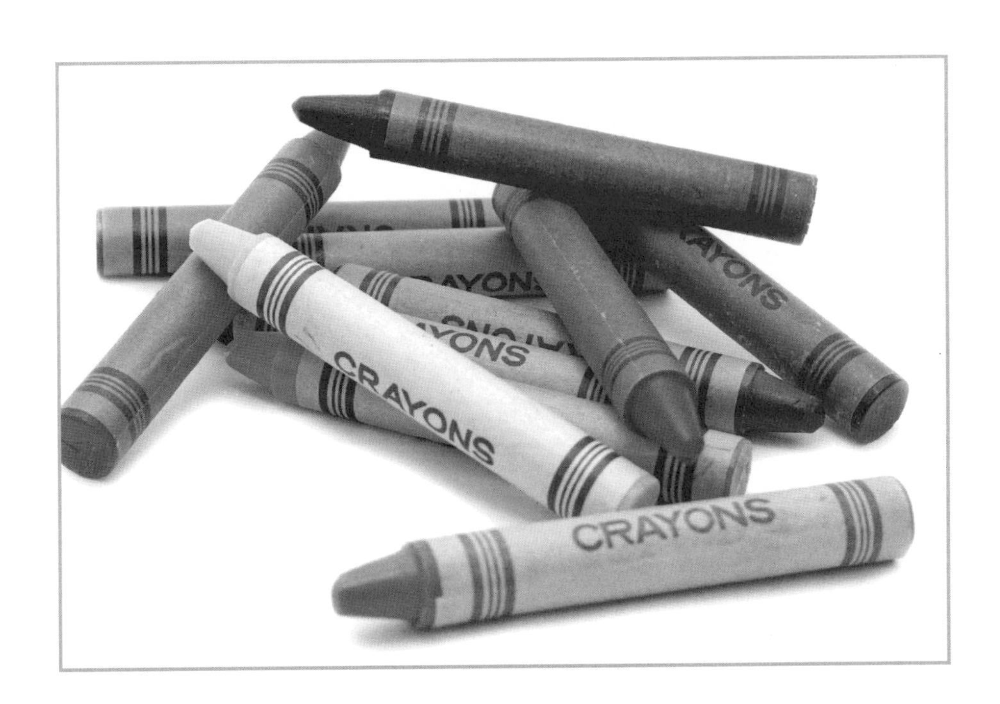

- 每座「萬能城堡」，都有個照片展示場。建造者所喜歡的人的照片，和他們曾經有過快樂時光的照片都掛在這裡。

- 每座「萬能城堡」，都有間媒體室。建造者所喜歡的歌曲、電影、電子遊戲、快樂時光的錄影帶都存放在這裡。

- 每座「萬能城堡」，都有間剪輯室。在這裡可以存放每件讓建造者覺得舒服的東西或回憶。

- 每座「萬能城堡」，都有間健身房。在這裡可以練習健康的思考，我的**團隊**和我常常試著幫這間健身房列出健康思考的練習清單。

每座「萬能城堡」都伴隨著一些喜愛這個城堡建造者的人。他們守護著，隨時準備在建造者有困難的時候提供協助，以及在他高興時一起歡呼。

我也有個頭腦和一座「萬能城堡」。我會試著為你描繪這個旅程，並成為你在這個旅程中的導遊。■

歡迎來到「萬能城堡」──範例（供你參考）

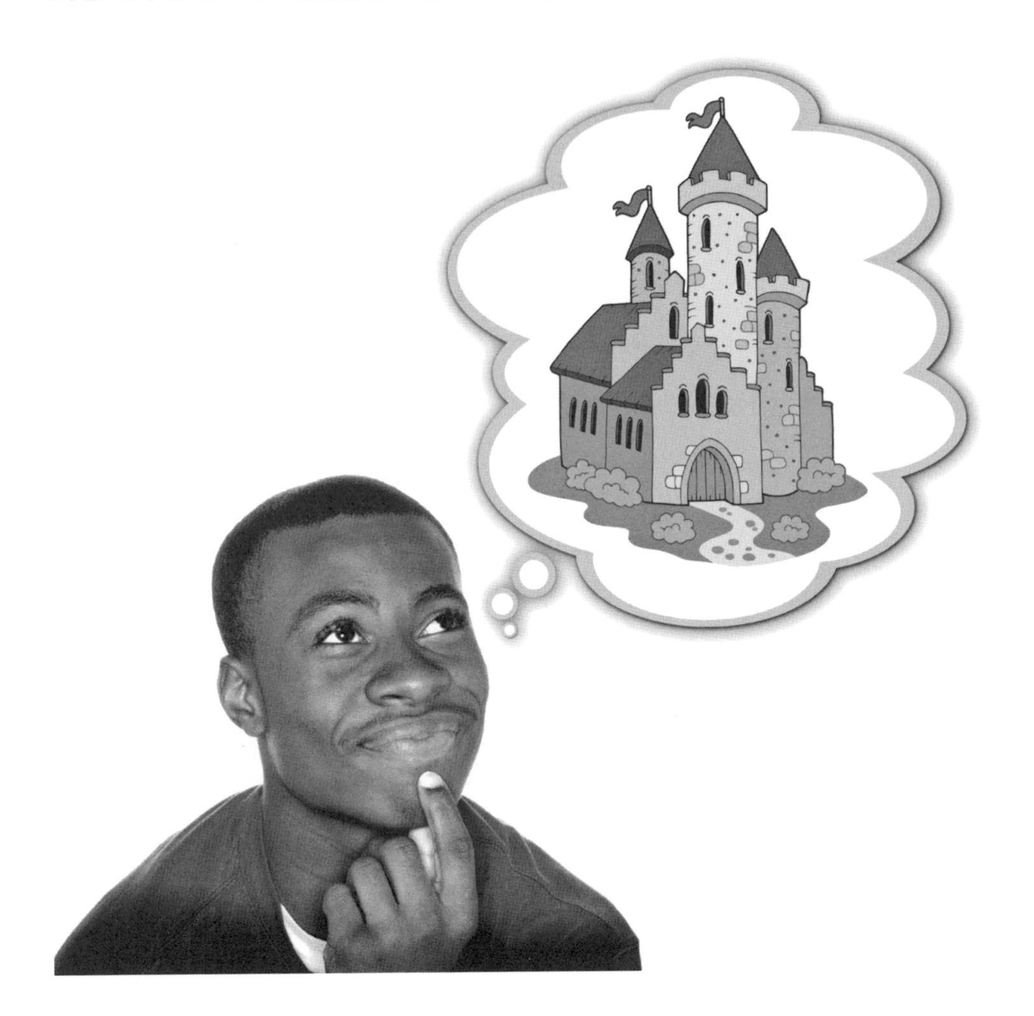

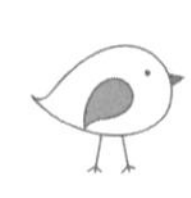

故事57 歡迎來到「萬能城堡」

歡迎來到「萬能城堡」，這是在我頭腦裡一個堅固而且安全的地方。這是旅程的第一站。我是這個地方的建造者和擁有者。我在這個地方可以進行最好的思考。我希望你也能和我一樣看到這個地方，但我沒有辦法把你從我的耳朵、嘴巴或鼻子擠進去，所以我會試著把這三個指引進門的步驟畫出來。

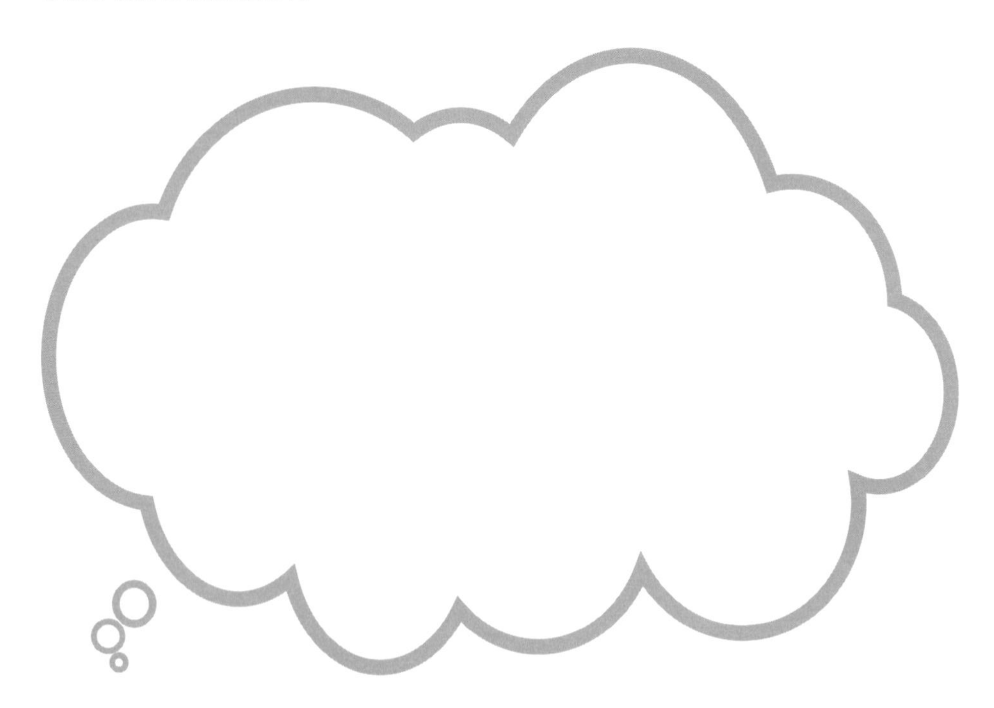

許多人用堅固的材料，例如：木材、磚塊或是水泥來建造城堡。在頭腦裡，人們用想像和奇特點子來搭建，這是「萬能城堡」從外部來看的樣子。當然，我們的目的是希望能留在「萬能城堡」裡面。

照片展示場——範例（供你參考）

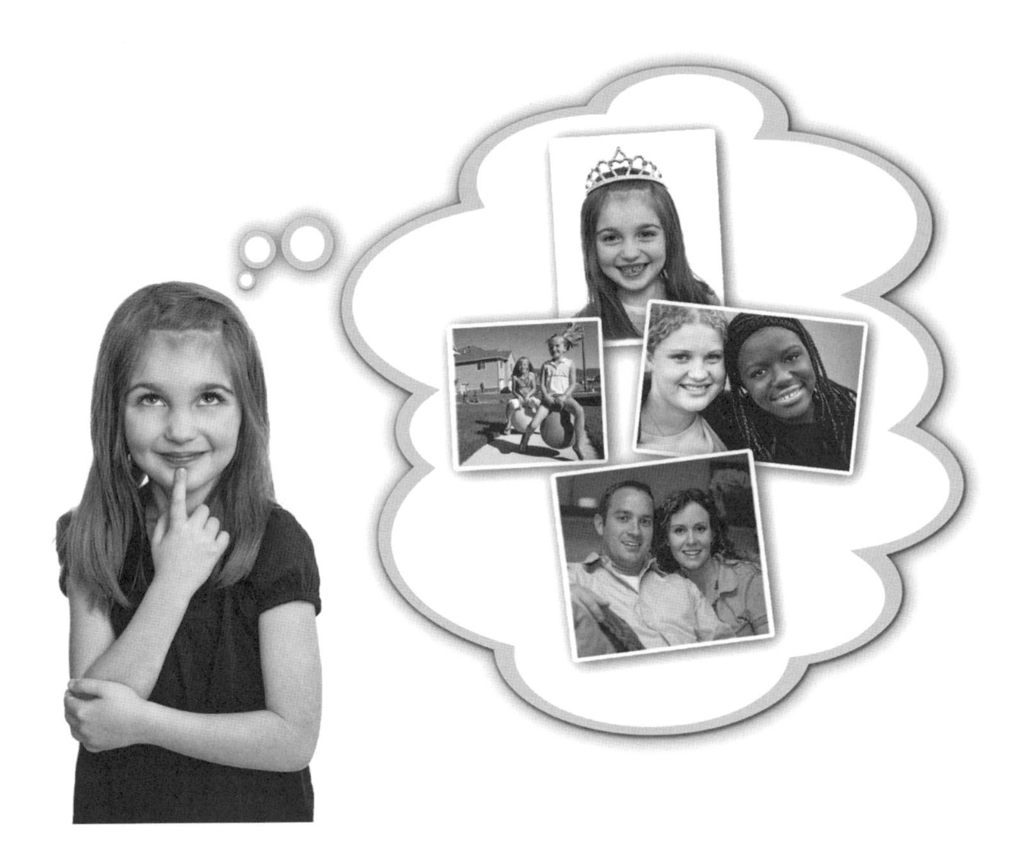

照片展示場

這裡是照片展示場。我所喜歡的人的照片，和我們曾經度過快樂時光的照片，都掛在這裡。

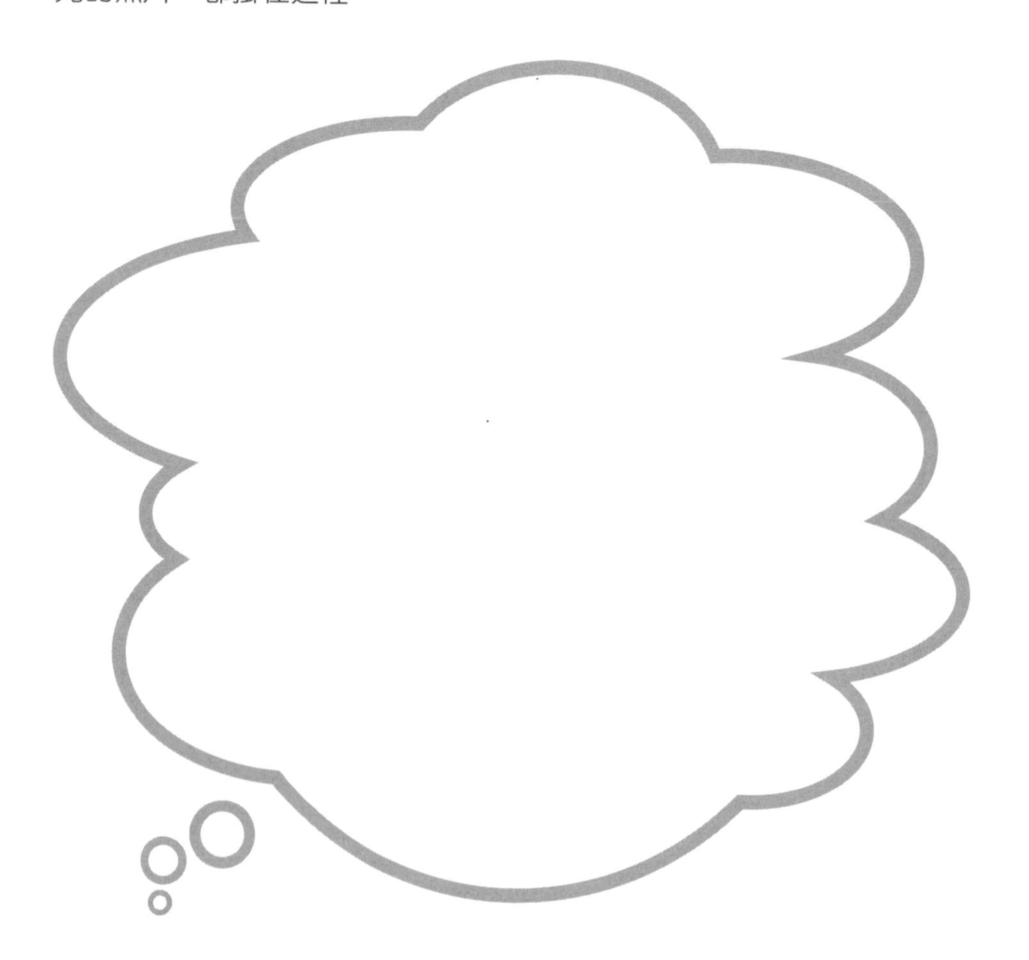

媒體室——範例（供你參考）

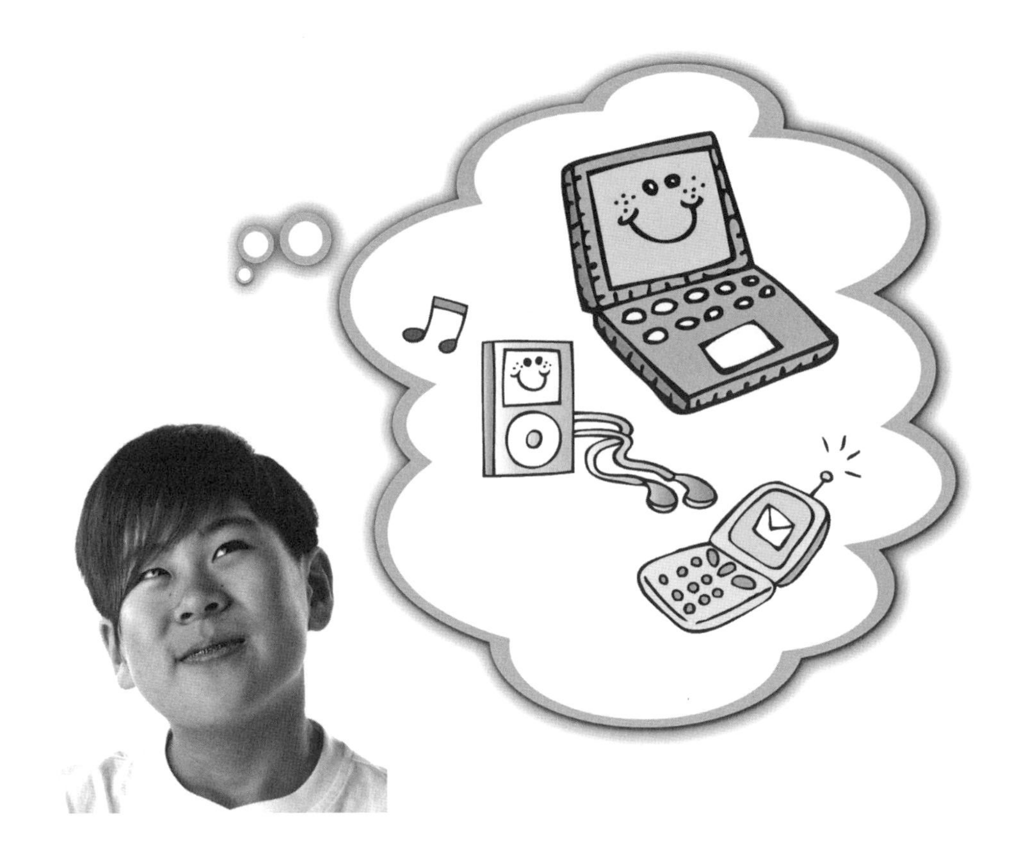

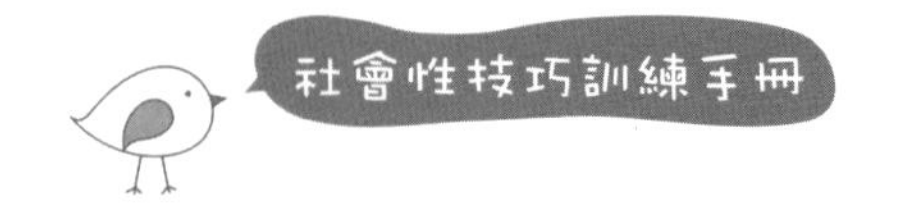

媒體室

在我的「萬能城堡」裡，有間媒體室。我喜歡的歌曲、電影、電子遊戲，和我曾經度過的那些快樂時光的錄影光碟都存放在這裡。

剪輯室——範例（供你參考）

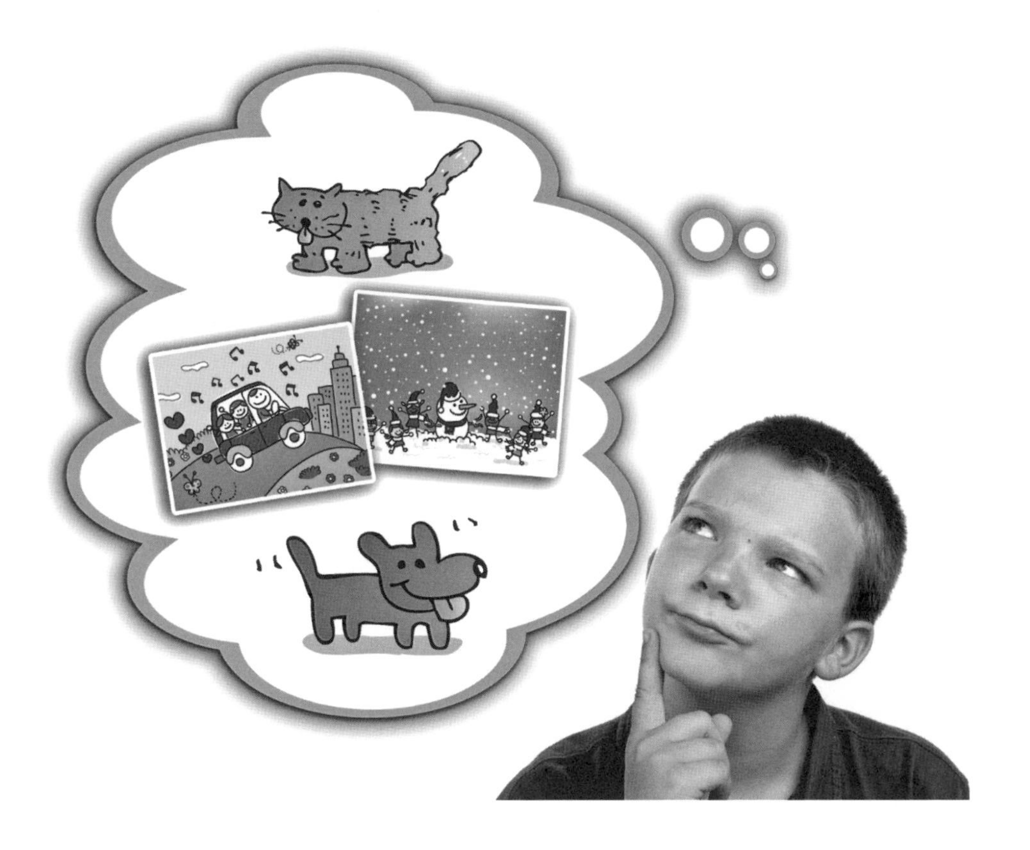

剪輯室

這裡是剪輯室。在剪輯室裡有著讓我覺得舒服的東西或回憶。

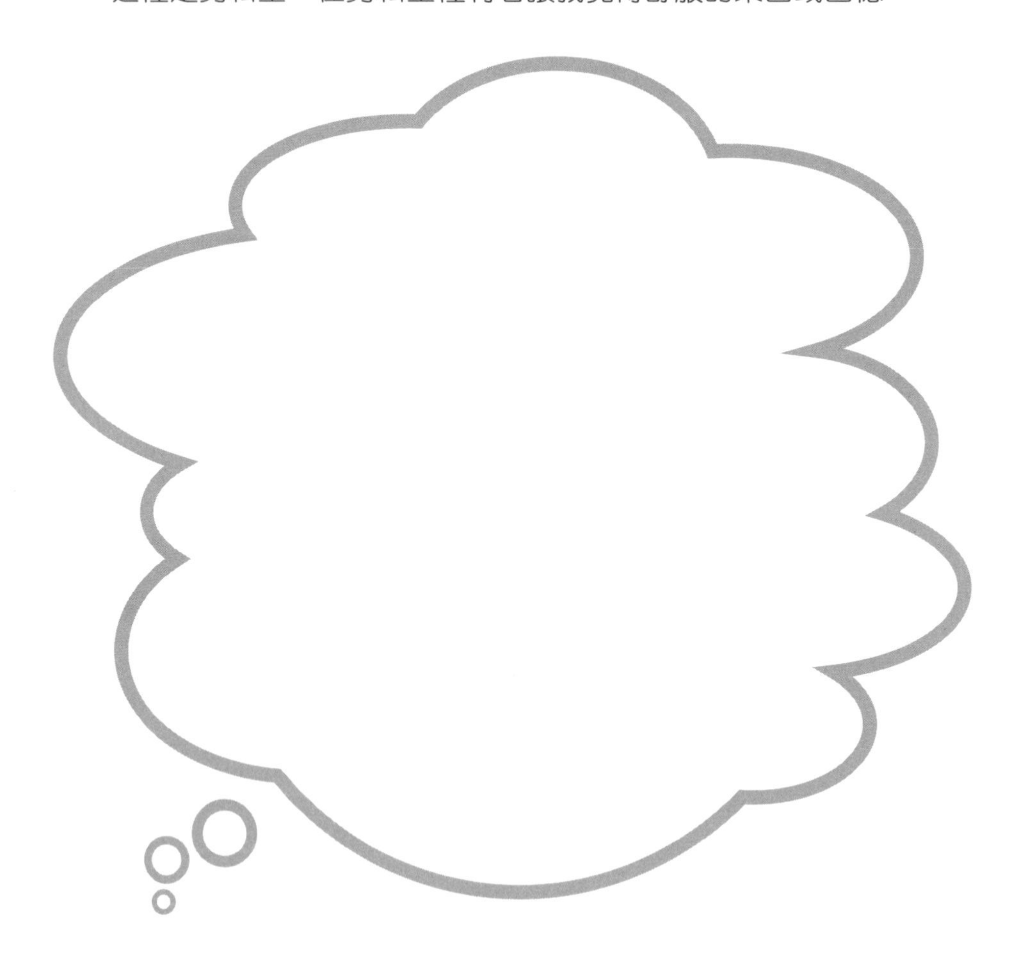

健身房——範例（供你參考）

我很會踢足球。
我的爸爸、媽媽很愛我。
我的老師說我是好學生。

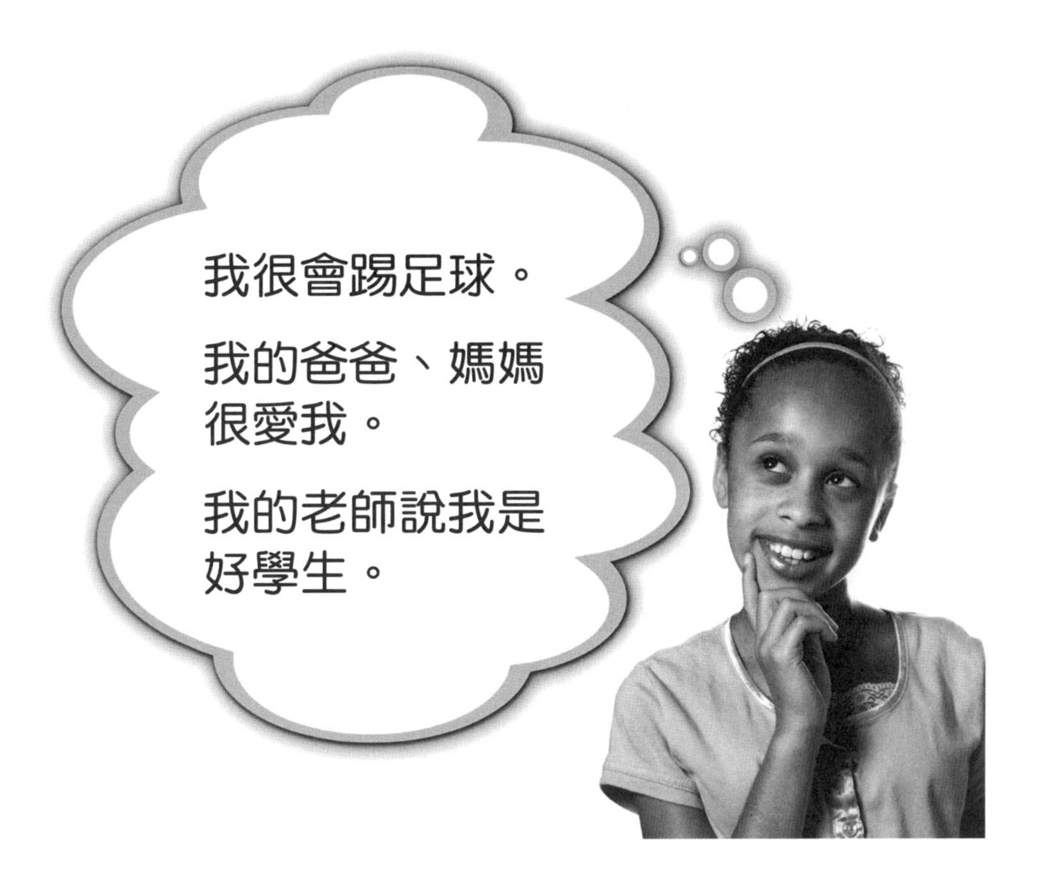

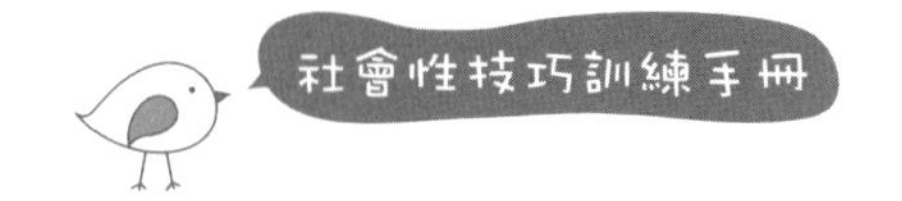

健身房

這裡是健身房。我在這裡練習健康的思考。

我的團隊成員——範例（供你參考）

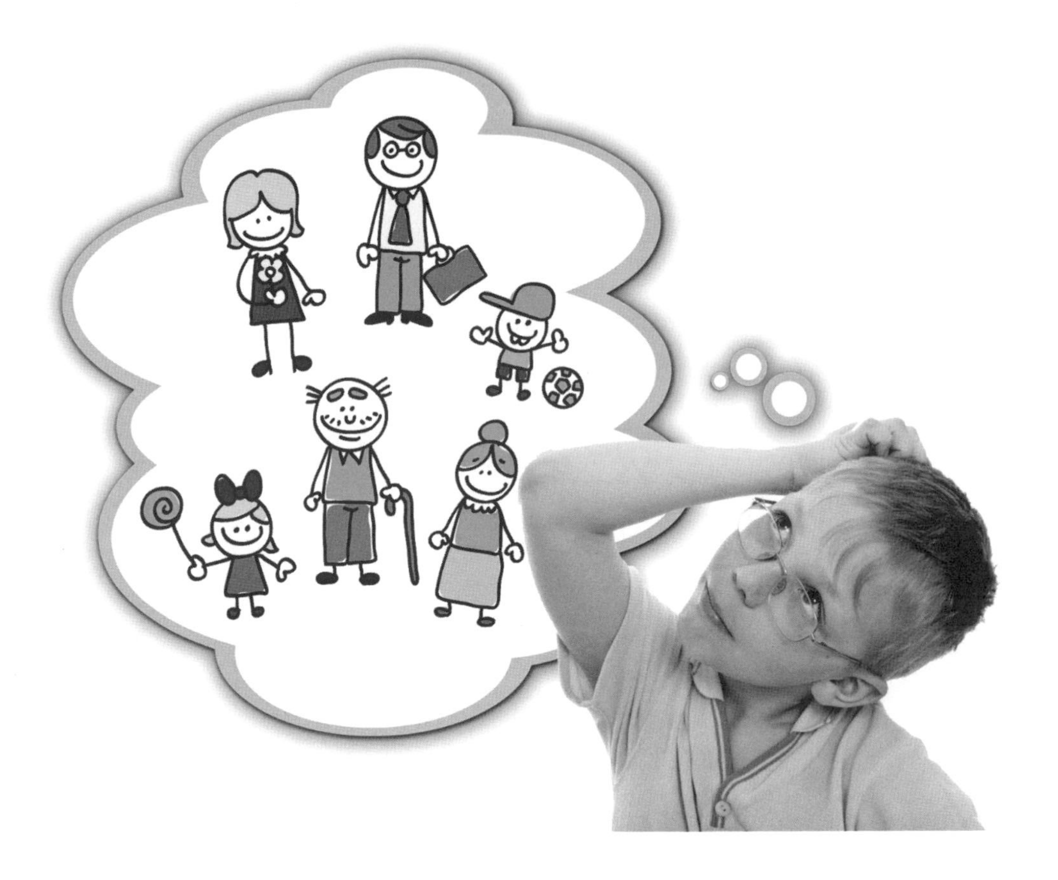

我的團隊成員

這些是我**團隊**中的成員。他們守護著我，隨時準備在我有困難的時候提供協助，以及在我高興時跟我一起歡呼。我希望你喜歡這個旅程。■

故事 58 來到「萬能城堡」

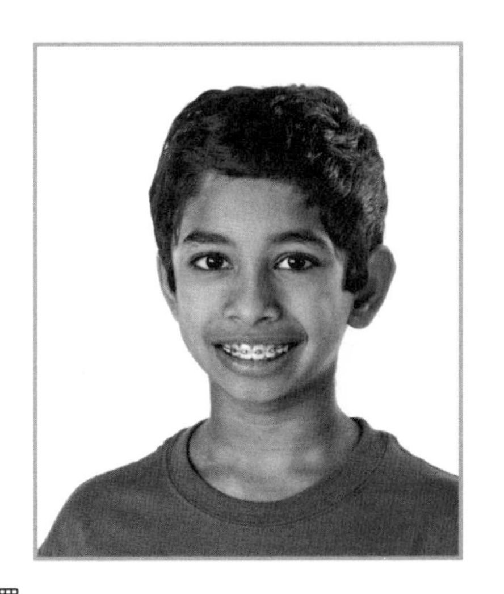

有個地方稱為「萬能城堡」。「萬能城堡」是個堅固而且安全的地方。它存在於每個人的頭腦裡，人們在城堡裡面會覺得平靜且能自我克制。在這裡，人們最容易做出聰明和友善的選擇。

這位是路克，他看起來很舒服、平靜，也很能自我克制。他正在他的「萬能城堡」裡。當路克在他的「萬能城堡」裡時，他能夠做出聰明和友善的選擇。

有的時候路克可能會覺得不舒服。有些時候他可能會覺得很焦慮、生氣、傷心或困惑。這就代表他已經到了「萬能城堡」的外面，那是個不太舒服的地方。在城堡外面，路克很難有聰明的思考和友善的舉止。到底「萬能城堡」跑到哪裡去了呢？

「萬能城堡」一直都在。路克以前進入過「萬能城堡」許多次，將來也會有很多機會再次進入。所以，它現在必定是存在於某個地方的。

當路克覺得不舒服時，他會採取第一個步驟來幫助他回到「萬能城堡」中。他跟自己說：「路克，進入『萬能城堡』！」不論路克在哪裡，都有進入「萬能城堡」的方法。採取第一個步驟，更證明了他的城堡就在附近。

我的名字是＿＿＿＿＿＿＿＿＿＿。「萬能城堡」是我頭腦裡面的一個地方。我在那裡可以做聰明且友善的選擇。當我覺得自己已經步出城堡時，我會試著再次進入。有三個步驟可以打開城堡的大門。第一個步驟就是跟自己說：「＿＿＿＿＿＿＿＿＿＿，進入『萬能城堡』！」或是簡單地說：「進入『萬能城堡』。」■

故事59 進入「萬能城堡」的步驟

有個地方稱為「萬能城堡」。「萬能城堡」是個堅固而且安全的地方。它存在於每個人的頭腦裡。在城堡裡面，人們會覺得平靜且能自我克制。在這裡，人們最容易做出最好的表現。

我的名字是＿＿＿＿＿＿＿＿＿＿。「萬能城堡」是我頭腦裡的一個地方。在裡面我是很聰明的，而且可以做出友善的選擇。如果我覺得不舒服的時候，通常我已步出「萬能城堡」，我會試著再度進入。第一個步驟就是「告訴」自己：「＿＿＿＿＿＿＿＿＿＿，進入『萬能城堡』！」或是簡單地說：「進入『萬能城堡』！」如果我沒有辦法找到進入城堡的第一個步驟，我會試著去找我的**團隊**裡面的人來幫助我。

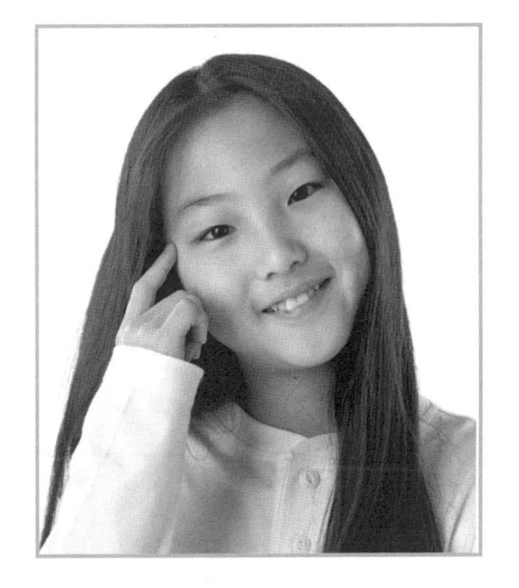

第二個步驟是試著去「想」城堡裡的一個房間。有時候，光是想到那個房間就能讓我開始覺得好一點。我可能會比幾分鐘前思考得更聰明一點。如果我沒有辦法找到進入城堡的第二個步驟，我會試著去找我的**團隊**裡面的人來幫助我。

第三個步驟是「進入」城堡裡。一旦進入城堡而且再次覺得舒服，我就能進行最好的思考。我可以自己解決問題，或者，我的**團隊**裡面的人也可以幫助我解決問題。

進入城堡的三個步驟：

- 說——告訴自己：「進入『萬能城堡』！」
- 想——城堡裡的一個房間。
- 進入——城堡裡面。

我有個地方稱為「萬能城堡」，是我自己建構的。它是個堅固而且安全的地方，我可以採取三個步驟進入：說－想－進入。■

Chapter 7

慶祝和禮物

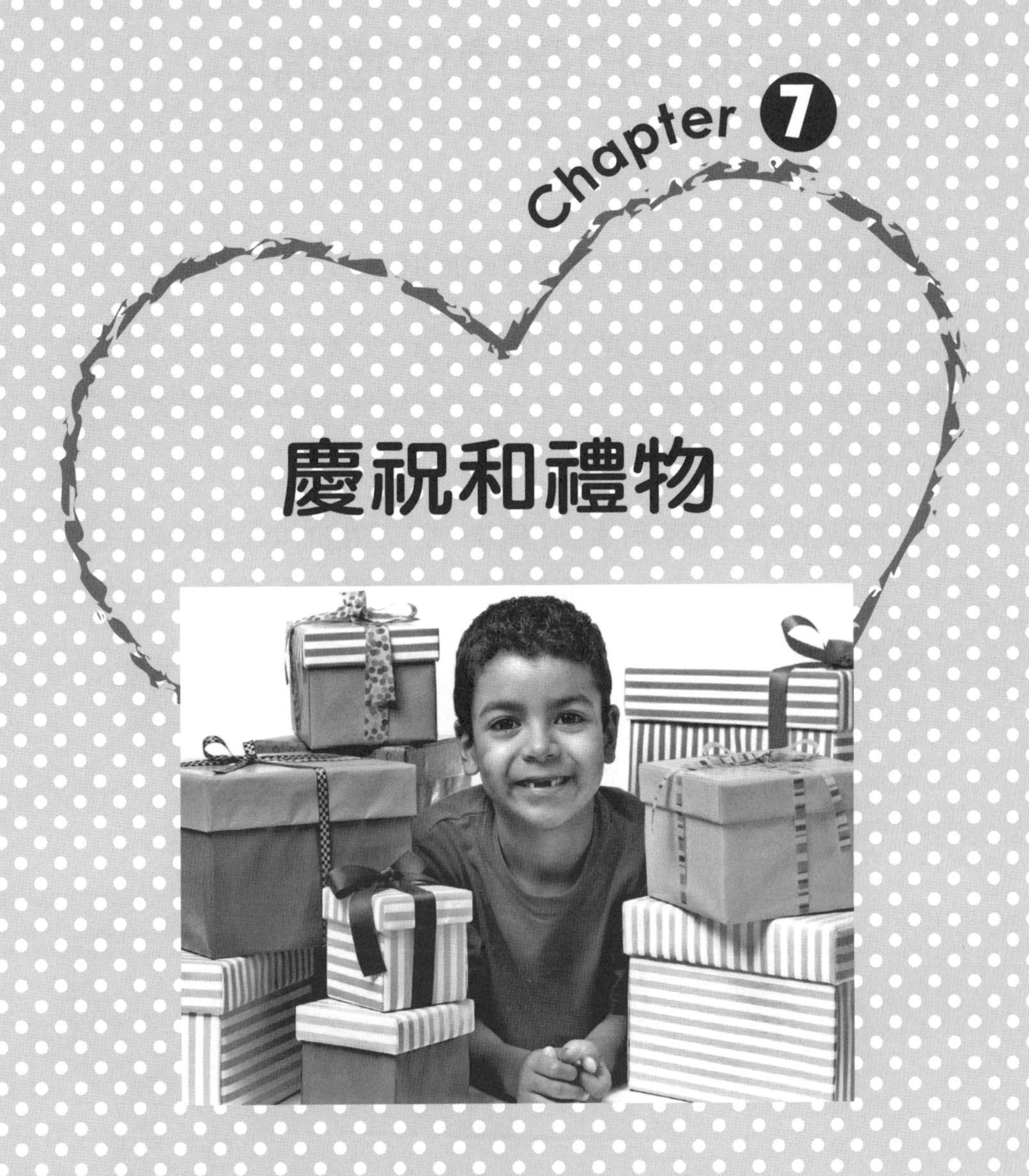

一張生日宴會的邀請函

我收到安潔拉生日宴會的邀請函。她快要過 6 歲的生日了。

我試著回想以前參加過的生日宴會，藉此來猜想在安潔拉的生日宴會裡會吃些什麼和做些什麼？去年，我參加崔西的生日宴會時，我們一起玩遊戲和吃蛋糕。

生日宴會裡常常都會有個生日蛋糕。在安潔拉的生日宴會中，可能會有__________________。通常在生日宴會裡也會玩遊戲，所以在安潔拉的生日宴會中，也可能會玩__________________________。

安潔拉快要過生日了。她邀請我去參加她的生日宴會！■

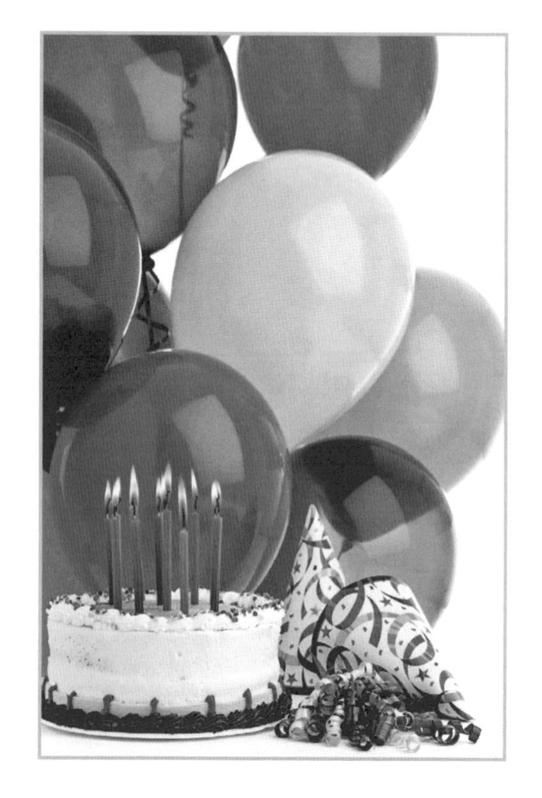

我們將有個大型的家族聚會

我們家族將有個假期聚會。去年我們家族也舉辦了假期聚會。有些線索可以讓我們猜測：今年的聚會我們會吃些什麼和做些什麼？我和家人一起尋找線索和猜測今年的聚會可能會做什麼事。

我將和媽媽、爸爸、弟弟杭特、我們家的狗傑士伯，一起去蘿達姑姑家參加這次的聚會。祖父、祖母、蘿達姑姑的男朋友凱文、傑斯叔叔和他的家人、蘿絲姑姑和她的家人都受到邀請來參加這次的聚會。邀請的意思是歡迎他們來參加。有時候，會發生一些事情讓人無法來參加。等我們到達後，我們才能確定誰能夠來參加。

去年，我們也有個大型的假期聚會。爸爸把去年聚會的照片存在他的電腦裡。爸爸說我想看的時候，可以去看這些照片。這些照片幫助我們猜測我們今年的聚會可能會做什麼事情。有些事情可能是一樣的；有些事情可能會不一樣。即使一個聚會每年都舉行，它也不會和前一年的完全一模一樣。那是不可能的。

去年的聚會有很多的食物，有些是成人的食物。我跟祖母說，那些成人的食物看起來很漂亮，但我不想吃。也會有很多很好吃的小朋友食物和甜點。媽媽猜今年也會跟去年一樣，有很多很好吃的小朋友食物和甜點。去年來參加的人，帶來已包裝好的禮物。杭特和我都希望他們會再帶禮物來！我跟祖父說，我希望他們不要包裝那些禮物。祖父說，有很多人喜歡包裝禮物，所以他猜他們今年也會將禮物包裝好再帶過來。

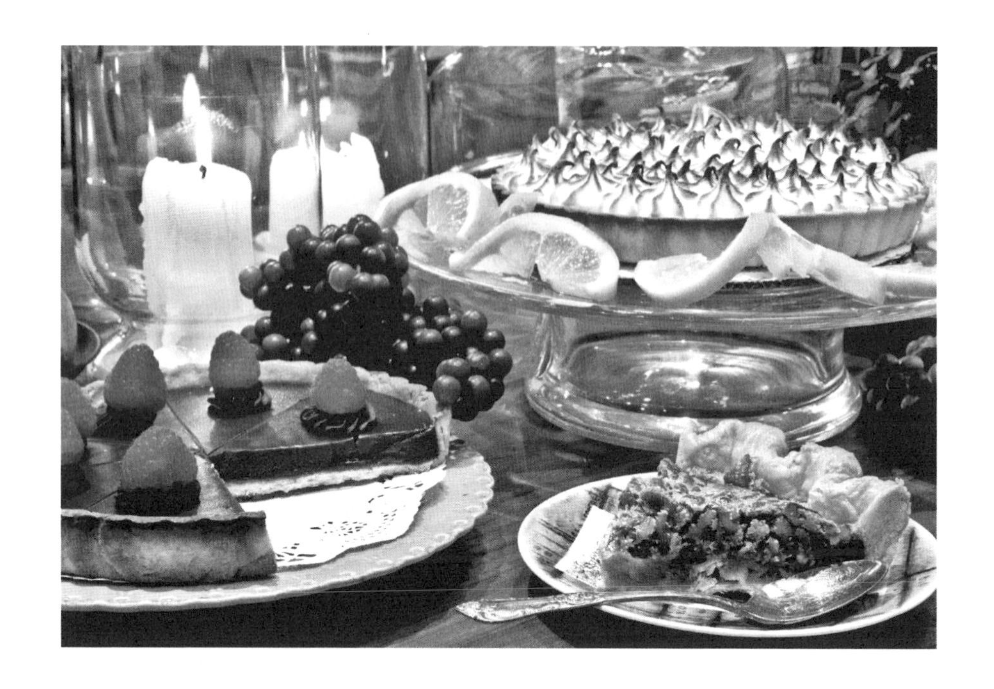

去年，我還不太會認字。我的工作是把禮物交到禮物主人的手裡。雖然我還不會認禮物上所寫的名字，但每份禮物上面都貼了張小照片。我可以看著照片知道這份禮物是要送給誰的，再把禮物交到那個人的手裡。這讓我覺得自己很聰明、很重要。

今年，換我弟弟杭特將禮物交到禮物主人的手裡。去年是輪到我，今年則輪到杭特執行這項工作。我現在可以認得很多字。但是媽媽說，雖然我能認得禮物上寫著是誰送給誰的禮物，我還是需要保持安靜。因為要讓杭特能像去年的我一樣，有機會練習看著照片把禮物交到主人的手裡，這會讓他覺得自己是聰明而且重要的。

媽媽花很多時間跟蘿達姑姑和祖母在電話裡談事情。她們正在討論和計劃今年的聚會。計畫是讓人知道可能會發生什麼事的線索，雖然有時候計畫可能會發生改變。試著記得計畫有可能會有所改變是很重要

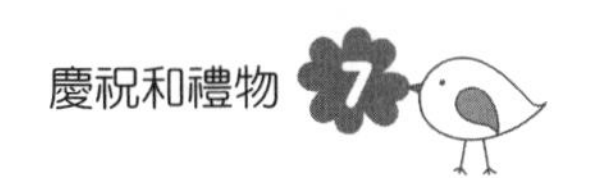

的。媽媽寫下今年聚會的計畫。我想看的時候，她都會讓我看一下這些計畫。

我和家人要去參加大型的家族假期聚會。整個家族都受到邀請。我們尋找今年聚會可能會吃什麼和做什麼的線索。我們從去年聚會的照片中找尋線索，也從今年的聚會計畫中找尋其它的線索。今年聚會的照片將提供明年聚會的線索。■

故事 62 什麼是禮物？

禮物是一個人贈送給另一個人的特別的東西。禮物常用來慶祝生日或是節慶。

如果我贈送媽媽一份禮物，媽媽就是這份禮物的主人。如果我贈送一份禮物給爸爸，爸爸就是這份禮物的主人。如果我贈送一份禮物給一位朋友，這位朋友就是這份禮物的主人。

禮物是一個人贈送給另一個人的特別的東西，收到禮物的人可以留下這樣東西。■

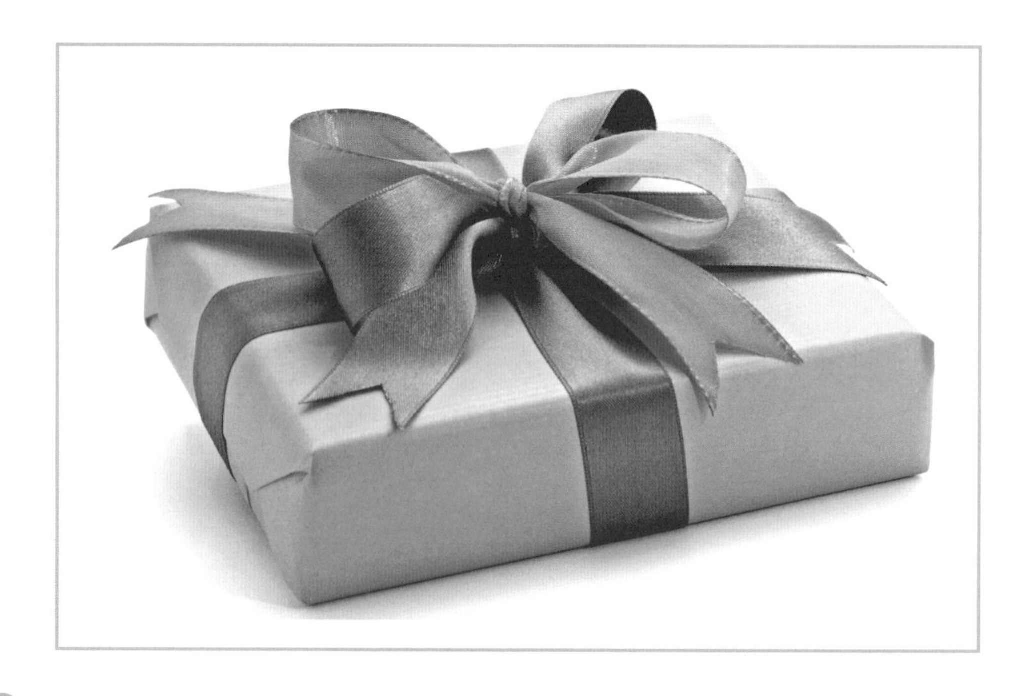

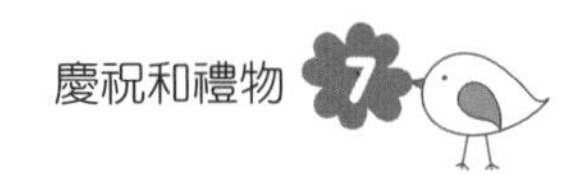

故事63 禮物為什麼很重要呢？

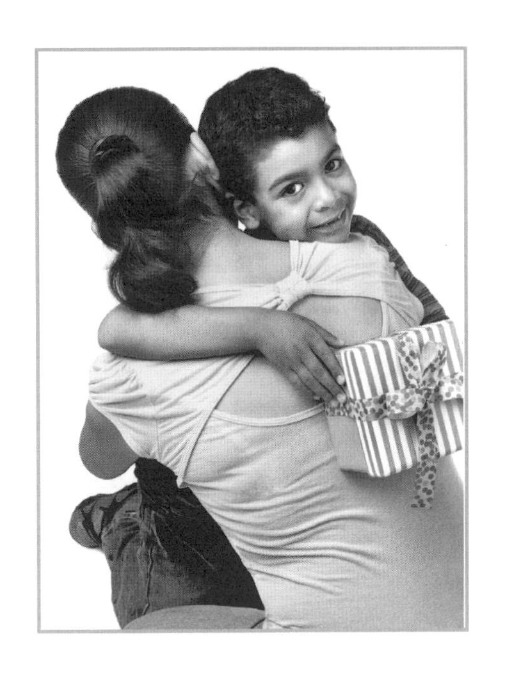

大部分的人喜歡禮物。他們喜歡贈送禮物，也喜歡收到禮物。下面是為什麼禮物對人們很重要的三個理由。

首先，禮物幫助人們慶祝和分享他們的感受。一個禮物可以代表，我希望你有個快樂的生日！或者，它也可以代表，我愛你、謝謝你或是祝你好運！禮物也可以代表別的意思，但通常都代表好的意思。也因為這樣，送禮物才那麼有趣！

第二，收到禮物的人不需要製作或是花錢去買這個禮物，因為它是免費的。免費得到東西是愉快的，特別是當收到的禮物是有用的或是很好的。

第三，禮物可以幫助人們記得朋友或是家人，以及和他們在一起的愉快時光。所以很多人喜歡將他們收到的禮物留下來一段時間，有時甚至永遠留著。

禮物幫助人們分享和記得快樂的時光和美好的感受。■

故事 64 為什麼人們要包裝禮物呢？

許多人在贈送禮物之前會包裝禮物。為什麼他們要這麼做呢？

包裝禮物，讓禮物可以躲在包裝裡面，像個秘密。等收到禮物的人打開時，就成為美好的驚喜。許多人覺得美好的驚喜是有趣、好玩的。

包裝過的禮物很漂亮。有時候，會有彩色的包裝紙、蝴蝶結或是卡片。包裝禮物是用漂亮的方法將一個驚喜藏在裡面。

包裝好的禮物是慶祝特別時光和感受的一部分。

包裝禮物是要藏著美好的驚喜。■

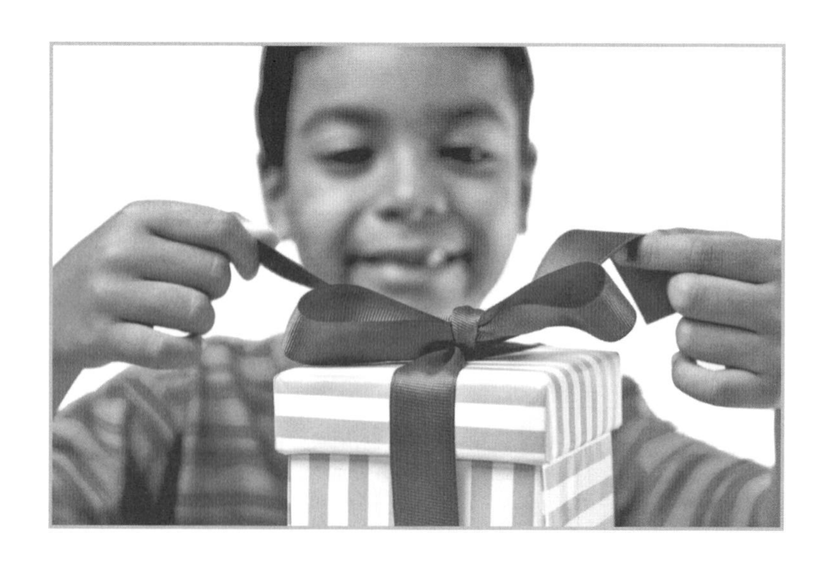

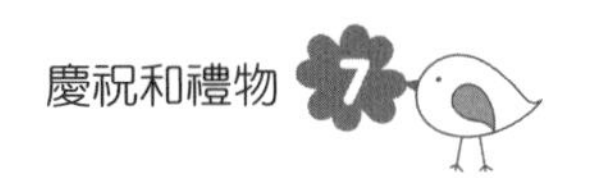

如何贈送禮物給某個人呢？

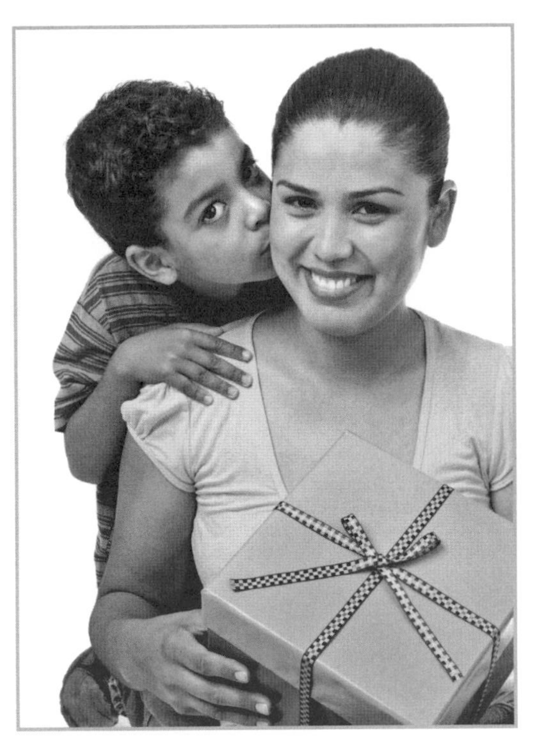

學習如何贈送禮物是很重要的。雖然送禮物很好，但剛開始的幾次可能會讓你覺得怪怪的。知道該如何做，會讓送禮物變得比較容易一些。

當我贈送某個人禮物時，我只需要說一些話。例如，我可以說：「這是要送你的禮物！」也可以加上：「我希望你喜歡！」如果是個生日禮物，我也可以說：「生日快樂！」如果是耶誕禮物，我可以說：「耶誕快樂！」如果是光明節（譯者註：此為猶太人的節日。）的禮物，我可以說：「光明節快樂！」

人們在收到禮物時常會說：「謝謝！」雖然他們還沒打開禮物。他們還不知道裡面是什麼，就先說「謝謝！」這是為什麼呢？因為人們知道找尋禮物和包裝禮物都需要花時間。他們說謝謝的意思是——謝謝你想到我，並且花時間為我尋找和包裝禮物。

有時候，人們收到禮物會馬上打開。也有時候，他們會晚點才打開禮物。

剛開始要贈送禮物時可能會覺得有點怪怪的。學習贈送禮物時怎麼做和如何說會很有幫助，知道別人會怎麼說或怎麼做也會有幫助。經由練習及學習，就可比較容易和自在地贈送禮物給別人了。■

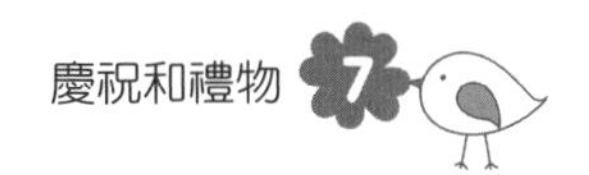

故事 66 如何打開禮物？

有時人們會送我禮物。我要學習在我收到禮物時應當如何想、說什麼和怎麼做！

找尋和包裝禮物需要花費時間和金錢。因此，當我收到禮物時（還沒有打開禮物之前），要立刻說「謝謝」，這是比較考慮對方心意的做法。這樣的行為代表著，謝謝你想到我，並且把禮物準備好送給我。

有些情況是可以馬上打開禮物，但有些情況比較適合晚點再打開。（譯者註：每個地方的文化不同，有些文化比較喜歡對方收到禮物後馬上打開；有些文化則是等送的人離去後再打開。你可以問一下你的爸爸、媽媽，哪一種方式在你的文化中比較合適。）

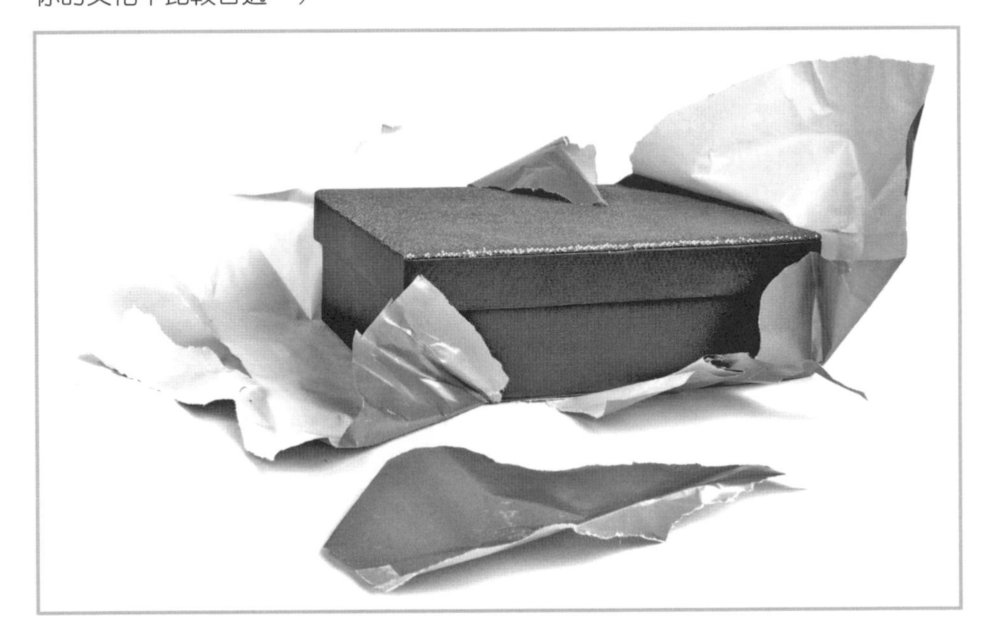

如果情況是可以馬上打開禮物，那麼打開禮物之後，很重要的是要馬上說：「謝謝！」（譯者註：雖然剛剛收到禮物時已經說過謝謝了，打開禮物之後要馬上再說一次是比較禮貌的行為。這樣的行為代表著，再次謝謝你想到我和把禮物準備好送給我。）

我正在學習當我收到禮物時，該如何想、說什麼和怎麼做。下次我收到禮物時，我會試著練習。■

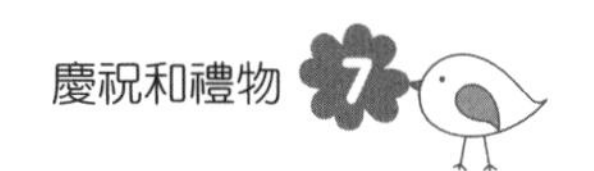

故事 67

為什麼要等一下才能打開我的禮物呢？

禮物裡面有個美好的驚喜。等一下才能打開禮物，可能會讓人覺得有些沮喪，特別是小孩更容易有這樣的感受。為什麼成人面對這樣的情況，可以如此平靜呢？為什麼他們會請小朋友等一下再打開禮物，而不是立刻打開禮物呢？

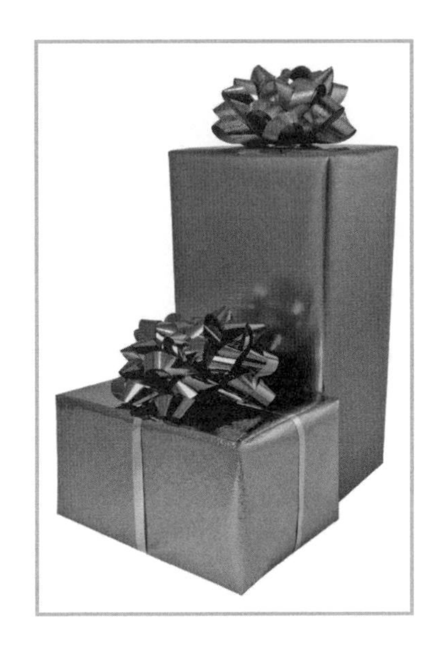

了解成人在想什麼會有幫助。成人覺得等待打開禮物和打開禮物都是一樣的有趣。他們覺得在擺放著禮物的環境中坐著聊天，讓他們有過節的感覺。

成人也可能認為等一下再打開禮物比較有禮貌。這就是為什麼在許多的聚會中，人們會先吃東西、聊天或玩遊戲，然後才打開禮物。

跟那些帶禮物來的人聊聊天，有時比打開他們帶來的禮物還要重要。所以要先跟他們打招呼、聊聊天。

通常由成人來決定什麼時候適合打開禮物。有時是現在，但有時是晚一點。了解成人在想什麼，會幫助我們忍耐，也讓晚點才能打開禮物這件事變得比較容易忍受。■

故事 68 在環繞著禮物的環境中學習保持冷靜

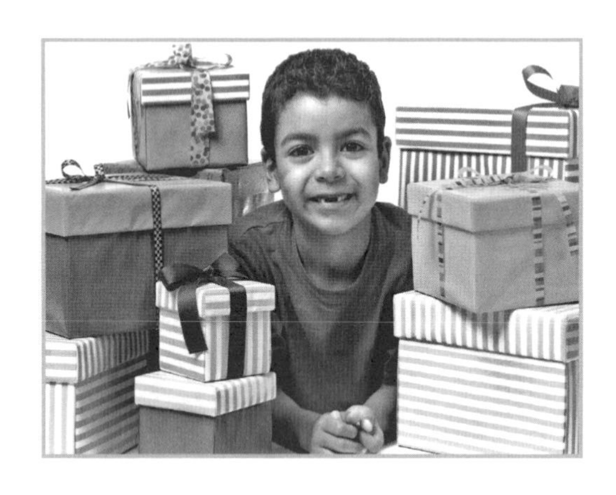

包裝好的禮物令人非常興奮，因為裡面可能有非常有趣的東西。興奮通常是一種好的感覺。

有時候，當一個人很興奮的時候，會被要求要等待。當這樣的情況發生時，可能會讓人覺得有一些不舒服。學習在這樣的情況該如何想、怎麼做和說什麼，可能會有幫助。

要記得，通常由成人來決定什麼時候可以打開禮物。在大多數的情況下，小孩都想馬上打開禮物。但是，「馬上」可能不是打開禮物的好時機。

知道怎麼面對一個包裝好的禮物是很重要的。學習等待恰當的時機再打開禮物，會對我和其他相關的人有幫助。先找別的事情來做，會讓等待打開禮物的時間過得更容易些。

當有包裝好的禮物在我們周圍，知道該說些什麼話會有幫助。小孩可以問：「可以打開禮物了嗎？」但也需要記得，不能問太多次這個問題。這是因為如果一直問同樣的問題，會讓有些人覺得很煩。

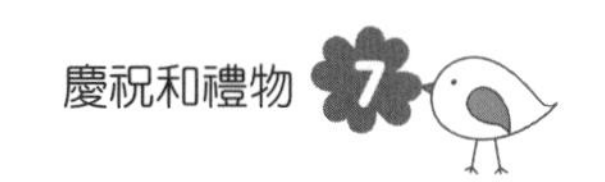

通常由成人來決定什麼時候可以打開禮物。如果我不了解為什麼我需要等待一段時間才能打開禮物，我可以問成人。■

故事69 有些禮物會令人失望

大多數的情況裡，禮物是個美好的驚喜。但是有時候，也可能會出現令人失望的禮物。當人們互相贈送禮物時，這種情況是有可能會出現的。

有時候，失望是種出乎意料的悲傷感。當一個人很高興地期望美好的東西出現，但卻沒有出現的時候，那個人會有點傷心，也可能很驚訝自己會有這樣的感受。當這種情況發生時，失望是種快速降臨且沒有預警的悲傷感。

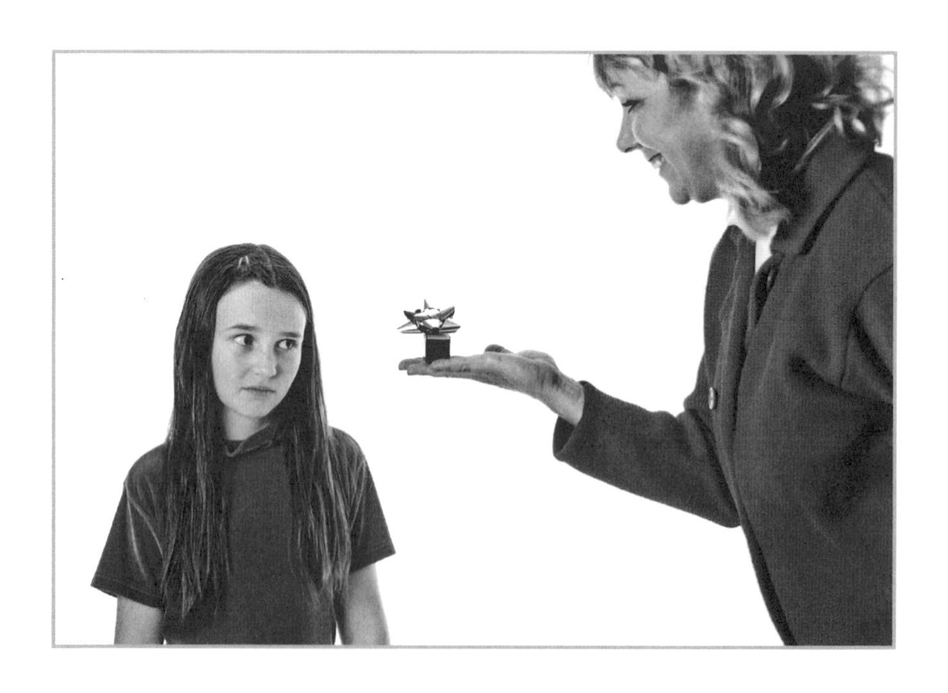

禮物可能會讓人覺得失望，是因為所收到的禮物不是他／她想要的東西。這裡有個例子。查理送了一本關於恐龍的書給安琪拉，但是安琪拉對恐龍沒有興趣，她覺得恐龍很無趣。對安琪拉來說，收到一本關於恐龍的書讓她有點失望。

禮物可能會讓人覺得失望，是因為所收到的禮物不是他／她所需要的東西。這裡有另一個例子。帕克喜歡各種岩石，也有很多關於各種岩石的書。帕克的祖父送他一本關於岩石的書，但是他已經有這本書了。他有點失望，因為他不需要兩本一樣的書。

禮物可能會讓人覺得失望，是因為一個人心裡想要某件東西，卻收到了另一樣東西。安琪拉希望在她生日的時候，可以收到芭比（Barbie®）娃娃。她打開祖母送的禮物時，發現是襪子。安琪拉看到襪子時，可能會感到失望，因為她希望裡面是芭比娃娃。

幾乎每個人都有機會收到某件令人感到失望的禮物。所以爸爸、媽媽會教小孩怎麼面對令人失望的禮物。這樣，孩子會學習在收到令他們失望的禮物時，他們該如何想、怎麼做和說什麼。■

故事 70 如果收到一個令人失望的禮物時，該如何想、怎麼做和說什麼呢？

將來我也可能會收到一個令我失望的禮物。它可能是我的生日禮物，也可能是節慶時收到的禮物。大多數的人都有機會收到令他們失望的禮物。

當收到令人失望的禮物時，知道該如何想會有幫助。一個令人失望的禮物，它仍然是個禮物。送的人為我準備了這個禮物，希望我喜歡它。我需要記得這一點。

當收到令人失望的禮物時，知道該怎麼做會有幫助。失望是種感受，我最好能控制這種感受，這樣我可以比較小心地處理別人的感受。我會試著控制我的失望感，也試著不傷害別人的感受。

當收到令人失望的禮物時，知道該說什麼會有幫助。我會試著說：「謝謝！」雖然禮物令我失望，但謝謝對方贈送禮物給我是我應該有的禮儀。

有些禮物令人失望。學習面對令人失望的禮物時，如何想、怎麼做和說什麼，會幫助我掌控失望感。隨著慢慢練習，我也許可以在打開一個令人失望的禮物時，不去傷害對方的感受。■

Chapter 8

與人互動的技巧和友誼

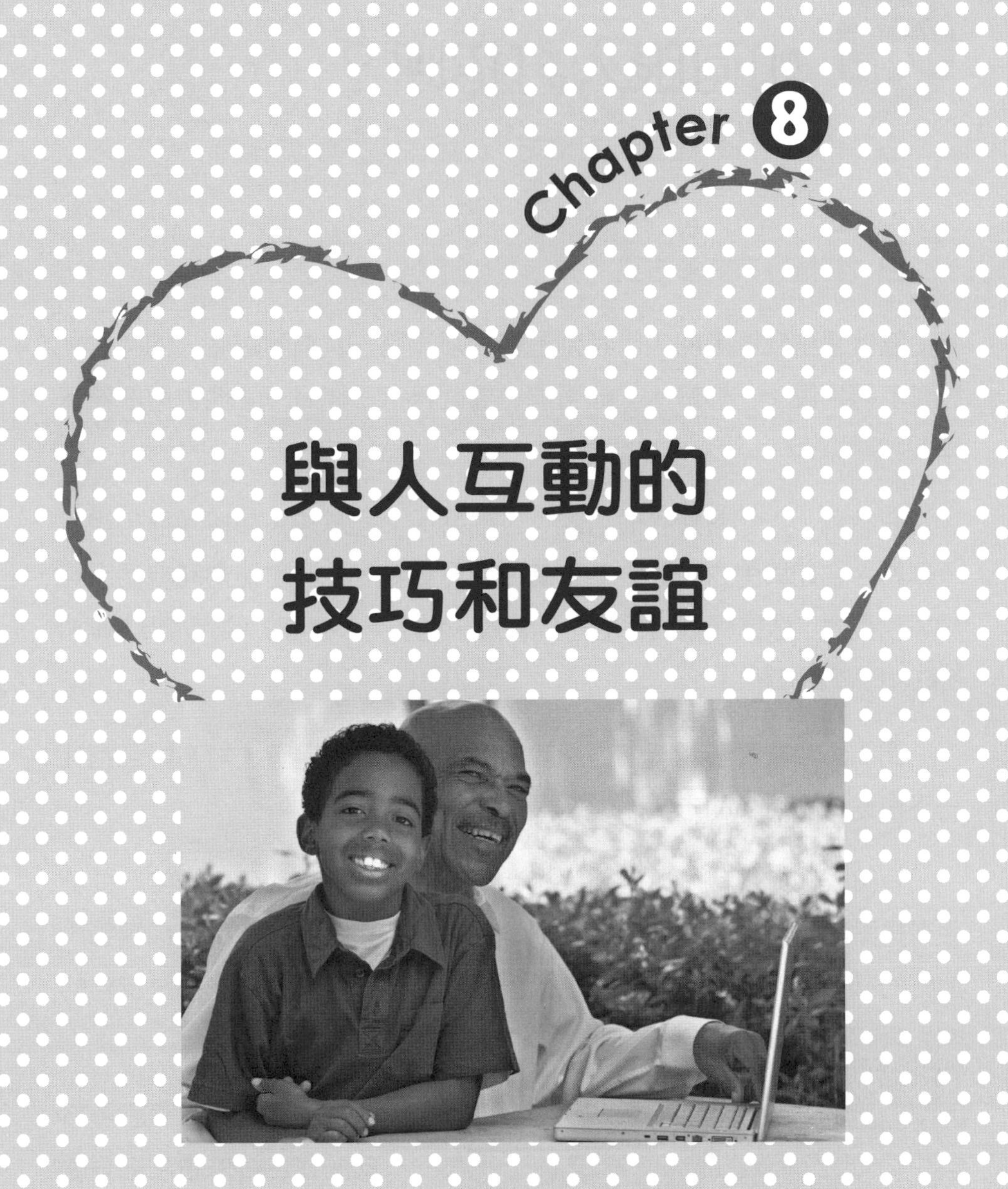

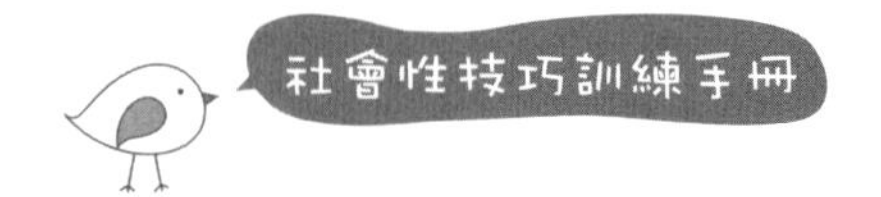

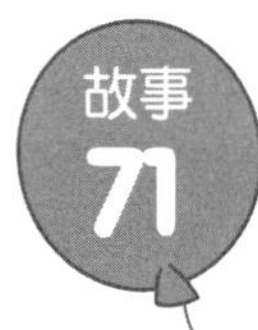

如何跟人打招呼？

跟人打招呼有許多方式。

當我看到我認識的人，特別是在我那天第一次看到這個人的時候，我會友善地說：「你好。」他可能也會回答：「你好。」他也可能停下來和我聊聊天。

有時候，人們會握手並且說：「你好。」通常成人會握手並且說：「你好。」如果對方（成人）是第一次見到我，他們可能會和我握手。隨著我長大，像這樣打招呼的方式會越來越多。（譯者註：這可能比較偏向西方人打招呼的習俗。）

偶爾，我會拜訪親戚或是熟識的朋友。在我到達時，對方輕輕抱我一下也是一種問候的方式。

有時候，如果我剛好走路經過我認識的人身邊，我可以微笑、揮揮手或是點點頭。如果我已經在那天早一點的時間跟這個人打過招呼了，這時的微笑、揮揮手或是點頭則代表再一次跟他問好。這些都是友善的行為。

跟人打招呼有許多方式。我也可以想想還有哪些其它方式是人們用來互相打招呼的。■

故事72 人們為什麼要握手？

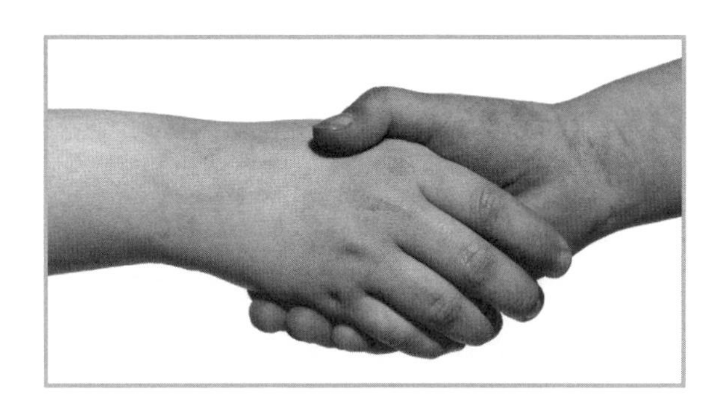

人們握手有許多不同的理由。

有時候是因為他們第一次跟某人碰面，或是他們跟這個人很久沒有見面了。有時候，人們在離開聚會或宴會時會握手。當人們達成協議或完成合約時，他們會握手表示「一言為定」。在上面的這些例子裡，握手是一種友善的行為。

研究歷史的人相信，人們最初的握手是幾百年前英國開始的。在那個時代，成人有時會攜帶武器。男人有時會將武器藏在左手的衣袖裡。伸出左手跟對方握手，代表兩個握手的人衣袖裡都沒有藏武器。之後，當人們不再隨身攜帶武器時，就變成是伸出右手來握手。

人們握手有許多不同的理由。有著長遠歷史的握手習俗，人們可能還會繼續長久使用。■

故事 73 如何握手？

當小孩長大，他們會學習關於握手的禮儀，這是很重要的。因為成人常常會在遇到某人或是打招呼的時候握手。為了這個原因，我正在學習跟成人握手。

成人比小孩更常握手，雖然偶爾小孩也會被期望去握手。這讓小孩有機會去練習握手，這樣他們在變成成人之前會知道如何握手。

握手的時候，我可以試著練習下面五個步驟：

- 伸出右手，把手掌打開。
- 輕輕地握著對方伸出的手。
- 手保持輕握，輕微地往上下移動。
- 鬆開我的右手。
- 將我的手移回到自己身體的右邊。

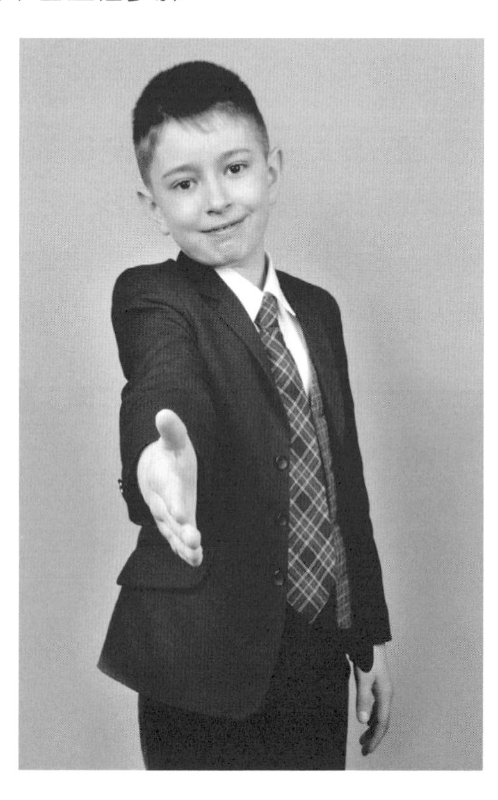

下面這種情況並不常見，但偶爾會有，就是當一個人伸出手要去握另一個人的手時，對方把手停留在他們身體的側邊。這種情況會讓人覺得有點尷尬。如果我伸出手要去握對方的手，結果發生這種情況時，這是沒有關係的，我可以把我的右手放回我身體的右邊，不用去握對方的手。

知道如何跟其他人握手是很重要的。隨著練習，握手對我來說會越來越容易。■

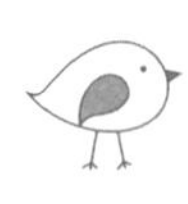

故事74 兩個人互相擁抱

有時候，兩個人會互相擁抱對方。這表示擁抱時兩個人都同時抱著對方。

兩個人互相擁抱對方，如果是在見面時發生，常代表跟對方問好；或是在離開時發生，則代表跟對方道別。

有時候，兩個人會互相擁抱來跟對方分享他們的感受。這種擁抱常代表我愛你、我們都很高興，或是我們都很傷心。

當兩個人同時擁抱對方時，他們常常：

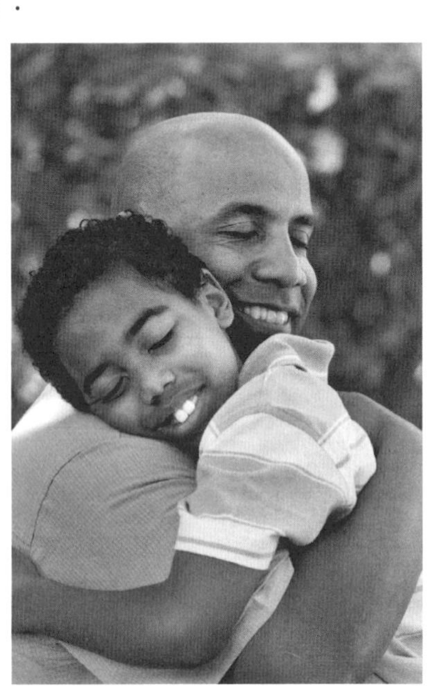

- 跟對方面對面站得很接近。
- 一手或兩手環繞著對方。
- 稍微抱緊對方，但又不是太緊。
- 當其中一個人開始放鬆他們的手臂時，擁抱的時間就結束了。

有時候兩個人會同時擁抱對方。兩個人互相擁抱是一種分享感受的方式。

■

故事75 一人擁抱

人們用擁抱來分享他們的感受。有時候兩個人同時擁抱對方，稱為兩個人互相擁抱。有時候，一個人擁抱對方，則稱為一人擁抱。一人擁抱可以有很多可能的意義。

在一人擁抱裡，是一個人擁抱著另一個人。一個人用一隻手或是兩隻手環繞另一個人。

有時候一人擁抱代表——這是我的朋友。小朋友常會做這個動作。一位小朋友把手環繞著另一位小朋友。但如果另一位小朋友不想跟他當朋友，這種擁抱就會讓人覺得有點困惑。

有時候，人們會用一人擁抱讓對方覺得好過點。爸爸、媽媽常用這種擁抱安慰他們的孩子，尤其當孩子覺得傷心、疼痛、不舒服或是害怕的時候。有時這種擁抱會有效，但有時候就沒什麼效果。

一人擁抱也可以表示——加油！或是我為你感到驕傲！爸爸、媽媽也常給予他們的孩子這種擁抱。有時教練也會對他的隊員用這種擁抱方式。為你感到驕傲的一人擁抱，也可能會以拍肩或擊掌來開始或結束。

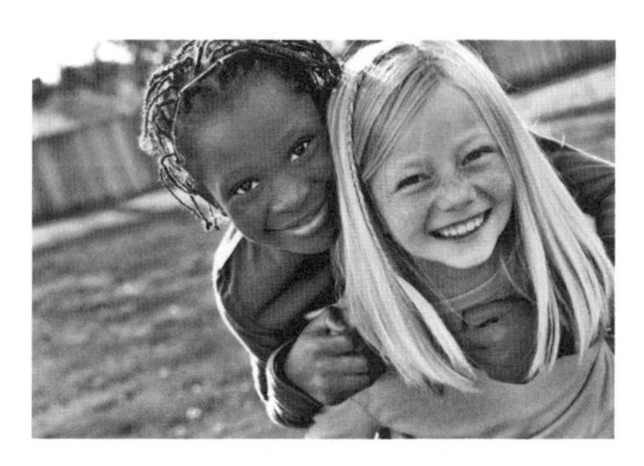

一人擁抱可以有很多可能的意義。■

故事 76 輪到我應該注意聽的時候

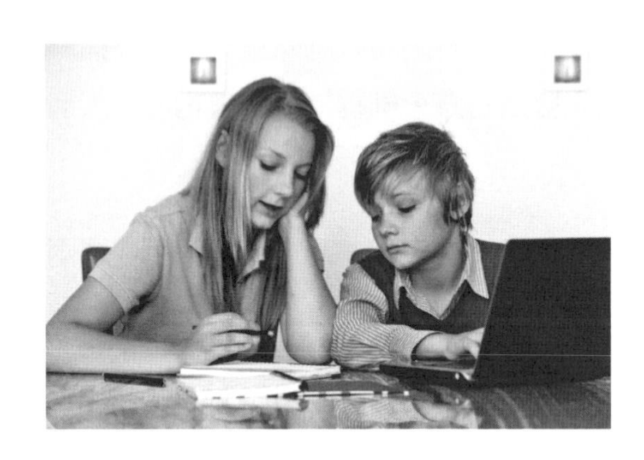

人們會彼此聊天、對話。隨著成長，人們了解到聽別人說話也很重要。聽別人說話，可以幫助對話更有趣。聽別人說話，也可以幫助人們交朋友。我正在學習在一個對話中，輪到我傾聽時該做些什麼。

對話中，人們學習輪流說話和傾聽。當其中一個人說話的時候，另一個人傾聽。如果兩個人同時在說話，這種情況偶爾會發生，他們會聽不到另一個人說什麼。輪流說話和傾聽會是讓對話進行得比較好的方式。

傾聽就是聽到對方所說的話，並且思考這些話的意思。有時候人們說的話，字面的意思就是他們想傳達的意思；但有時他們其實是想告訴我們其它的意思，這會讓傾聽的工作變得有點困難。事實上，大多數的人覺得說話比傾聽容易多了。因此，許多人需要努力才能變成很好的傾聽者。

當輪到我傾聽時，我會試著去聽別人說的話。我會試著去思考他們話語的意思。當輪到我傾聽時，我的爸爸、媽媽和老師會準備好要幫助我學習傾聽時該做些什麼。■

當別人說良善的話時，要記得謝謝他們

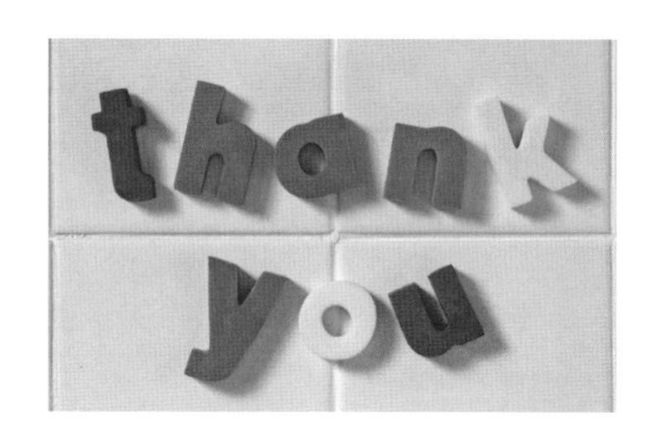

有時候，人們會說一些有幫助的或是良善的話語。在對方說完這些話之後，要記得謝謝他們。「謝謝」想傳達的意思是：你剛剛對我說的話對我很有幫助，或是你剛剛對我說的話是親切或良善的。在許多情況裡，向對方說「謝謝」是聰明和友善的行為。

有時候人們會幫助我。昨天我弄不清楚數學作業要做到哪裡。辛蒂坐在我隔壁，她記得數學作業，便告訴我：「我們要做完第 32 頁的數學作業。」我說：「謝謝！」這是個簡短方式感謝她對我的幫助。

有時候，人們會滿懷善意地對我說話。上週我生日那天，我穿了件新襯衫到學校。我的老師說：「生日快樂！襯衫很好看哦！」人們比較容易記得自己的生日，比較難記得別人的生日。我對老師說：「謝謝！」

謝謝是個友善的語詞，代表著謝謝你這樣說！

當人們對我說良善的話語時，我會試著說：「謝謝！」這樣會讓他們了解，我聽到他們對我說良善的話語。■

故事 78 當別人做良善的事時，要記得謝謝他們

有時人們會為我做一些良善的事情。在對方做了那些事之後對他說「謝謝」，表示你為我做的事情是很有幫助的，或是你為我做的事情是良善的。在許多情況裡，向對方說「謝謝」是聰明和友善的行為。

有時人們會幫助我。昨天，瑪莉借我鉛筆。如果有人幫助我，我會試著說：「謝謝！」

有時人們會跟我分享。當我去亞當家玩時，我們一起玩他的玩具。亞當跟我分享他的玩具。當有人跟我分享東西時，我會試著說：「謝謝！」

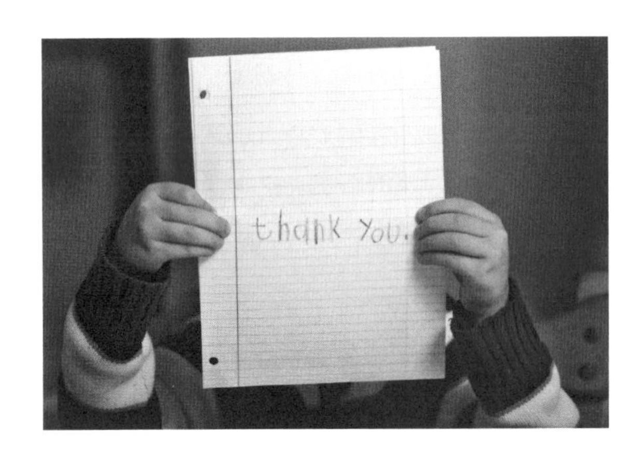

謝謝是個友善的語詞，會讓別人知道我喜歡他們為我做的事情。■

學習幫助別人

幫助就是為別人做一些事情。讓自己對別人有幫助，是良善和為別人著想的行為。

有時候人們會請我幫忙。我的媽媽可能會請我幫她提袋子，她需要我的幫忙。或是我的爸爸會問我關於電腦的問題，他需要幫忙。

有時候，人們可能需要幫忙，但沒有向別人提出需要幫忙的請求。當這種情況發生時，主動提供協助是良善的行為。

我可以幫助別人的方式有很多種。■

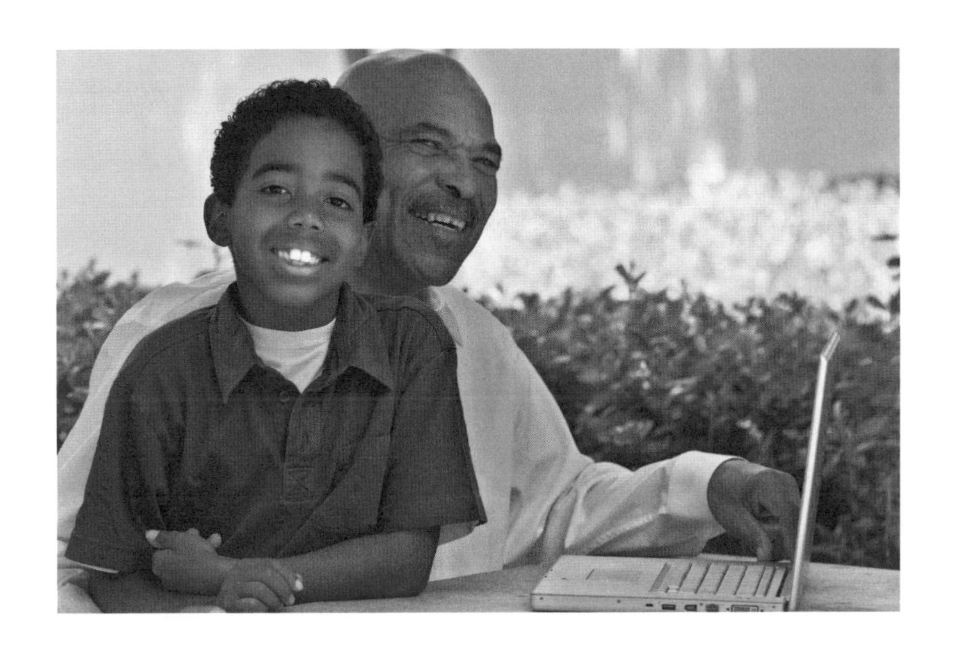

故事 80 幫助那些沒有請我幫忙的人

許多人需要幫忙。他們可能沒有提出需要幫忙的請求，但他們真的需要幫助。如果有人能發現他們需要協助，那真是太好了。

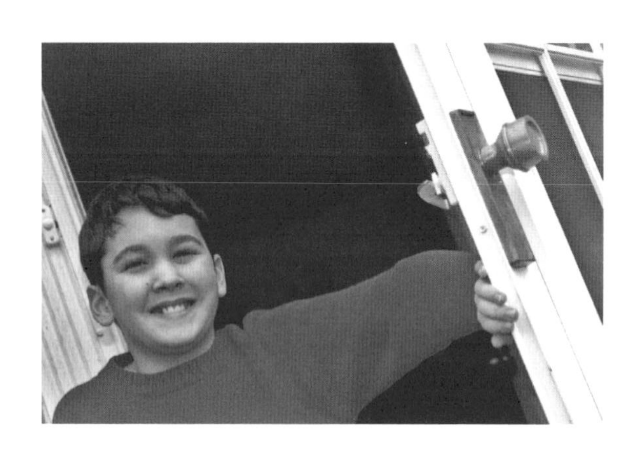

當獨自一人完成某項工作會有困難的時候，人們常常需要幫忙。一個推著娃娃車的媽媽要自己推開門是困難的。如果有人能幫她開門，或扶著門讓她可以推娃娃車進去，那會很有幫助。

人們第一次做一些事情時，常常需要幫忙。我們班上來了位新朋友。在午餐時間，因為他從來沒有在我們學校吃過午餐，他需要協助才能了解要到哪裡去吃午餐。

當人們趕時間的時候，常常會需要幫忙。當人們趕時間的時候，他們會試著用較快的速度去做事。如果能提供協助，幫助他們做好需要完成的其中一件事時，會讓他們的工作變得容易些。

如果我找尋需要幫忙的人，我可能到處都會發現這樣的人。各種事情都可能有人需要幫忙。那是因為人們常常需要別人的幫忙。■

故事 81

幫助願意接受幫忙的人比較容易

人們常常需要幫忙。當一件工作只靠自己一個人完成會有困難的時候，他們會需要幫忙。他們在第一次做某件事情時，也可能需要幫忙。或者他們在趕時間的時候，會需要幫忙。

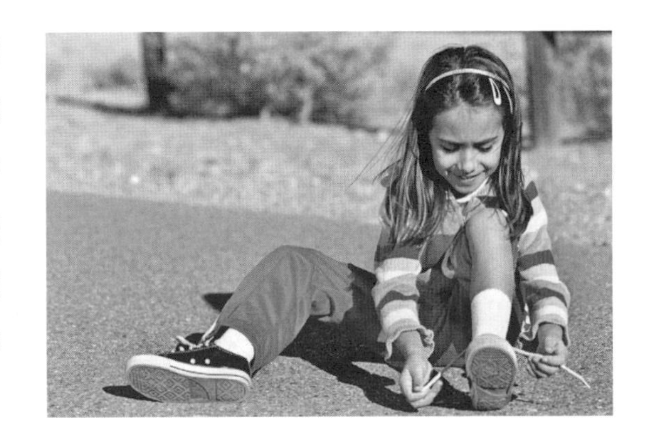

如果我注意到某個人需要幫忙，我可以提供協助。我的妹妹剛學會綁鞋帶。她正在練習綁，但仍需要花很久時間才能綁好。我已經會綁鞋帶很多年了，我可以很快地綁好鞋帶。偶爾我可以提供協助，幫助我妹妹綁鞋帶。我可以先這麼問：「妳需要我幫妳綁鞋帶嗎？」

很重要的是，我需要注意聽她的回答。因為幫助願意接受幫忙的人會比較容易。

當人們願意接受幫忙，他們會跟你合作。如果我妹妹願意我幫助她綁鞋帶，她會跟我合作。她可能會把腳固定不動，讓我比較容易綁她的鞋帶。或者她可能會微笑，因為我提供她協助。願意配合或合作，是我妹妹很樂意接受我幫助的線索。

在大多數的情況裡，幫助有需要且願意接受我幫忙的人會比較容易。■

幫助不願意接受幫忙的人可能比較困難

人們常常需要幫忙。當一件工作只靠自己一個人完成會有困難的時候，他們會需要幫忙。他們在第一次做某件事情時，也可能需要幫忙。或者他們在趕時間的時候，會需要幫忙。

如果我注意到某個人需要幫忙，我可以提供協助。數學對我來說是容易的，但數學對我弟弟來說是困難的。偶爾我可以提供協助，幫助我弟弟做他的數學作業。我可以先這麼問：「你需要我協助你做數學作業嗎？」

很重要的是，我需要注意聽他的回答。因為幫助願意接受幫忙的人會比較容易。

我弟弟可能不想要我的幫忙。他可能會說：「不用」，或是搖搖頭表示不要，或是轉身離開。以上這些都表示他現在不想要我的幫忙。也許在其它時間，我的弟弟可能會想要我協助他做功課。

有很多理由可以說明為什麼某人不想要別人的幫忙。我的弟弟可能覺得自己長大了，想自己完成他的數學作業。或是我的弟弟可能想要我的爸爸或媽媽幫助他。

當我提供協助，但別人不想接受我的幫助時，這是沒有關係的。除非對方身陷危險，不然你可以在他們拒絕之後走開或做別的事情。有時候，當人們提供的協助被拒絕時，會覺得有點傷心。如果我提供協助卻被拒絕時，我可能會覺得傷心。知道還有別人可能會接受我的幫助，會讓我覺得好過些。

有時候人們需要幫忙，但不願意接受幫助。當這種情況發生時，聰明的決定是我去做別的事情。還有許多其他的人會需要和想要我的幫助。■

故事 83 什麼是分享？

我正在學習分享。有時候，某個人會請我分享。我的媽媽可能會請我分享，我的爸爸可能會請我分享，我的同學也可能會請我分享。了解分享是什麼以及為什麼人們要分享，可能會幫助我更容易分享。

有時候，分享的是一個東西的一部分。如果有人有個很大的巧克力蛋糕，有十二個人想吃這個蛋糕，每個人可以得到這個蛋糕的一部分，他們分享了這個蛋糕的一部分。如果每個人得到的部分都一樣大，這樣也會比較公平。

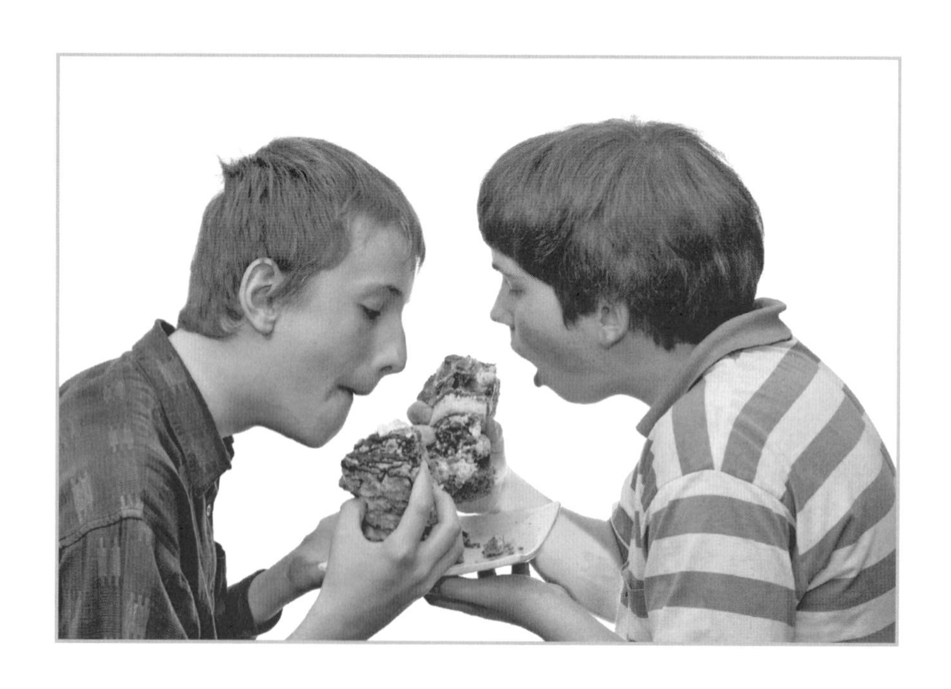

其它時候，分享是每個人得到一件事物的一部分，但不一定是同樣的東西或是一樣大小。就像是分享午餐。我的午餐可能有一個三明治、一顆蘋果和一袋餅乾。如果我決定要吃三明治和蘋果，而把餅乾分給另一位同學，這就是分享午餐。

人們也可以分享一件無法切割的物體。當四位兒童一起坐在一張沙發上，他們分享了那張沙發。

人們也可以用輪流的方式來分享。我的家人共享一部電腦。每個人為了不同的原因使用電腦。我的媽媽用電腦找食譜；我的姐姐用電腦來做功課。我們不能同時使用電腦，所以我們輪流使用電腦。

當小孩長大，他們會學習分享。許多孩子發現分享是個良善的行為，分享也可以幫助我們交朋友。我的媽媽和爸爸也曾經是小孩，隨著成長，他們學習了分享。他們可以回答我關於分享的問題。

隨著我長大，我會學習更多關於分享的事情。■

故事 84 什麼是尊重？

我正在學習尊重。尊重是注意別人和為別人著想。人們用良善的話語和行動來表示尊重。尊重幫助每一個人覺得受歡迎、舒服和安全。

在家裡，父母和孩子彼此用良善的話語和行動來表示尊重。尊重讓家人覺得舒服和安全。

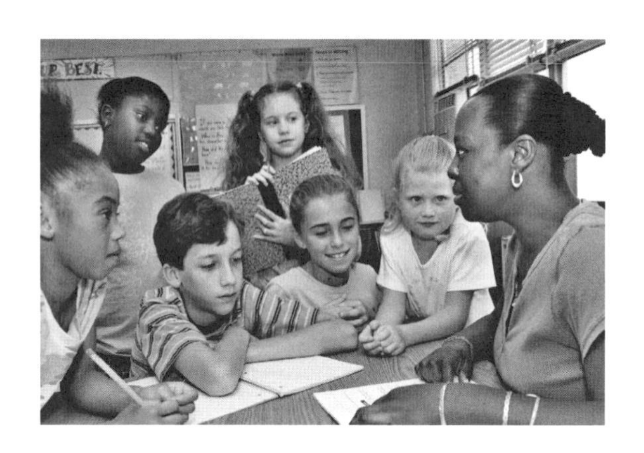

在學校裡，老師和學生彼此用良善的話語和行動來表示尊重。尊重讓班上的所有人都覺得舒服和安全。

我會試著注意別人、為別人著想。我會試著用良善的話語和行動。我會試著用尊重來幫助我身邊的每一個人覺得受歡迎、舒服和安全。■

故事85 用有禮貌的方式說出我想說的話

我正在學習關於尊重和感受。所有的小孩都會有感受，成人常常教孩子說出他們的感受。學習告訴別人我的感受是個很重要的技巧。學習用有禮貌的方式說出我的感受，是我下一步需要學習的。

通常，當孩子覺得快樂和舒服的時候，會比較容易用有禮貌的方式說出他們的感受，我也是這樣。當我覺得快樂時，我比較容易用平靜的聲音和願意合作的話語來說話，也就是用有禮貌的方式來說話。

有時，孩子會覺得挫折或生氣。當這種情況發生時，要用有禮貌的方式說話會變得更困難。跟人分享這些感受是很重要的。但是同樣重要的是，要試著用比較平靜的聲調和有禮貌的話語來說。這是需要練習的。

我有一個**團隊**：我的爸爸、媽媽和老師都是其中的成員。如果我覺得生氣或挫折時，我的**團隊**成員會幫助我用有禮貌的方式談談我的感受。

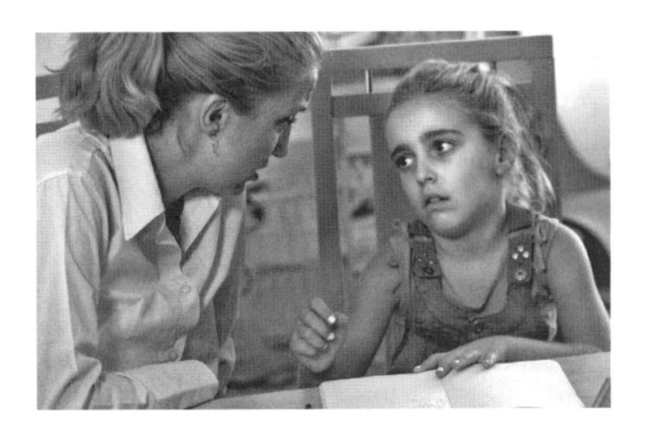

隨著我的成長，我可能會遇到許多讓我覺得生氣或挫折的情況。跟我的**團隊**成員一起練習，會幫助我在生氣時，還可以對別人有禮貌。■

故事 86 用有禮貌的方式再說一次

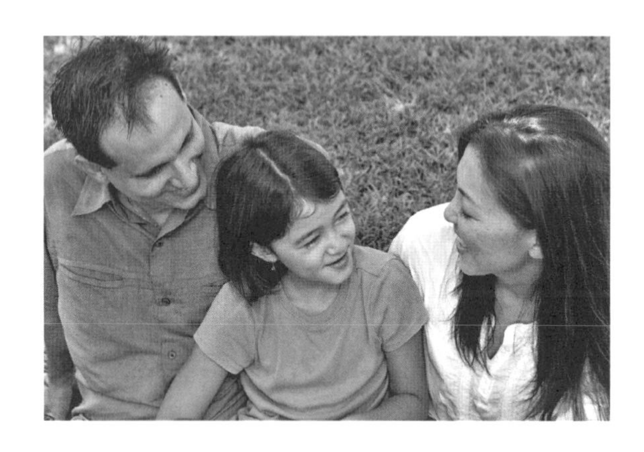

我正在學習關於尊重這件事。許多孩子在學習尊重時，有時會犯下一些錯誤，他們可能使用不尊重的語氣或是話語。這樣的語氣或話語可能會讓聽的人覺得不舒服，或者覺得生氣或受侮辱。

學習用尊重、有禮貌的方式說話是一種技巧。這就是為什麼小孩在學習尊重時偶爾會犯一些錯誤。孩子需要思考和練習才能用有禮貌的方式說話。

當孩子在學習尊重時犯錯，成人可以幫忙。當成人聽到孩子用不尊重的語氣或是話語時，他們會試著保持冷靜地說：「請用有禮貌的方式再說一次。」讓孩子們有機會思考，並且用平靜的語調和願意合作的話語再試一次。

當一個成人對我說：「請用有禮貌的方式再說一次。」我會試著想一想，並且用平靜的語調和願意合作的話語再試一次。這樣會讓每一個在一起工作和學習的人覺得安全。■

故事 87 說：「不好意思！借過一下！」幫助我通過人很多的地方

偶爾，我會是在人群中的一個人。人群，指的是很多人一起使用一個空間。通常這群人會站得很近，分享可以使用的空間。如果有人需要通過這群人到另一邊去時，會變得有點困難。

這裡有個例子。上個星期有部很受歡迎的電影在我家附近電影院放映。爸爸和我一起去看這部電影。我們買好了電影票，想再買點爆米花。許多人在走廊上等放映廳開門。賣爆米花的地方則在走廊的另一邊。這是個讓我練習要怎麼說和做，才能通過人群的好機會。

首先，我朝著要買爆米花的方向行走，遇到人時，我會說：「不好意思！借過一下！」人們開始移動到兩旁，我會說：「謝謝！」我持續地慢慢往前移動。每移動幾步，我就需要重複說：「不好意思！借過一下！」我可以用友善的聲調說，這樣就不會讓站在戲院走廊上等待電影開演的人覺得我太大聲。微笑也可以幫點忙喔！

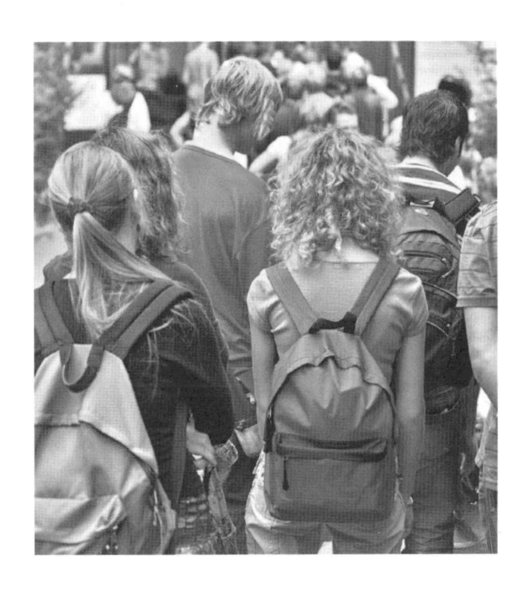

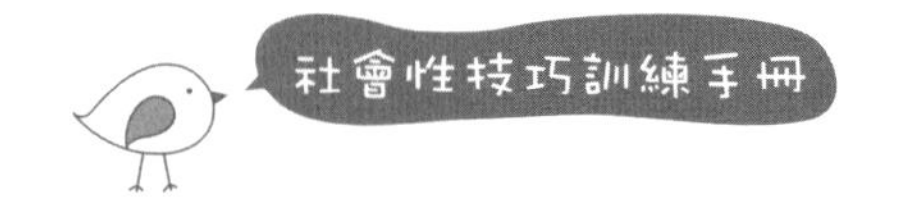

我走在前面，爸爸走在我後面，我們慢慢地往賣爆米花的方向移動。因為我在戲院裡練習使用「不好意思！借過一下！」爸爸說他很為我感到驕傲。能夠練習運用這個方法通過人群，我也覺得很驕傲！■

故事 88 練習嚼口香糖

我正在學習關於人們怎麼嚼口香糖。

有些口香糖在買來時，會有單獨的包裝紙包住它，這讓口香糖保持乾淨。吃的時候要先打開包裝紙，再把口香糖放進我的嘴裡。有些人會把口香糖的包裝紙留下來，當他們不想再嚼口香糖時，可以用留下來的口香糖包裝紙把口香糖包起來。

當不想再嚼口香糖時，可以把它吐掉。當我不想再嚼的時候，我可以把口香糖包在剛剛包口香糖的包裝紙內，然後再丟進垃圾桶裡。

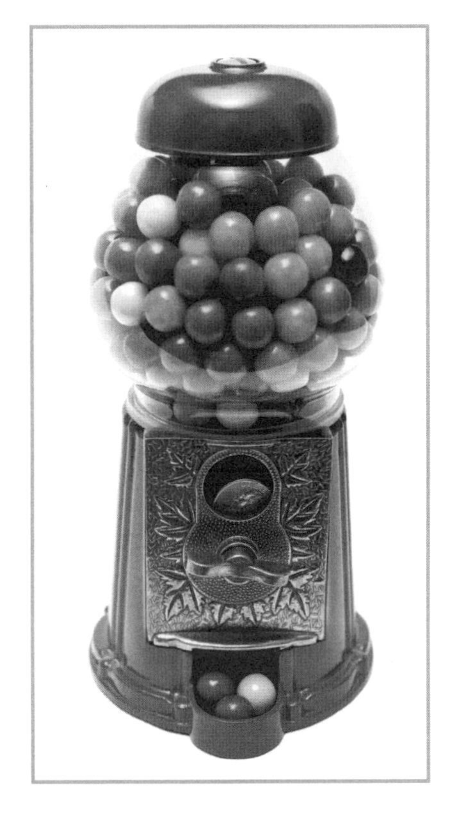

許多人都知道要怎麼嚼口香糖，例如：我的爸爸、媽媽、祖父母。如果我在學習嚼口香糖方面有問題時，可以請他們幫助我。■

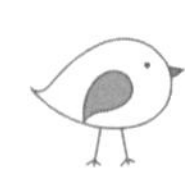

故事89 三項嚼口香糖時需要注意的重要禮貌

嚼口香糖可以是件有趣的事情。了解嚼口香糖的禮貌，會讓這件事情對我和對不嚼口香糖的人都覺得有趣。

嚼口香糖時有三項重要的禮貌。這三項禮貌很重要，因為它們會避免讓嚼過的口香糖使人覺得很噁心。這三項禮貌也會讓口香糖去它該去的地方，不會製造髒亂。

首先，口香糖是要用嚼的。我在嚼口香糖時，最好把口香糖一直留在我的嘴裡，直到我想吐掉為止。有的人嚼口香糖時，會把它從嘴巴拿出來，又放回去嚼，來回好幾次。這是錯誤的，也不衛生。我會試著把口香糖留在我的嘴裡嚼，直到我不想嚼了才吐掉。

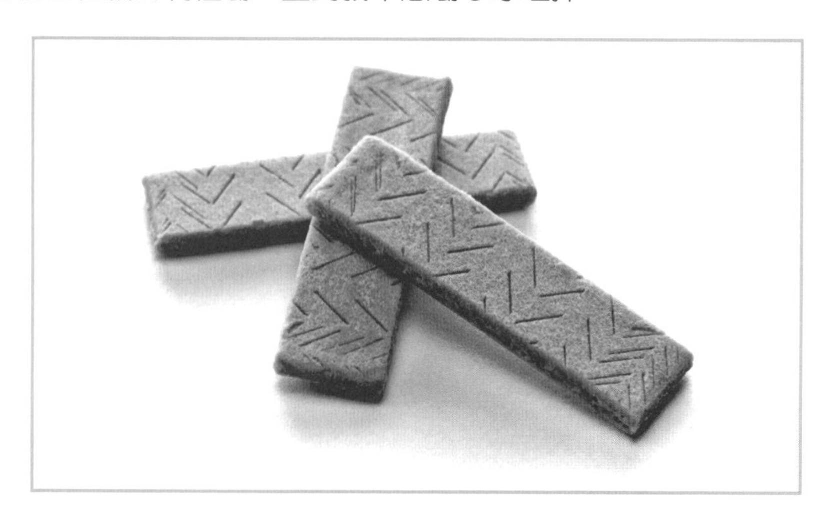

第二，閉著嘴巴嚼口香糖會對別人有幫助。許多人不想看到口香糖被嚼的樣子，因為那樣會讓人覺得有點噁心。所以人們試著閉起嘴巴來嚼口香糖。當我嚼口香糖的時候，我會試著想像別人看到我的樣子。我會試著把嘴巴閉起來。

第三，嚼口香糖的禮貌還包括如何丟棄嚼過的口香糖。嚼過的口香糖應該要丟在垃圾桶裡。嚼過的口香糖很黏，如果隨便亂丟，它可能會黏上碰到它的東西，像是某人的鞋子、衣服。為了避免嚼過的口香糖黏到別人身上或是物品上面，正確地丟棄是很重要的。

如果全世界的人都能遵守嚼口香糖的這三項禮貌行為，就沒有人會因為看到別人正在嚼口香糖而覺得很噁心，或是被嚼過的口香糖黏到。我會試著記得和遵守這三項嚼口香糖的重要禮貌。■

故事 90 當我嚼口香糖嚼到不想嚼時，該怎麼做呢？

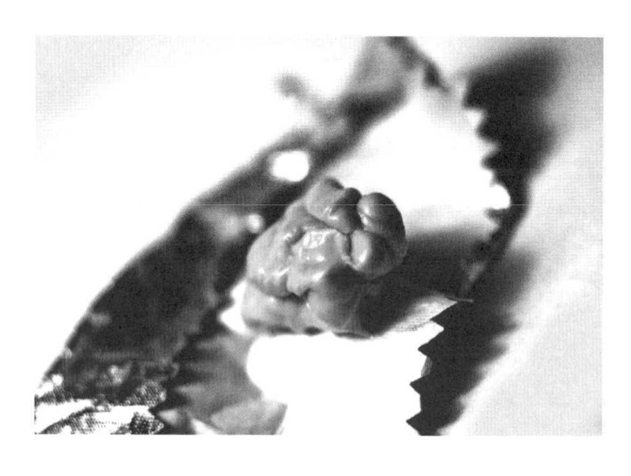

當我嚼口香糖嚼到不想嚼時，最好的處理方式是將嚼完的口香糖包在一張小紙片裡，再丟到垃圾桶裡。

有時候，人們嚼口香糖時，會把口香糖的包裝紙留在口袋裡。然後，等他們不想嚼口香糖時，會用這張包裝紙來包嚼完的口香糖，再丟進垃圾桶裡。這是很好的方法。

如果找不到小紙片，也可以直接將嚼完的口香糖丟進垃圾桶裡。

當我嚼完口香糖時，我會試著用小紙片把它包起來，再丟進垃圾桶裡。■

故事 91 靠運氣的遊戲

有時候，孩子會玩牌類的遊戲或桌遊。許多小孩都喜歡玩遊戲。我正在學習這些遊戲，也在學習玩的時候保持冷靜和友好的行為。有些遊戲是需要靠運氣的。

如果有個遊戲是需要靠運氣的，意思是參加遊戲的人沒辦法自己決定輸或贏。贏的人是靠運氣。

像糖果樂園（Candy Land®）（譯者註：或大富翁。）之類的遊戲，玩的時候要靠運氣。成人或小孩在玩的時候，是靠抽到的卡片讓他們可以抵達終點。他們不需要想正確的答案，或決定要做什麼來幫助他們贏。贏的人是因為他們運氣好，抽到可以幫助他們贏的卡片。

許多孩子學習在靠運氣的遊戲中輸或贏時，保持冷靜和友好的行為。這樣別人才會想再跟他們玩這樣的遊戲。

有的時候，我會玩靠運氣的遊戲。有時候我會贏，有時候我會輸。贏或輸跟我怎麼玩沒有太大的關係，跟我的運氣比較有關。當我玩這類靠運氣的遊戲時，我會試著保持冷靜和友好的行為。■

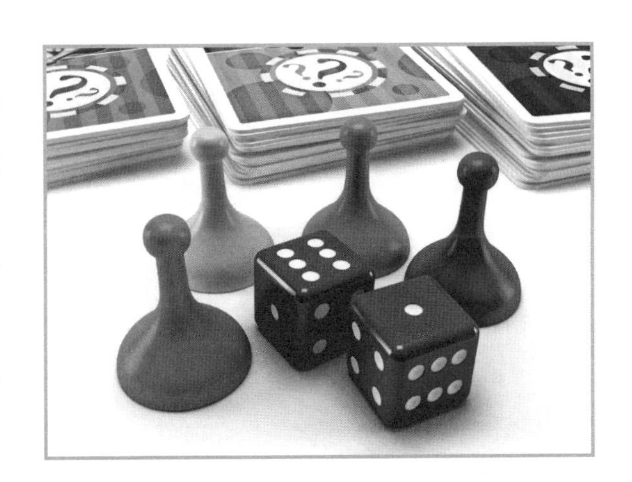

故事 92 需要技巧的遊戲

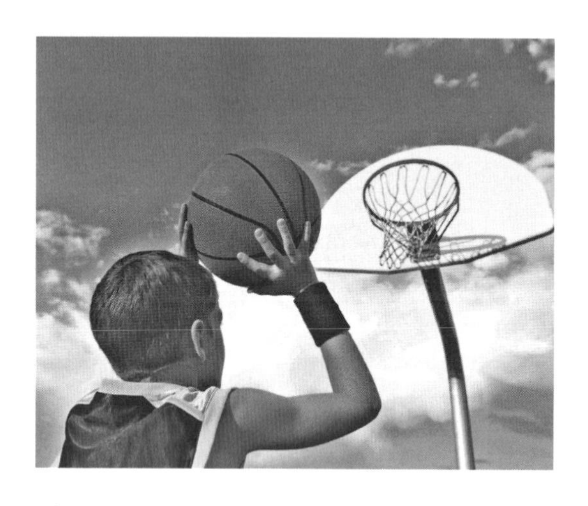

許多孩子喜歡玩遊戲。他們可能喜歡玩紙牌、桌遊之類的遊戲或是團隊運動。我正在學習這些遊戲，也在學習玩的時候保持冷靜和友好的行為。有些遊戲是需要技巧的。

當一個遊戲是需要技巧時，參與者需要努力才能贏。下西洋棋是個靠技巧的遊戲。奧林匹克的各項運動競賽也是要靠技巧的。參與者需要運用他們的技巧才能贏。運氣可能有點幫助，但是技巧是最重要的。

許多時候，非常聰明、有技巧的參與者也會輸。他們會試著持續思考和保持冷靜。他們會試著從他們的錯誤中學習，讓他們下次能有贏的機會。

團隊運動常是靠著技巧和團隊合作。參與者需要為了一個目標一起工作，像是在籃球中的投籃得分，或是在棒球中的回本壘得分。

有時候我會玩需要技巧的遊戲。不論是我自己玩或是成為團隊中的一員，我會試著去贏。有時候我會輸。輸或贏，我都會試著保持冷靜和友好的行為。■

如何輸了遊戲卻贏得友誼？

孩子們常常玩遊戲。有時候我會跟別人一起玩遊戲。我可能會贏，而在其它時候，別人可能會贏。這是人們在玩遊戲時會發生的事情。

贏是一種很好的感覺，好的感覺容易掌控。輸的感受就讓人比較難掌控。懂得如何面對輸的感受，可以幫助我維持友誼。

當孩子們玩遊戲時，他們喜歡覺得安全和舒服。如果和他們一起玩遊戲的人突然變得非常不高興，可能會讓他們覺得有點害怕、不舒服，也就不會覺得遊戲有趣、好玩。為了這個理由，能持續良好地掌控感覺，是交朋友和維持朋友關係的一個方法。

隨著孩子長大，朋友會變得非常重要。所以孩子們學習在輸的時候要如何想、怎麼做和說什麼，讓他們在輸的時候能維持良好的行為。

首先，這裡有一些想法，可以幫助在遊戲中輸了的孩子有好的行為表現：

- 「我想要其他的孩子以後還想跟我玩。」
- 「雖然我輸了，但剛剛玩的時候還蠻有趣的！」
- 「我下次可能會贏。」

孩子也可以想其它事情，來幫助自己維持良好的行為。

第二，輸的時候要練習說：

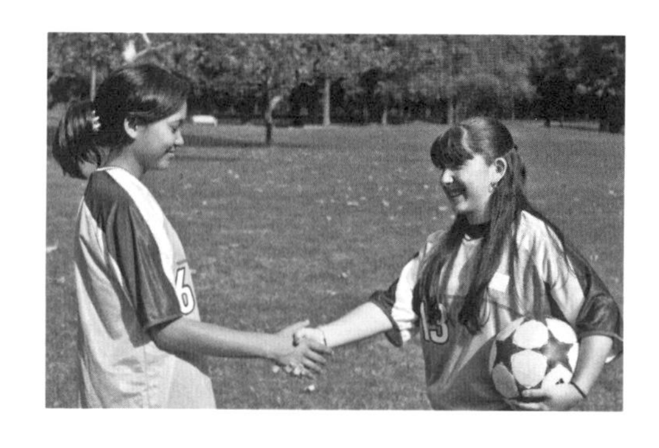

- 「恭喜你贏了！」或是
- 「這是場好比賽！」或是
- 「做得好！」或是
- 「我還以為我會贏呢！」或是
- 「我們再玩一次！」

還有許多其它友善的話語也可以說。

第三，學習在輸了遊戲的時候也可以贏得友誼的方式。孩子可以：

- 慢慢地做個深呼吸。
- 請求再玩一次。
- 告訴贏的人他玩得很好，或是
- 選擇做別的事情。

重要的是，要試著掌控自己的行為或感覺，讓自己能維持好的行為表現！

我會試著練習在玩遊戲輸了的時候，想些、說些和做些讓我能贏得友誼的事情。■

故事 94 遊戲結束之後

許多人喜歡玩遊戲。大部分的情況下，如果遊戲當中有人贏了，遊戲就結束了。「我贏了！」也代表那個遊戲結束了。

遊戲很有趣，但有個結束也是好的。這樣人們才可以離開，去做別的事情。

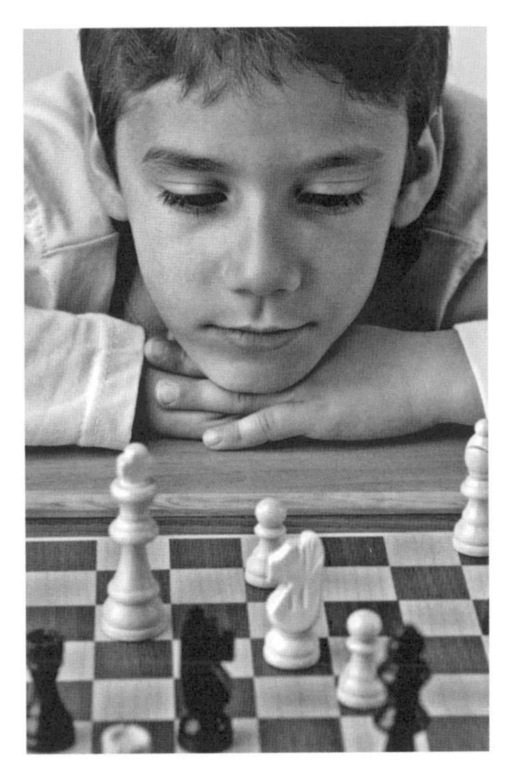

偶爾，有人贏，也是件好事。尤其是當大家都已經覺得有點無聊的時候，他們會很高興遊戲結束了。終於，他們可以離開去做別的事情了。有時候，大家都很高興有人贏，遊戲結束了，感覺就好像每個人都贏了一樣。

但也有的時候，遊戲真的很好玩，突然有個人贏了，遊戲就結束了。這是沒關係的！有人可以說：「我們再玩一次！」

大部分時間，當有人贏了，那個遊戲就結束了。人們就可以離開，去做其它的事情或是再玩一次。■

Chapter 9

霸凌：該如何想？該說什麼和該怎麼做？

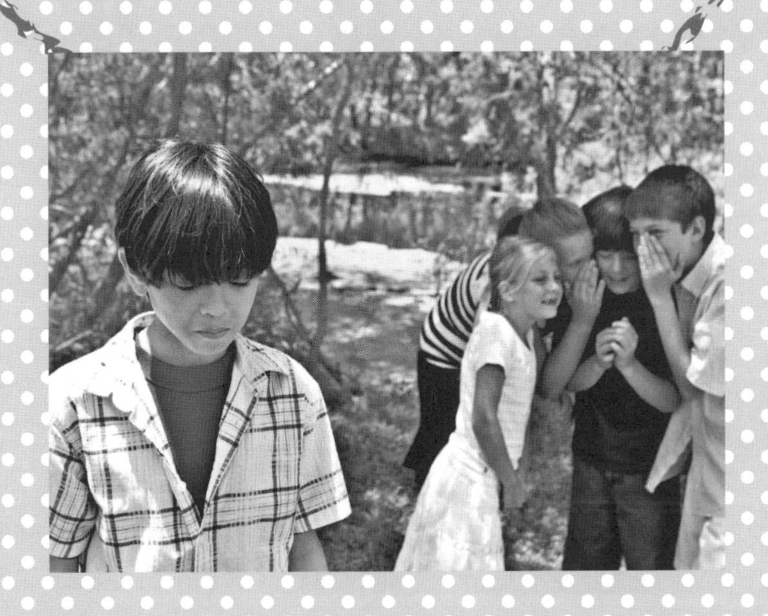

故事 95 認識霸凌

該如何想？該說什麼和該怎麼做？

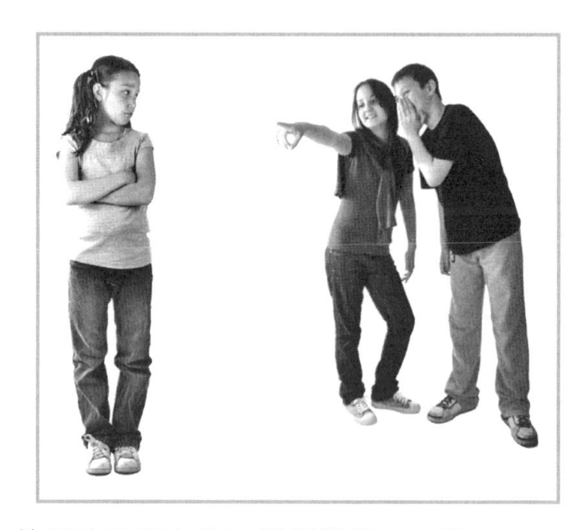

這是很重要的一章。這章中的所有**故事**都在描述該如何回應一個霸凌別人的孩子。這些**故事**敘寫著，如果有人對我霸凌，我該如何想、該說些什麼和該怎麼做。重要的是，需要先了解一些關於霸凌的資訊。

大部分的同學都很良善。他們希望所有的同學都覺得安全和舒服。幾乎大部分的時間裡，良善的同學會說友善的話。幾乎大部分的時間裡，友善的同學會試著遵守規則和幫助他人。有時候，這些同學彼此也會犯一些社交上的錯誤，他們可能會忘了分享。有時候，良善的同學也會忘記遵守規則。他們會很快地想要更正、做正確的事情。成人會協助他們從社交錯誤中學習。

另外，有些為數不多的同學，會霸凌其他同學。他們嘗試傷害別人的身體、物品、感受或是友誼。這些同學犯了嚴重的社交錯誤。他們對於自己的行為完全失去控制。

這章的**故事**將幫助我形成**團隊**。我的**團隊**成員和我會學習有關那些想要去霸凌別人的同學。我的**團隊**成員會幫助我練習，如果別人要霸凌我的時候，我該如何想、該說什麼和該怎麼做。我們一起學習和練習、一起努力，好讓我每天在學校都能覺得安全和舒服。■

故事96 什麼是霸凌？

有些同學會試著用讓人覺得不舒服、感到害怕或是讓人覺得傷心的方式，來霸凌別人。他們試著霸凌那些比較弱小或是比較沒有權力的同學。如果有人試著要霸凌我，我要怎麼知道呢？如果出現以下的狀況，那就可能是霸凌了：

- 對我說一些不仁慈、不真實或是讓我害怕的話。
- 用不是我的名字叫我，或是用不良善的稱呼叫我。
- 用不良善或是令我害怕的話語，寫字條給我。
- 傷害我的身體，例如：打、絆倒、踢、撞或推。
- 告訴其他同學不要跟我說話或不要跟我玩。
- 叫我做一些事情是我知道大人不會要求或不希望我去做的。
- 要我給他們錢，但不要告訴成人。
- 一再犯像上面所提到的或者類似的錯誤。

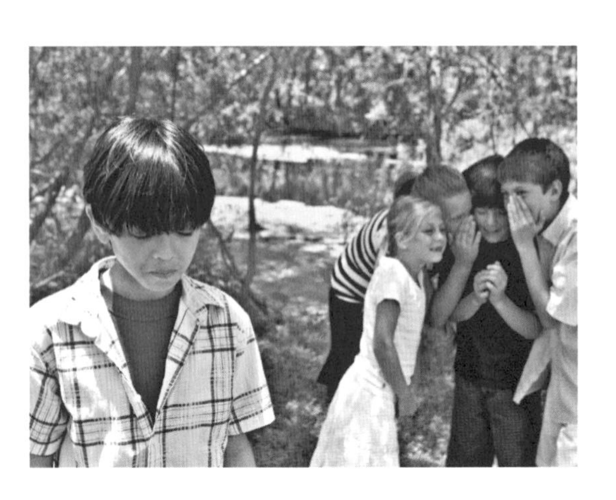

一位同學也可能用其它許多不同的方式霸凌別的同學。沒有人可以完全預測到誰在什麼時候會霸凌另一個人，也沒有人能夠正確地預測在霸凌的事件中，霸凌者會做出什麼樣的事情。我們只知道，霸凌者已經失控了。

重要的是，我應該要事先知道如果有人要對我霸凌，我該如何想、該說什麼和該怎麼做。這樣，如果真的有人要霸凌我，我才能準備好，知道要採取什麼行動。■

故事97 哪些學生會霸凌其他同學呢？

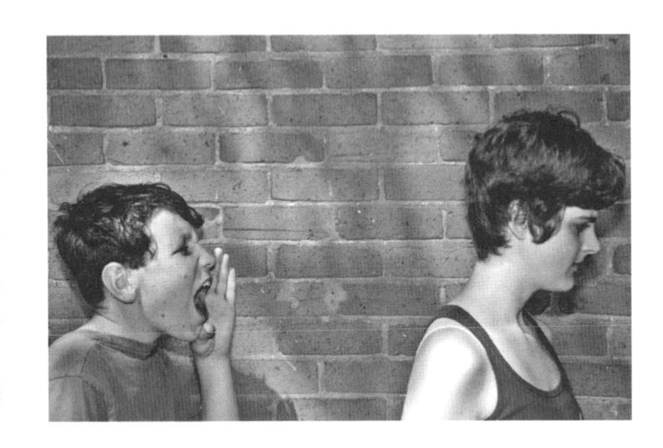

霸凌這件事有時候會讓人覺得非常困惑。尋求更多的資訊會幫助我了解霸凌。霸凌者可以是男生或女生。他的年紀可能比我大或比我小。霸凌者可能是獨自一人或是一群人。霸凌者可能：

- 做些讓其他人發笑的事情。
- 做些讓成人覺得傷心或生氣的事情。
- 做些我知道或猜想可能是錯誤的事情。
- 用不良善的表情或話語對待別人。
- 用不友善的表情和說令人感到困惑的話語。

如果我對霸凌感到困惑或是有疑問時，我可以向成人尋求更多的資訊。成人在許多年以前也當過小孩，他們記得同學中誰曾經霸凌過他們。成人也可以幫助我了解，目前是不是有人正嘗試對我霸凌。■

我的團隊

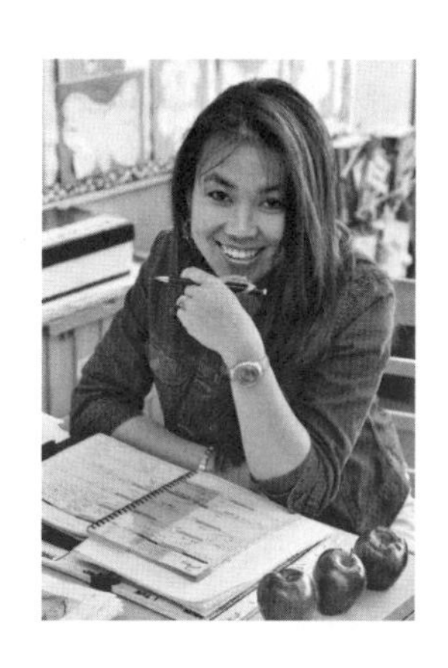

我知道，我的**團隊**裡的成人們非常關切霸凌這件事。他們會跟我一起努力來確保我的學校和鄰近社區是安全而且舒適的。我是我**團隊**中非常重要的一位成員，我和我**團隊**中的成員一起工作，我的**團隊**成員會幫助我完成這一章。下面是我和我**團隊**的照片。我的**團隊**成員會在照片下方印上他們的名字。他們也可能用簽名的方式。

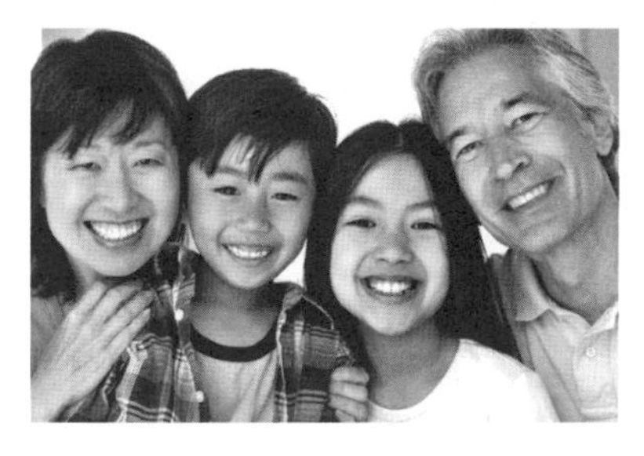

有時候當我的**團隊**成員不在我身邊的時候，可能會有同學想對我霸凌。有時候當我**團隊**中的一位成員在我附近，但卻沒有看到有同學可能嘗試對我霸凌。我可以學習如何對想要霸凌我的同學做出回應。我可以學習該如何想、該說什麼和該怎麼做。

當一位學生試圖霸凌另一位學生時，我們稱為霸凌企圖。請閱讀**故事** 99 至 101 並且完成所有的練習活動，這將會幫助我們填完下頁的框框：關於回應霸凌企圖時該如何想、該說什麼和該怎麼做。

我的**團隊**成員正在進行很多事情，好讓我的學校對所有的學生都是個安全且舒服的地方。他們正忙著研究和學習許多回應霸凌的新方法，即使是成人也需要學習新技巧。在這章的後半段，我的**團隊**成員會條列他們學習到的事情。他們也會寫下他們正在進行哪些事情，好讓我們的學校和鄰近社區對所有學生來說是安全且舒適的。■

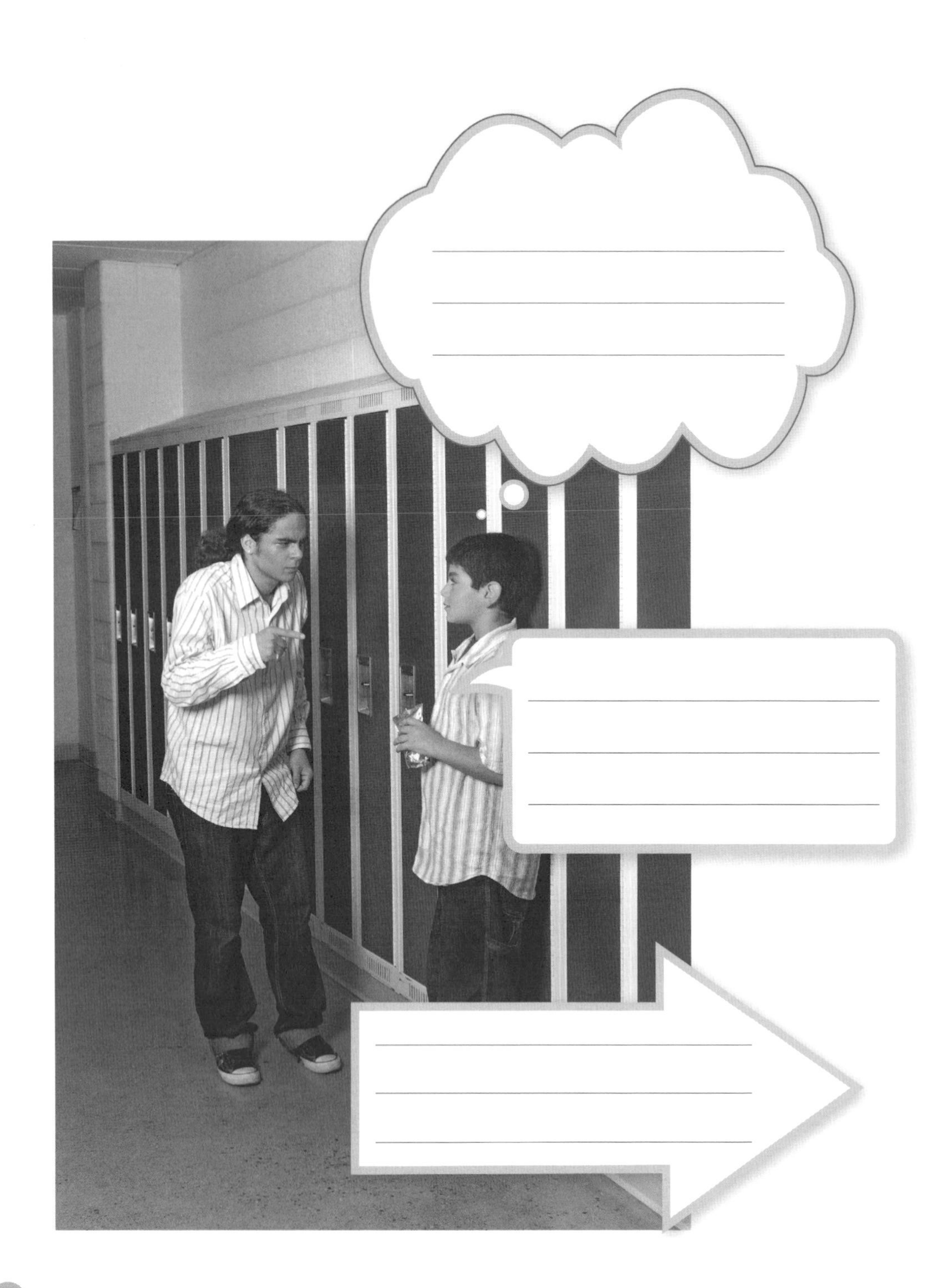

回應霸凌企圖時，該如何想？

協助你回應霸凌企圖有三個步驟。

步驟一：冷靜地回想關於霸凌的事實，並且試著冷靜地想著一個讓人覺得平靜的畫面。

冷靜地回想關於霸凌的事實

這些事實是真的。回想這些關於霸凌的事實，會幫助學生保持冷靜。如果我被霸凌，回想這些關於霸凌的事實，會幫助我保持良好的自我控制。有許多關於霸凌的事實，以下僅提供其中三項供參考：

- 我成為霸凌企圖的對象，不是我的錯。
- 想對我霸凌的同學已經完全地失控了。
- 我不是唯一被霸凌的學生。

我可以選擇。我可以選擇要記住上面的一個、兩個或是全部三項事實，並且在下一頁代表想法的框框中寫下我的選擇。

冷靜地想著一個讓人覺得平靜的畫面

如果我被霸凌，想著一個平靜的畫面可能會幫助我保持冷靜，並且表現好自我控制。我可以選擇或畫出一幅讓人平靜的畫面，填入下面代表我的想法的框框裡。

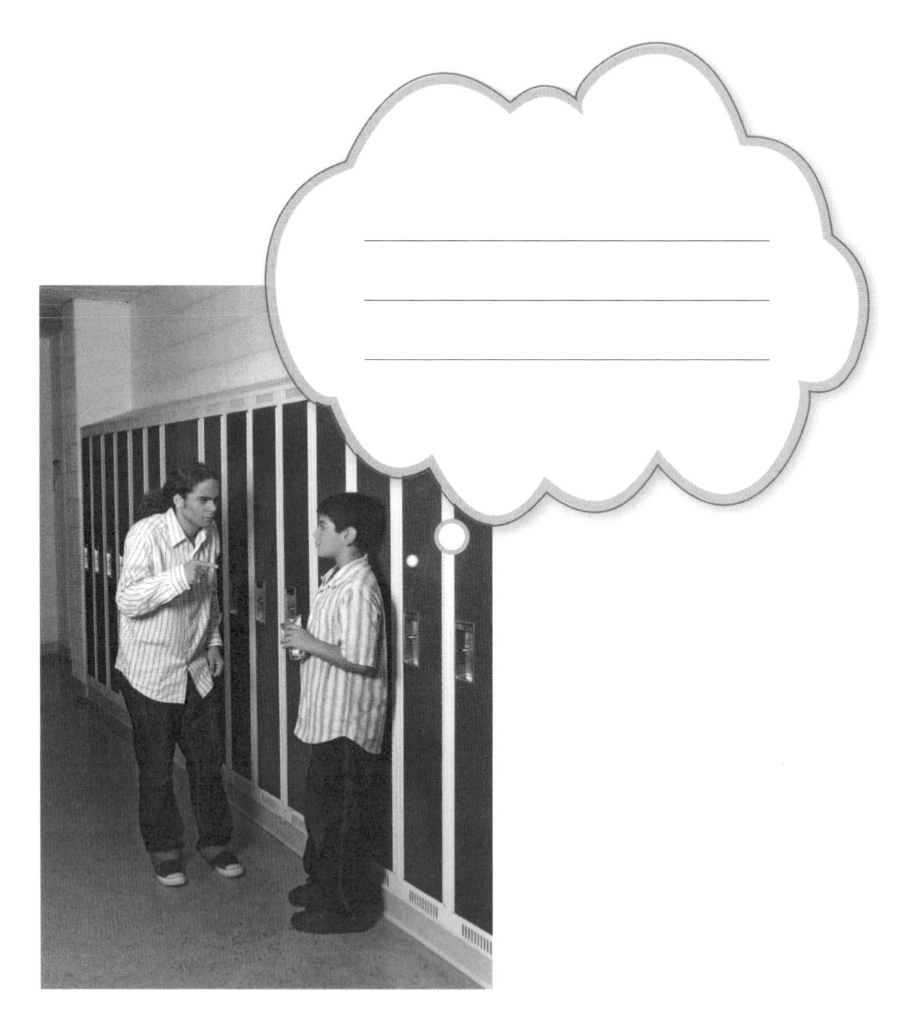

我**團隊**中的一位成員會幫助我練習回應霸凌企圖的步驟一。步驟一：冷靜地回想關於霸凌的事實，並且試著冷靜地想著一個讓人覺得平靜的畫面。■

回應霸凌企圖時，該說什麼？該怎麼說？

協助你回應霸凌企圖的三個步驟。

步驟一：

步驟二：把該說的一句話，好好地說出來。

知道該說什麼，以及該怎麼說，可以幫助學生保持良好的自我控制。

該說什麼？

下面列了三個句子。我可以選擇說其中一個句子。我會試著選一個最能代表我，而且對我來說是最容易說的句子。將這句話寫在下頁圖片的說話框內，這將是我回應霸凌企圖時會試著說的一句話。

- 「我聽到你說的。」
- 「我想請你停止。」
- 「我不喜歡，請停止。」

我可以有選擇。我可以選擇一個句子，並寫在下面圖片的說話框內。

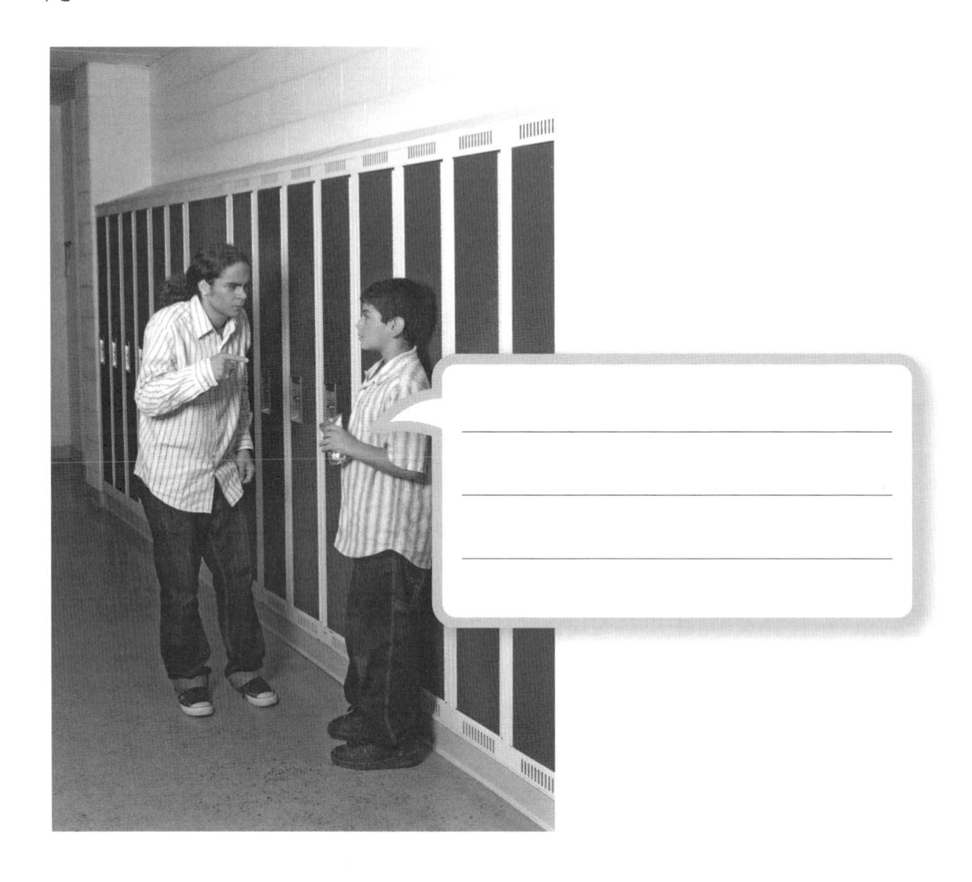

當我說了我所選擇的句子時，對我霸凌的同學可能會繼續講話。當一個人失控時，是可能發生這樣的情況。我已經說了我要說的句子，我就可以離開了。雖然那位同學還在說話，但離開企圖對我霸凌的人是件正確的事。這會讓我不犯錯，而且能維持良好的自我控制。

該怎麼說？

我可以回想關於霸凌的事實，以及可以幫助我保持平靜的畫面。我已經選好了要說的句子。當我說這句話的時候，我會試著：

- 將我身體的各個部位都維持跟我自己黏在一起，不去觸碰其他人或物品。
- 身體站直，頭不要低、抬起來。
- 說話的時候，使用平靜且受到良好控制的聲音。
- 維持安全距離。
- 說完要說的句子之後，就走開。

知道該說什麼，以及該怎麼說，需要很多的練習。我**團隊**中的成人可以幫助我練習。步驟二：把該說的一句話，好好地說出來。■

回應霸凌企圖時，該怎麼做？

協助你回應霸凌企圖的三個步驟。

步驟一：

步驟二：

步驟三：對**團隊**中的一位成員報告有人企圖對我霸凌。

了解讓我**團隊**的其中一位成員知道有人企圖對我霸凌的重要性、要跟他說什麼、該怎麼說，以及對誰說，會幫助我保持良好的自我控制。

我可以將「對**團隊**中的一位成員報告有人企圖對我霸凌」，寫在下頁圖片的箭頭標誌內。

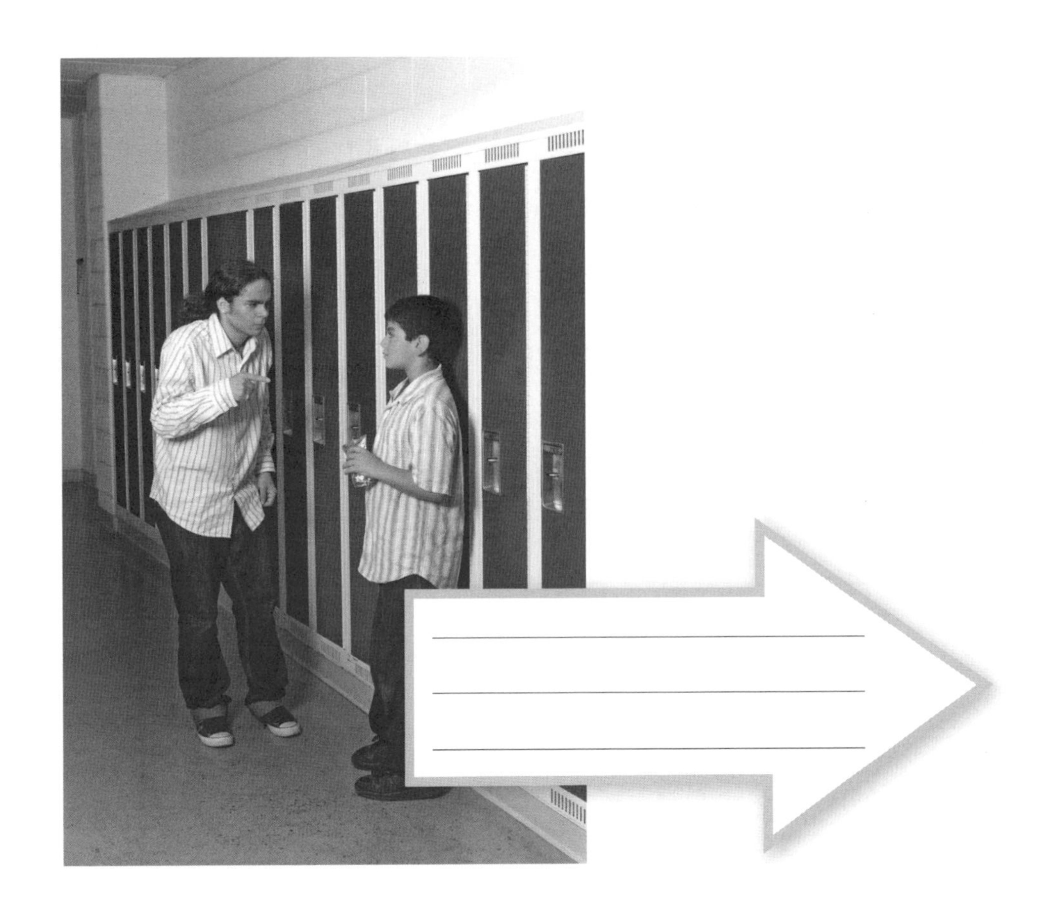

為什麼向團隊成員報告有人企圖對我霸凌是很重要的呢？

「報告」可以讓人們知道發生在其它地方的重要事件。通常當某人對別人霸凌時，並沒有成人在現場。有時候，可能有位成人在現場，但剛好沒看到霸凌的事件。我的**團隊**成員和我對於如何報告別人企圖對我霸凌做了個計畫。這個計畫包括：決定要報告什麼、我可以怎麼報告、我要對誰報告。

報告什麼？

就像新聞播報員一樣，所有的學生都要學習如何謹慎地向成人報告霸凌的資訊。一個好的報告將包括：

- 這個霸凌企圖在哪裡發生的？
- 這個霸凌企圖什麼時候發生的？
- 誰企圖對我霸凌？
- 在企圖對我霸凌的過程中，他對我說了和做了什麼？

怎麼報告？

我的**團隊**成員和我會做好如何報告的計畫，好讓所有的**團隊**成員都能立即了解事實的狀況。

最好能在霸凌企圖發生之後，立即跟**團隊**成員報告。這樣比較容易清楚記得霸凌事件中的要點，這是非常重要的。

最好的「霸凌企圖報告」是根據事實。根據事實的報告會用真實的句子來描述企圖霸凌事件在哪裡發生、何時發生、是誰企圖對你霸凌，以及他做和／或說了什麼。一位學生離開他人企圖對他霸凌的事件之後，會立即根據事實向他的一位**團隊**成員報告。

「霸凌企圖報告」計畫的第一部分是，決定一位學生怎麼將他人的霸凌企圖向他的**團隊**成員報告。有些學生會用說的方式向其中一位**團隊**成員報告他人企圖對他霸凌的這件事。有些學生會用寫的方式向其中一位**團隊**成員報告。有些學生用填寫報告表格的方式來向他的**團隊**成員報告別人對他的霸凌企圖。每個**團隊**都有自己最好的方式。我的**團隊**成員和我會填寫下頁表格中「我會試著：」的第 3 點，這樣就完成了我們計

畫的第一部分。

我們計畫的第二部分是決定誰將接收我的報告。我**團隊**中的每位成員接到我的報告時，都知道該如何協助我。有時候，我**團隊**的其中一位成員可能生病了或正好在其它地方。這是沒關係的，因為還有其他的**團隊**成員在。將接收我報告的**團隊**成員按順序列出來，我會先跟名單上第一位成員報告。如果他不在附近，我會跟下一位成員報告，依此類推。重要的是我有向**團隊**中的一位成員報告。■

我的**團隊**計畫——報告霸凌事件

我會試著：

1. 立刻報告霸凌企圖。
2. 使用霸凌事實來報告霸凌企圖。
3. 藉由下面的方式來報告霸凌企圖：

團隊中的成人會試著：

1. 馬上聽或讀我的報告。
2. 如果有需要，會釐清霸凌的事實。
3. 採取有幫助的行動。

____

____

我會跟下列人員報告：

1. ________________。如果他不在附近，我會跟下一位成員報告。
2. ________________。如果他不在附近，我會跟下一位成員報告。

3 ________________。

故事102 我的**團隊**知道如何回應霸凌企圖

由我的**團隊**成員提出據實報告：

____

____

（**團隊**成員在上方的線上簽名。）

這個部分由團隊成員中的成人完成。

我的**團隊**成員已經了解許多關於如何回應霸凌企圖的事。例如：我**團隊**中的成人知道：

1. ____

2. ____

3. ____

我的**團隊**成員為幫助所有的學生在我們校園和鄰近社區覺得安全和舒適，做了許多努力。我的**團隊**成員有：

1. ______________________________

2. ______________________________

3. ______________________________

這個部分由 ______________ 完成

我的**團隊**成員知道如何回應霸凌企圖，我也學會回應霸凌企圖的三個步驟：

步驟一：______________________________

步驟二：______________________________

步驟三：______________________________

我的**團隊**成員和我已經學會用這三個步驟，來回應別人企圖對我霸凌。現在我們可以一起填寫在**故事** 98 最後面圖片中空白的部分：該如何想、該說什麼和該怎麼做。

世界上有許多人正在學習霸凌的議題。有些人藉由閱讀書冊和演練來學習，所有的人都藉由一起工作來學習。回想前面我的**團隊**成員所學習到的！我們會一起繼續練習。■

Chapter 10

了解成人

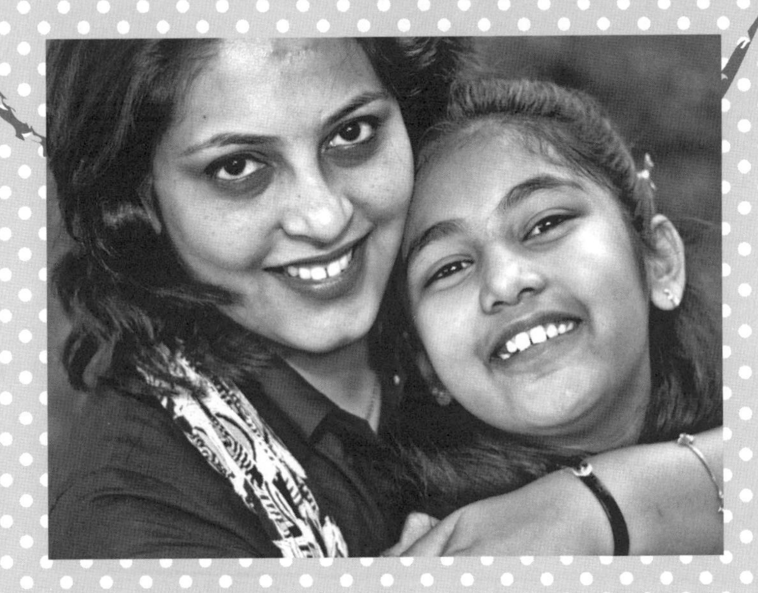

故事 103 成人是持續增長年齡的孩子

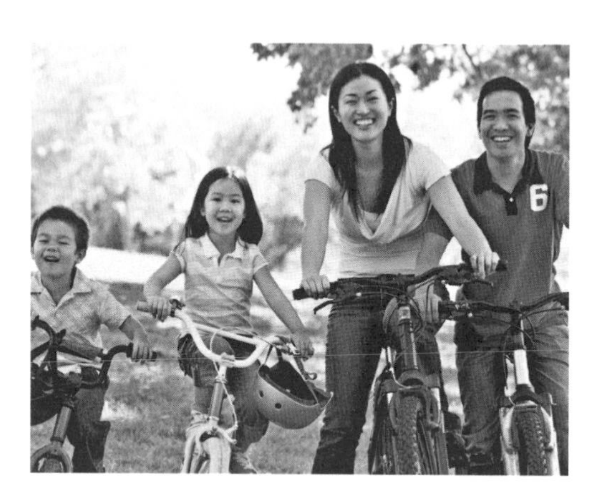

許多孩子隨著成長，學習著去了解成人。我是個孩子，我也正在學習了解成人。了解成人，會讓我跟他們一起工作和遊戲時變得容易些。

成人是年紀比較大一點的人。在很多年前，他們都曾經是小孩。如果他們來到世上的時間不是那麼久，他們就還是孩子。這不是他們能控制的，他們不能決定要變成成人。這不是他們能做的選擇，他們只是繼續成長，年紀繼續增加。

有時候，可以把成人想成年紀很大、很大、很大的孩子。孩子們喜歡好玩的事情，成人也是。孩子們喜歡吃他們喜歡的食物（和點心——不太能算是正餐或有營養的食物），成人也是。孩子們喜歡玩耍，成人也一樣。孩子們有情感，成人也一樣。把成人想成年紀很大、很大、很大的孩子，可以幫助我記得每位成人都曾經是像我一樣的孩子。如果我試著記得他們也曾經當過孩子，我會比較容易了解成人。

將來，我也會變成成人。每天我都比前一天更接近變成成人，生命的轉輪已經開始轉動。在變成成人之前，我會試著記住，成人也曾經是孩子。這會幫助我更容易了解成人。■

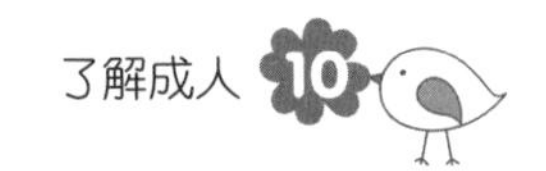

故事104 學習尊重成人

成人比我先來到這世上，他們出生的日期在我之前。

很重要的是，讓孩子們了解成人*就是*成人，他們已經來到世上很長的時間了。他們閱讀、研究和了解的都比我多。因為這個緣故，會由成人來做大部分的決定。這就是人在地球上的生活。

有時候，小朋友希望可以做出像成人的決定。當成人還是孩子的時候，他們也有過同樣的願望：希望可以像成人一樣做決定。現在他們*是*成人了，他們了解做決定是件不容易的事情。了解*這件事*，可以幫助孩子們更容易尊重成人和他們所做的決定。

我是個孩子，我正在學習了解成人。成人來到世界上已經有很長的一段時間。他們有很多的經驗，他們也知道很多的事情。我會試著尊重成人和他們所做的決定。■

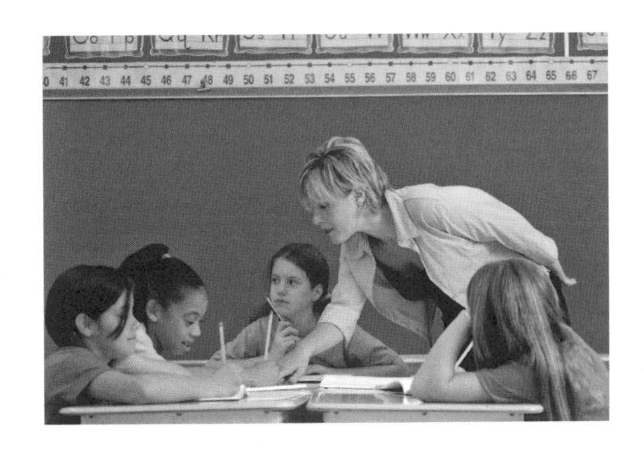

故事105 成人了解每件事情嗎？

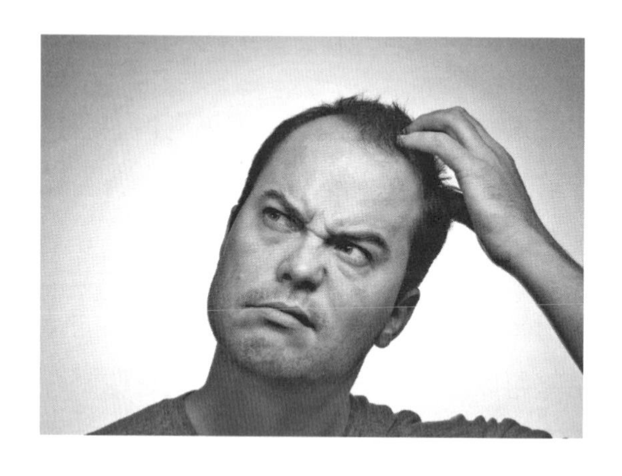

對孩子來說，成人看起來好像知道每件事情。成人知道在早上時，如何準備好要出門。他們知道如何開車。大部分的成人了解夠多的事情，讓他們可以應付每一天，而不需要查書或上網尋找協助。

對孩子來說，成人看起來好像總是知道要做什麼。事實上，成人有時也會弄錯，例如：開車時轉錯彎或走錯路，或是把艾倫叫成艾弗林。他們也可能會有不知道要怎麼解決的問題。大部分的時間，這是沒關係的。所有的人都有弄錯的時候。

成人並不了解所有的事情。大部分的成人知道到哪裡找他們所需要的資訊，他們知道到哪裡尋求協助。知道要到哪裡找資訊或是如何獲得協助，是需要練習的。有些成人會比其他成人更懂得找資訊和協助。

有時候，成人看起來好像知道每件事情。事實上，成人並不知道每件事情。這是沒關係的。■

故事106 為什麼媽媽和爸爸要養育孩子？

媽媽和爸爸養育孩子，是因為他們已經準備好要這麼做了。在這裡，準備好的意思是他們具備了完成這項工作所需要的東西及能力。

照顧小寶寶需要知道很多事情。媽媽和爸爸知道如何讓小寶寶安全、如何餵奶、如何換尿布和衣服。媽媽和爸爸也知道什麼時候該讓小寶寶睡午覺了。媽媽和爸爸知道如何照顧小寶寶。

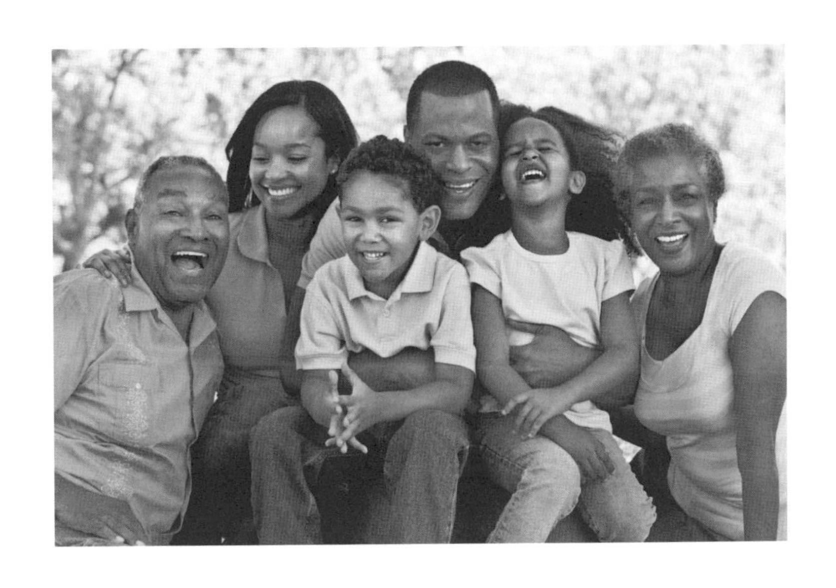

照顧小寶寶需要知道很多事情。媽媽和爸爸知道如何讓小寶寶安全、如何餵他們、如何教導他們上廁所和洗澡。媽媽和爸爸知道什麼時候說「可以」或「不可以」。他們知道如何唸睡前故事。媽媽和爸爸知道如何照顧小寶寶。

要照顧年紀大一點的孩子，也需要知道很多事情。媽媽和爸爸知道如何讓年紀大一點的孩子安全、如何送他們上學和參加其它活動。媽媽和爸爸知道夠多的事情，能決定什麼事是好的，什麼不是好的。媽媽和爸爸知道如何照顧年紀大一點的孩子。

媽媽和爸爸非常愛他們的孩子。在養育孩子的過程中，「愛」是非常、非常重要的。

祖父母也知道很多關於孩子的事情。許多年以前，他們養育了現在的爸爸和媽媽。他們知道如何疼愛和養育孩子。但是因為祖父母年紀都有點大了，他們會比較容易覺得累。有時候，祖父母會有用完精力的時候。**精力**就是能讓人持續進行的精神和力氣。通常爸爸、媽媽會比祖父母有更多的精力。

媽媽和爸爸養育孩子，因為他們已經準備好要這麼做了。在這裡，**準備好**的意思是他們具備了完成這項工作所需要的東西及能力。■

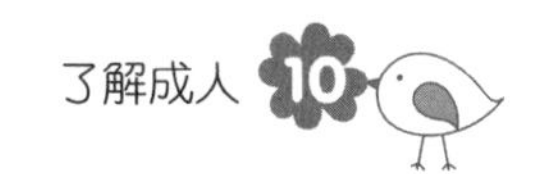

故事107 成人做許多重大的決定

成人做許多的決定。有些人認為，最重大的決定都是為其他人所做的決定。爸爸和媽媽是成人，他們為孩子做許多的決定。老師是成人，他們為學生做許多的決定。

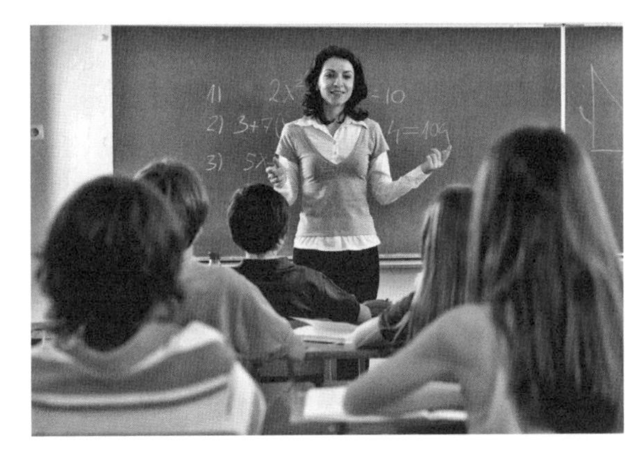

孩子隨著年紀的增長，他們能為自己做更多的決定。小嬰兒沒辦法做許多的決定，學步兒比小嬰兒可以做多一點決定。學齡前的小朋友比學步兒可以做更多一點決定，依此類推。青少年可以比他們年紀還小的時候做更多的決定，但是比他們成為成人時能做的決定還是少了些。

成人每天可以做許多重大的決定。成人決定他們的孩子什麼時候可以吃點心或是糖果。他們決定他們的孩子在做完功課以前玩電腦遊戲是不是恰當的。老師決定能幫助學生學習的最好方式。如果要把成人所做的重大決定都列出來，那張清單會非常、非常、非常的長。

孩子可以在做決定的過程中提供協助。有時候在成人想事情的時候，孩子能保持安靜會很有幫助。偶爾，成人會在做決定之前詢問孩子的想法，例如：爸爸、媽媽會問他們的孩子想去哪裡度假。當成人做出一項重大的決定時，如果孩子能尊重成人的決定就是幫了個大忙。

成人每天會為其他人做許多重大的決定。孩子可以在成人做決定的過程中提供協助。■

它可能不是很有趣，但是卻需要被完成

我正在學習負責任。負責任就是完成某些可能不是很有趣，但是卻需要被完成的活動。

有些活動是很有趣的。許多人認為看一場好電影是有趣的。在A清單裡列了三個我認為做起來會有趣的活動，和我喜歡做它們的理由。一位成人可以協助我完成下面的清單。

A 清單：有趣的活動

1. ______________________________

我喜歡做這個活動，是因為______________________

2. ______________________________

我喜歡做這個活動，是因為______________________

3. ______________________________

我喜歡做這個活動，是因為______________________

有些工作可能不是很有趣，但是卻需要被完成。許多人認為倒垃圾並不有趣，但需要有人去倒垃圾，不然家裡聞起來會有垃圾的味道。請在 B 清單裡列出三項並不有趣的工作，但卻需要完成它們的理由。

B 清單：可能不是很有趣，但是需要被完成的工作

1. ______________________________

它需要被完成，是因為______________________

2. ______________________________

它需要被完成，是因為______________________

3. ______________________________

它需要被完成，是因為______________________

有時候，爸爸、媽媽決定孩子們需要先完成 B 清單裡的工作，才能進行從 A 清單裡選擇的活動。這是成人需要做的決定，這樣的決定也可以稱為教導孩子們負責任。

我正在學習負責任。當一位成人決定某件工作需要被完成時，我會試著先完成那項工作，再進行 A 清單裡的活動。■

故事 109 它很有趣，但是現在這個活動已經結束了

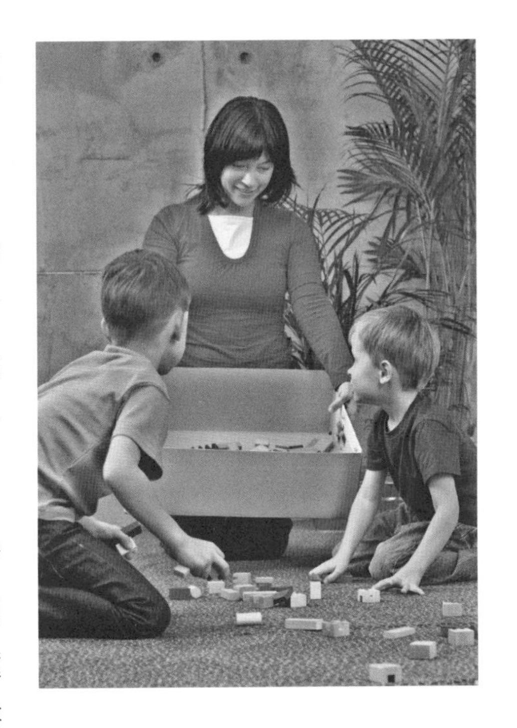

有時成人會跟孩子玩一個有趣的活動。也有的時候，孩子們會自己進行好玩的事情。

所有好玩的活動都有結束的時候。成人已經習慣好玩的活動會有結束的時候，所以，他們常常能比孩子們處理得更好。漸漸地，孩子們也學習著去結束好玩的活動。

如果知道一個好玩的活動何時需要結束，這樣會有所幫助。因此，一位成人可能會說：「幾分鐘後，我們會收玩具。」這就代表遊戲時間快要結束了，但是現在還沒有結束。

過了幾分鐘，有位成人可能會說：「剛剛很好玩，可是現在我們要收拾了。」這是個特別的句子。它代表著，好玩的活動現在就要結束了，該是把東西放回去的時候了；接著進行下一個活動或工作的時間就要到了。

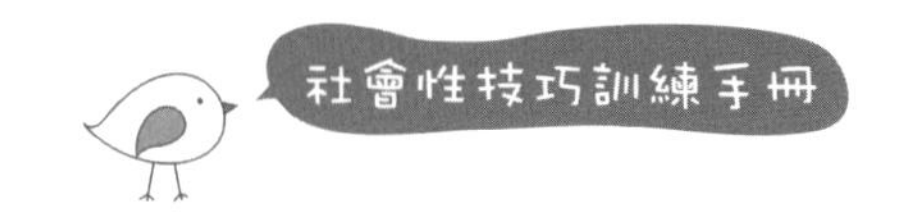

有時候孩子們會想，還會有別的時間可以玩好玩的活動。這將幫助孩子們保持冷靜和合作。他們是對的，還會有別的時間可以玩有趣的活動。

當我聽到這個特別的句子：「剛剛很好玩，可是現在我們要收拾了。」我會試著想未來還會有好玩的時光。當一個好玩的活動結束時，我會試著保持冷靜和願意合作。■

故事110 請快一點！

爸爸、媽媽常常說：「快一點！」這時候，爸爸、媽媽正在想什麼呢？在一天不同的時間裡，「快一點！」可能代表哪些意思呢？

在一個上學日的早晨，「快一點！」可能代表我不希望你遲到……或者……請動作快一點，準備好上學！

有時候，「快一點！」可能代表用另一個方法完成一項活動，例如：把吐司帶到車上吃而不是坐在餐桌上吃。

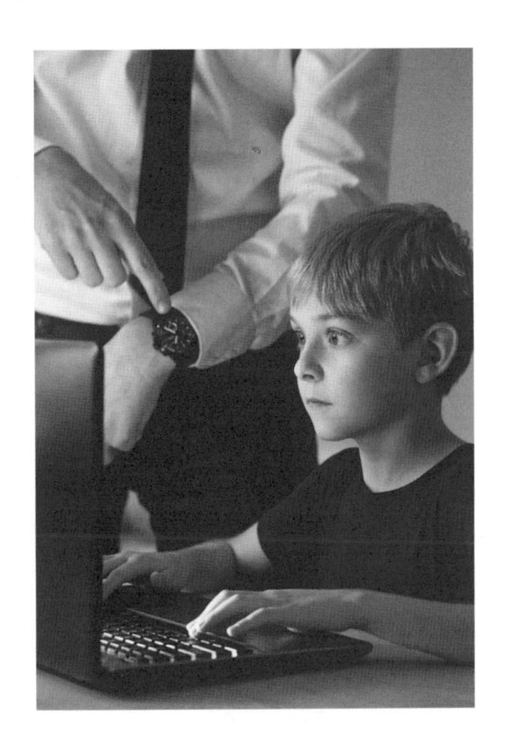

在家裡玩耍的時候，如果聽到叫我「快一點！」可能代表這時我該暫停目前正在進行的活動，馬上去找叫我的那位成人或是做他叫我做的事情。

有時候爸爸、媽媽會說：「快一點！」了解「快一點！」可能代表的意思，會幫助我更快地完成他們的要求。■

故事 111 同意

孩子們有許多想法。孩子們對於他們想做的事情有許多想法。有時孩子的想法可能需要成人的決定才能實現。遇到這種情況時，孩子就需要得到成人的同意。

同意是成人給予孩子的。可是所給的不是像玩具或巧克力那樣的東西。同意是成人認為孩子們可以將他們的想法做出來。有時候孩子們可以得到成人的同意，有時候得不到。

下面有兩個例子：

安東尼有個想法。他想讓他的倉鼠傑士伯到籠子外面。這是安東尼的媽媽才能決定的事情。所以安東尼問他的媽媽：「我可以讓傑士伯到籠子外面嗎？」安東尼的媽媽回答：「現在不行。」現在不行的意思是，在現在這個時間是不可以把倉鼠傑士伯放出來的。於是傑士伯留在牠的籠子裡。

布魯克琳想摘花。她問爸爸：「我可以從我們家的花園摘一朵花嗎？」她的爸爸回答：「可以。」可以的意思是，布魯克琳可以在他們家的花園裡摘一朵花。如果摘不只一朵花可能會是個問題，因為布魯克琳只得到爸爸的同意去摘一朵花。

有時候孩子希望得到成人的同意時，會得到「不可以」的答案。有時候孩子希望得到成人的同意時，會得到「可以」的答案。

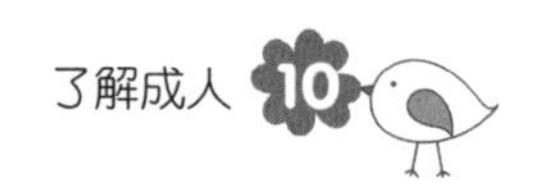

當孩子的想法需要成人的決定才能實現時，孩子就需要得到成人的同意。這是大人要做的決定。有時孩子可以得到他們所需要的同意，有時得不到。得到或得不到成人的同意，都是人在地球上的生活可能會遇到的事情。■

故事112 許多成人喜歡說「好」

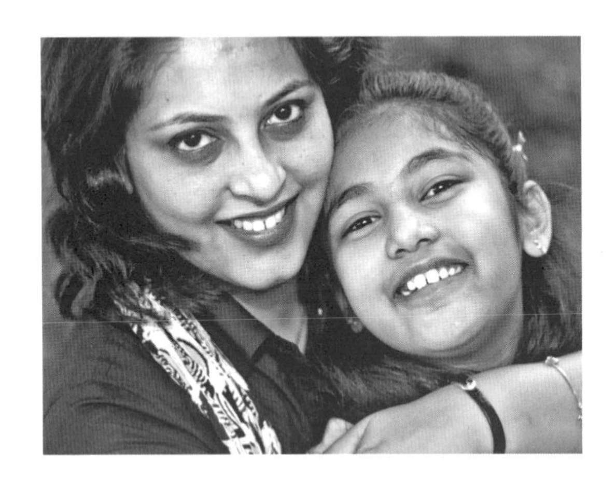

孩子們有許多想法。孩子們對於他們想做的事情有許多想法。有時候，孩子的想法可能需要成人的決定才能實現。遇到這種情況時，孩子就需要得到成人的同意。

孩子們可能會驚訝地發現，大部分的成人喜歡盡可能地回答：「好。」對很多成人來說，給予同意和說「好」是件有趣的事情。這比說「不可以」有趣多了。很久以前，當成人還是孩子的時候，他們也需要得到成人的同意。他們記得當成人對他們說「好」的時候，有多麼有趣！現在，他們也希望能像當時那麼地有趣。

但是，成人也可能決定說：「不可以。」這是成人需要做的決定。他們可能希望能說「好」或「可以」。但是他們是成人，他們也學習了很多事。成人的工作是盡可能地想出和做出最好的決定。這就是為什麼成人可能會說「不可以」的原因。

孩子們有許多想法。有一些想法需要得到成人的同意。對許多成人來說，給予同意是有趣的。但是，想出和做出最好的決定，是成人的工作。偶爾他們最好的決定不是「好」或「可以」，而是「不可以」。■

故事 113 三種說「好」或「可以」的方式

孩子們有許多想法。孩子們對於他們想做的事情有許多想法。有時候，孩子的想法可能需要成人的決定才能實現。遇到這種情況時，孩子就需要得到成人的同意。

有時成人可能是在表達*可以*，卻沒有真正說出「可以」這兩個字。這可能會讓孩子覺得有點搞不清楚。

有時候成人會說：「當然好啊！」*當然好啊*是*當然可以*的意思。表示成人*非常確定地*給予同意，成人對於給予同意覺得非常有信心。這也可能代表著同意在這個情況下其實是不需要的，以下是個例子：

傑克問：「爸爸，我可以現在寫功課嗎？」

爸爸回答：「當然好啊！」

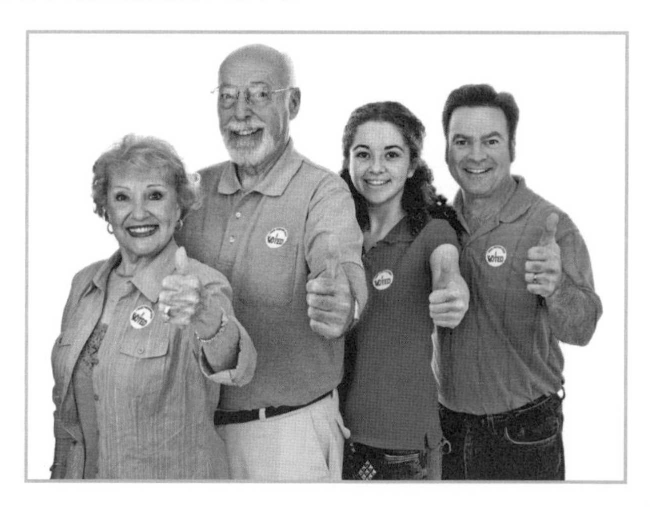

有時候，成人會說：「OK！」OK 也是可以的意思。OK 也許代表這次可以，但不代表每一次都是可以的。這表示這位成人覺得可以給予同意，下面是個例子：

傑克問：「爸爸，我可以和安祖一起寫功課嗎？」

爸爸回答：「OK！」

另一種成人常用來說可以的方式是：「我想，應該可以吧。」這代表可以，但也有很好的理由可以說「不可以」。這表示這位成人對於給予同意，覺得有一點點不太妥當。這就是為什麼當成人說：「我想，應該可以吧。」孩子們會很快地採取行動。

傑克問：「我可以先看一個電視節目再寫功課嗎？」

爸爸回答：「我想，應該可以吧。」

當孩子有想法，並想取得成人的同意時，成人可能會說「可以」。只是有時成人給予同意的方式，會讓孩子覺得有點搞不清楚。了解當成人說：「當然好啊！」、「OK！」或「我想，應該可以吧。」代表什麼意思會有所幫助。這些回答方式也是了解成人可能在想什麼的一些線索。■

故事114 如果成人的回答是「不可以」，孩子還是有希望的

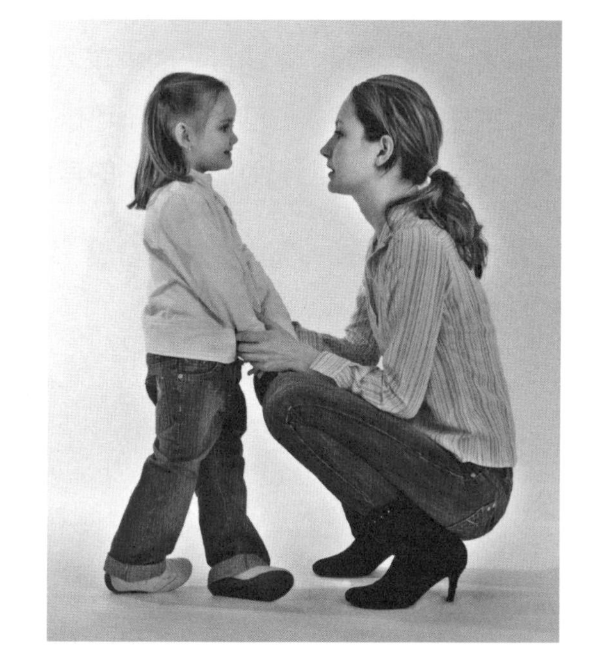

我有許多想法。我對於我想做的事情有許多想法。有時候，我的想法可能需要成人的決定才能實現。遇到這種情況時，很重要的是，我需要試著得到成人的同意。有時候成人會說「不可以」。如果成人的回答是「不可以」，還是可能有其它的希望。

有時候，當成人說「不可以」，可能表示我現在很累，沒辦法做那件事情。還是有希望！也許明天等成人比較不累的時候，他會說：「可以！」

有時候，當成人說「不可以」，可能表示那是不安全的。還是有希望！也許可以把它變得對我更加安全一點。

有時候，當成人說「不可以」，它可能表示過一段時間，答案將是「可以」。還是有希望！時間會流逝，稍後的時間幾乎總會到來。

有時候，當成人說「不可以」，它可能表示我們沒有足夠的錢去買那樣東西。還是有希望！也許等我們將來存夠錢就能買了。

有時候，當成人說「不可以」，它可能表示不行！我永遠沒辦法允許這麼做。還是有希望！世界上還有很多其它可以做的事情。

當成人必須說「不可以」的時候，成人會很希望孩子能試著保持冷靜。這樣，雖然成人的回答是「不可以」，但是其它的事情都還是可以的。而且，成人也比較可能對孩子的其它想法給予同意。

我有許多想法。有時候成人會說「不可以」，我會試著想：「還是有希望！」並且保持冷靜。■

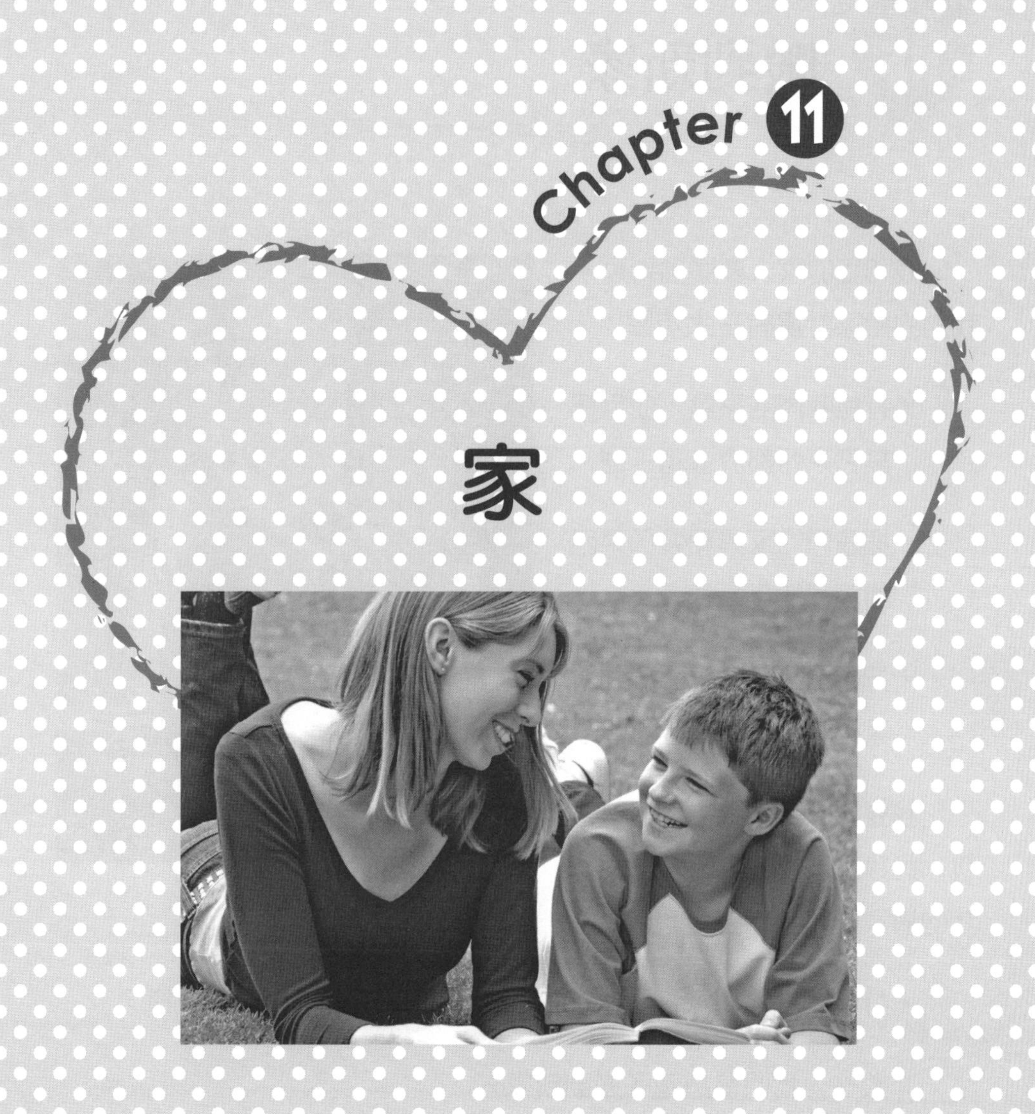

Chapter 11

家

故事 115 搬到新家

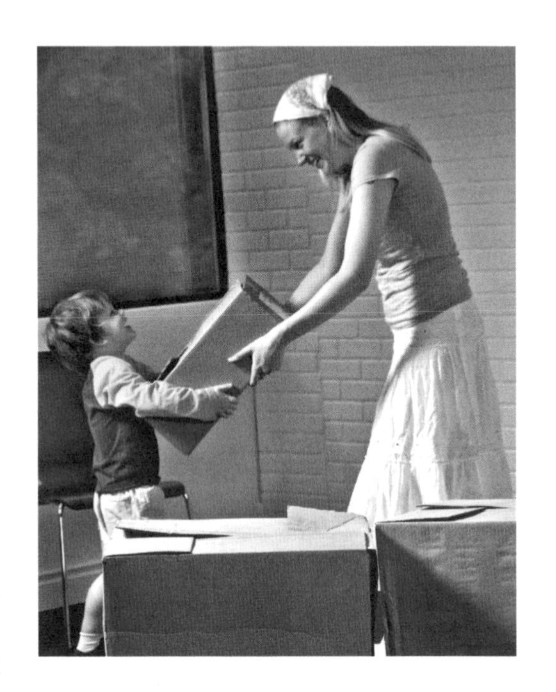

我和我的家人要搬到新家。我們的搬家計畫有三大步驟：

- 打包我們的家具，並且把其它東西都放進箱子裡。
- 把我們的家具和裝了東西的箱子搬到新家。
- 把家具和其它東西放到新家裡它們該放的位置。

我要搬到新家了。我可以打包一些我的玩具和東西。下面是我的搬家計畫，有三大步驟：

- 打包——我們會把我大部分的玩具和其它東西放進箱子裡。
- 搬——我們會把箱子搬到新家去。
- 歸位——我們會把我的玩具和東西放到新家裡它們該放的位置。

有個搬家計畫是很好的。我的家人和我為我們搬到新家做了計畫。

■

故事116 福萊特知道家人在做什麼事情？

福萊特知道很多事情。他知道很多關於恐龍的事情。他也知道很多關於他家人的事情。他爸爸的工作是幫別人蓋房子。他的媽媽是位牙醫。福萊特的姊姊艾瑪每天都會寫日記。

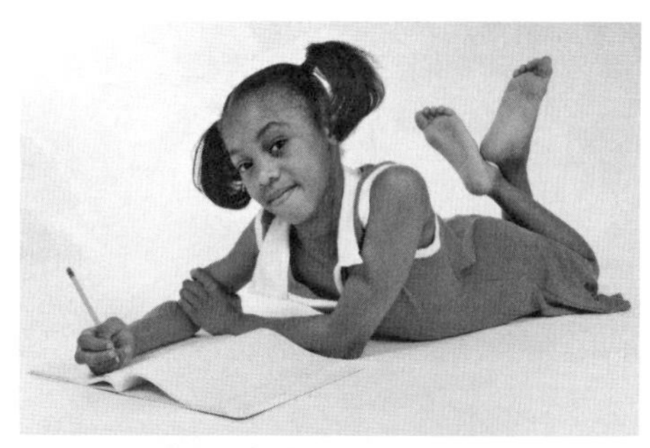

福萊特的家中，有人知道怎麼幫別人蓋車庫。你猜會是誰呢？

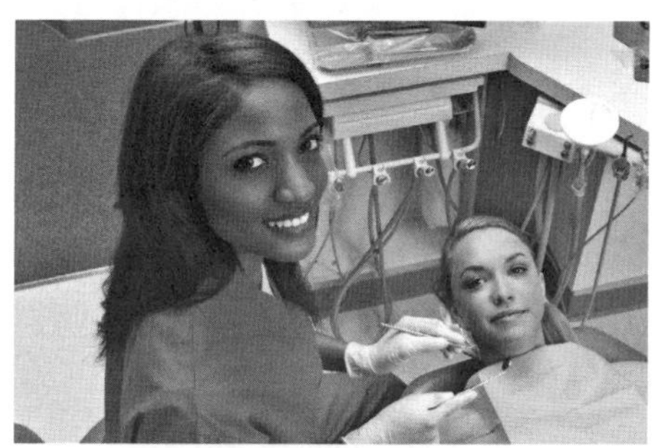

福萊特的家中，有人知道很多關於蛀牙的事情。你猜會是誰呢？

福萊特的家中，有人知道到哪裡可以找到打開艾瑪日記的鑰匙。你猜會是誰呢？

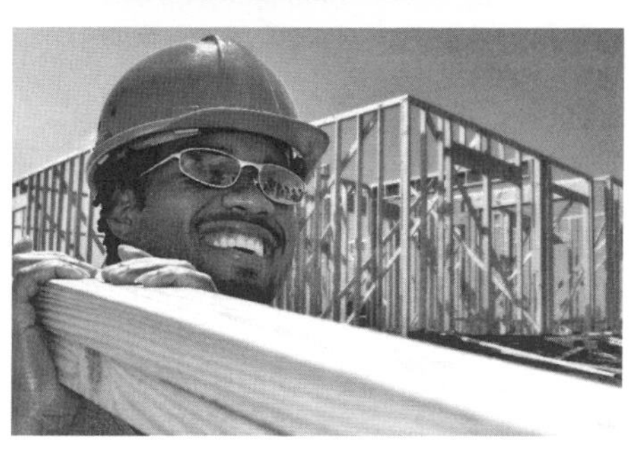

福萊特知道很多關於他家人會做的事情。那些事情可以提供他線索去猜猜看家中誰懂那些事情。■

關於髒亂的事實

我的家人住在一間房子裡。我們在這裡吃、喝、洗澡、睡覺、穿衣服、玩耍和工作。有時候我們會弄得一團亂。

當我們吃東西的時候，會弄髒湯鍋、平底鍋和盤子。可能會弄得一團亂。

當我們準備要睡覺時，我們會脫下髒衣服、穿上睡衣、刷牙、找睡前故事和找我的玩偶烏龜。可能會弄得一團亂。

當我們上床睡覺，床單會變得皺皺的。隔天早上，我們的睡衣有時候會在地板上。已經開始變得一團亂了！

當我們換穿衣服的時候，也可能會弄得一團亂。

我的家人喜歡玩耍，可能會弄得一團亂。

有時候媽媽和爸爸會到戶外去整理院子。這會不會也弄得一團亂呢？

有件關於髒亂的事實是：直到有人去清理，不然一團亂還是一團亂。

有人可能會坐在那裡，看著那一團亂，並且希望這團亂會消失不見。但那個人沒有幫忙清理，髒亂會永遠在那邊。

關於髒亂的事實是：只有人們能夠讓髒亂消失。■

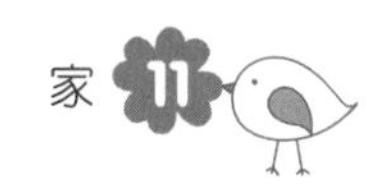

故事118 在家中用尊重的方式再說一次

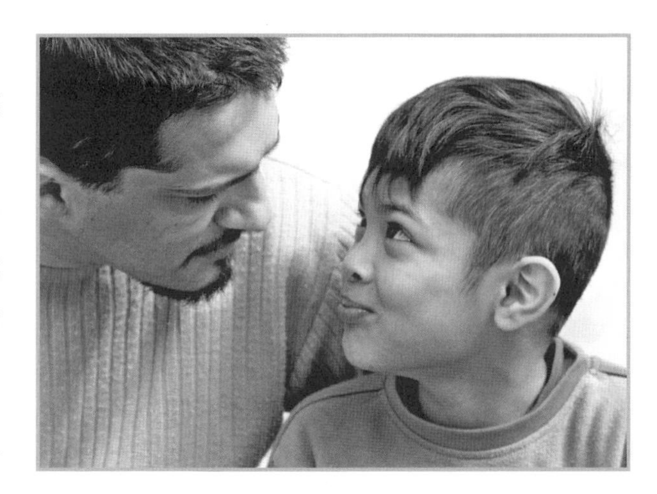

我正在學習尊重。尊重能幫助我家中的每一位成員都覺得重要、舒服和安全。用尊敬的態度跟爸爸、媽媽說話是一種技巧。這種技巧需要練習。

有時候，孩子們會犯跟尊重有關的錯誤。孩子可能會用不尊重的語氣或字眼。不尊重地跟爸爸或媽媽說話是個錯誤。

爸爸、媽媽希望他們的孩子覺得舒服和快樂，並且能用尊重的方式跟其他人相處。如果我的哥哥、姊姊或我犯了跟尊重有關的錯誤，我的爸爸或媽媽會說：「請用尊重的方式再說一次。」

「用尊重的方式再說一次」，給我們很重要的第二次機會。它讓我們有機會想一想。接著，我們試著用比較平靜的聲音和願意合作的話語再說一次。我們會試著用尊重的方式再說一次相同的事情。

如果我的爸爸或媽媽對我說：「請用尊重的方式再說一次。」這表示我已經犯了跟尊重有關的錯誤。我會想一想，並且用比較平靜的聲音和願意合作的話語再說一次。我會試著用尊重的方式再說一次。

許多孩子犯了跟尊重有關的錯誤。經由練習，他們會學習如何用尊重的方式跟他們的爸爸或媽媽說話。■

故事119 保母是什麼？

我的名字是喬瑟夫。有時候我會跟保母在一起。保母是一個照顧小寶寶或是小孩的人。

媽媽和爸爸請保母到我家。當他們沒辦法在家的時候，他們試著挑選能好好照顧他們孩子的保母。

保母會在爸爸、媽媽離開前就到我家。爸爸、媽媽回來之後，保母才會離開。

有時候我會到保母家，直到爸爸或媽媽來接我，這是沒關係的。我的媽媽和爸爸去做別的事情。不管他們在做什麼，他們知道我在哪裡，而且知道如何來接我。

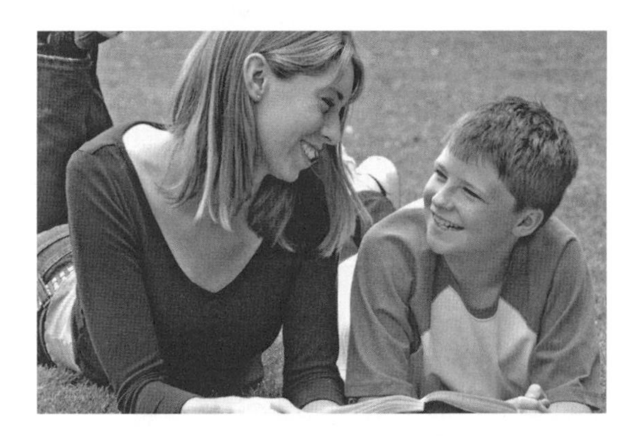

有時候我會跟保母在一起。保母是當我爸爸、媽媽不在家時會照顧我的人。■

故事 120 我的保母知道關於我的事情

我有許多位保母。他們閱讀這個關於我的故事。他們知道關於我的事情。

我的保母知道我喜歡湯瑪士小火車（Thomas the Tank Engine™）。

我的保母知道我睡覺時需要大象哈比陪伴我。

我的保母知道大象哈比在哪裡。

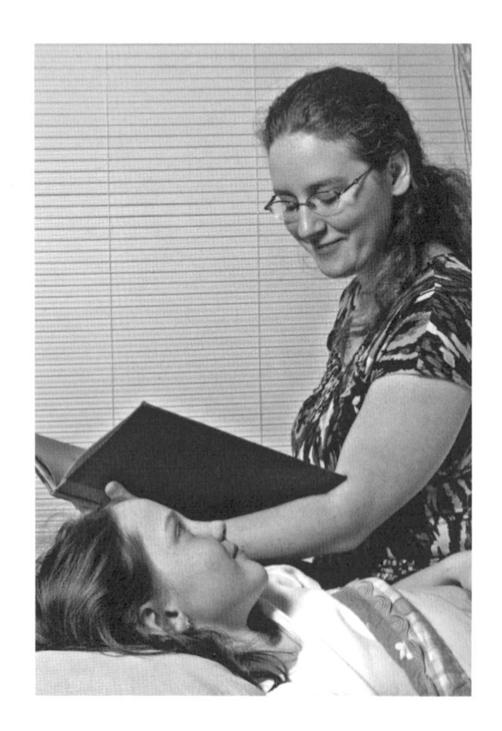

我的保母知道我喜歡的食物和如何準備它們。

我的保母知道我喜歡的睡前故事是放在爸爸製作的大象書架裡。

我的保母知道走廊的燈要保持亮著。

我的保母知道要把吸塵器放在衣櫥裡。

我的保母知道上面提到的，以及更多的事情。她知道如何照顧我直到媽媽和爸爸回到家為止。■

Chapter 12

社區

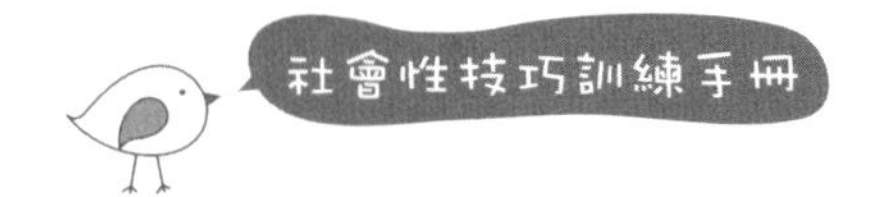

故事121 搬到新社區

我的名字是梅森。我住在美國康乃狄克州的希爾頓市。我爸爸換了新工作在南達科塔州的嘉樂德森市。家人和我要搬到嘉樂德森市的新家。

我從來沒去過南達科塔州的嘉樂德森市。我的媽媽和爸爸曾經去過嘉樂德森市兩次。他們第一次去是為了尋找新家，第二次去是為了買我們的新家。他們拍了許多照片。這些照片都放在我「搬到嘉樂德森市」的本子裡面。

在嘉樂德森市，我們也會進行很多像現在一樣的活動和生活雜事。我們會在嘉樂德森市內和周圍地區進行這些活動。

我現在就讀拉法葉小學。在嘉樂德森市我會就讀嘉樂德森小學。我的本子裡有這兩間學校的照片。

我現在都是去雷和班的髮型造型店裡剪頭髮。在嘉樂德森市我會到布萊登購物中心的理髮店剪頭髮。我的本子裡也有這兩間店的照片。

我的家人現在都在碧吾超級市場買菜。在嘉樂德森市我們會在嘉樂德森食品中心買菜。我的本子裡也有這兩家超市的照片。

我的名字是梅森。很快地我就會搬到南達科塔州的嘉樂德森市了。住到那邊以後，我會去那邊的學校上學，在那邊的理髮店剪我的頭髮。我的爸爸、媽媽也會在那邊的超市裡買東西。嘉樂德森市會變成我的新社區。■

往上移動的手扶梯

在我們的社區裡，大家共用上樓的手扶梯。手扶梯是一組會移動的樓梯。手扶梯是個將人們從一層樓移動到另一層樓的好方法。

爬樓梯時，人們從一個階梯移動到另一個階梯地往上移動。搭乘往上移動的手扶梯時，人們選擇站在一個階梯，然後搭乘它到另一個樓層。

為了安全，很重要的是搭乘手扶梯時要扶著扶手。扶手會跟著階梯以相同的速度移動。這讓搭乘往上移動的手扶梯的人覺得舒適和安全。

以下是如何搭乘一個往上移動的手扶梯的步驟：

- 慢慢地接近手扶梯的最下層樓板。
- 短暫地停留，決定要搭乘哪個空的階梯。
- 把一隻手放在那個空階梯旁的扶手上。
- 往下看，一隻腳踏在那個空階梯上，另一隻腳也放在那個階梯上。這可能會是一大步的距離。
- 搭乘手扶梯往上移動。為了搭乘的安全，請停留在同一個階梯上。
- 請繼續扶著扶手，直到階梯接近上面的樓層。

• 手扶梯往上移動，快要接近目的地時，階梯會開始變得平緩且滑入著地點。這時候，請放開扶手，並且邁步離開手扶梯。

大部分的手扶梯都夠寬，能夠讓兩個人共乘在同一個階梯上。有時候我可以自己搭乘一個階梯。有時候，我的媽媽、爸爸、姊姊或是其他我認識的人可能會跟我共搭一個階梯。

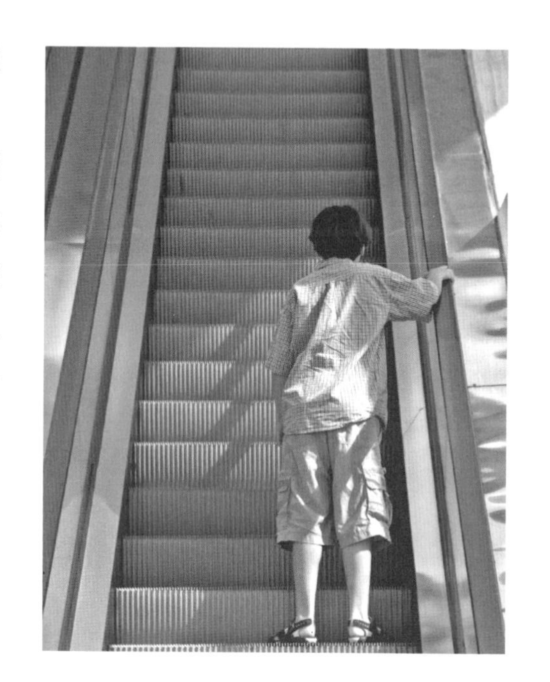

偶爾，有很多人要搭乘手扶梯。有人排隊等著搭乘手扶梯，幾乎所有手扶梯的階梯上都站滿了人。當這樣的情況發生時，我可能會被告知要跟別人共同搭乘一個階梯。手扶梯到達目的地時，很重要的是要往前多走幾步再停下來，這會讓後面上來的人有空間可以離開手扶梯。

我社區的人們以安全的方式共同搭乘往上移動的手扶梯。我也會試著以安全的方式共同搭乘手扶梯。■

在賣場的美食街吃東西

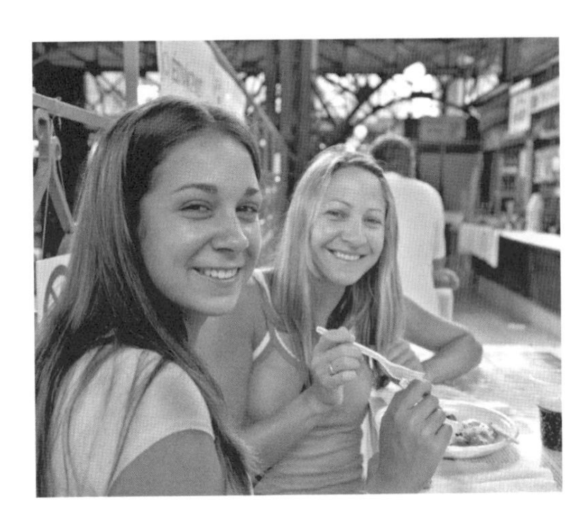

我和家人正要去賣場。我們可以在賣場的美食街吃東西。美食街是個很大的地方，有著許多販售食物的商家和一個很大的空間。在這裡販售食物的商家都是一些小的速食餐廳。在美食街的大空間，則是可以讓人們坐下來吃東西的地方。人們可以選擇要吃的餐廳，然後購買餐點以及選一個沒人使用的桌子，坐下來吃。

在美食街餐廳工作的人需要很快速地工作。他們問問題的速度很快，他們填寫點餐表的速度很快，工作人員也希望顧客可以很快地做選擇。

當一家人要在美食街用餐，每位家人都可以選擇從他喜歡的餐廳購買餐點，然後坐在同一桌用餐。或者，也可以全家人都吃同一家餐廳的餐點。這是我的爸爸、媽媽要做的決定。

一旦我的家人決定我們要買哪家餐廳或哪幾家餐廳的餐點之後，我們可以遵循下面的步驟來購買我們的食物：

1. 排隊。我們也可能是隊伍的第一個人。但如果有其他人排在我們前面，他們會比我們先點餐。如果排在我們前面的人很快地看了我們一眼，這可能表示我們站得靠他太近了。我們很難判斷他是不是因為這樣才看我們，但是往後退一步通常會有所幫助。

2. 點餐。想要知道何時可以點餐，可以仔細地觀察幫我們點餐的工作人員。當輪到我們點餐時，這位工作人員會看著你。他們也會說一些話，但他們可能會說得很快。例如，他們可能會說：「您想點什麼？」或是「輪到您了！」聽到點餐人員說這些話或看著我們，或是我們已經跟著隊伍前進到站在點餐人員的面前，這些都表示該我們點餐了。

3. 把食物放在托盤上。媽媽或爸爸可能會幫忙我拿。

4. 選擇一個位置坐下。我的媽媽或爸爸可能已經在我們所選擇的桌子那邊等我們了。

去賣場的時候，我和家人可能會選擇在美食街吃東西。■

故事 124 這個地方人真多！

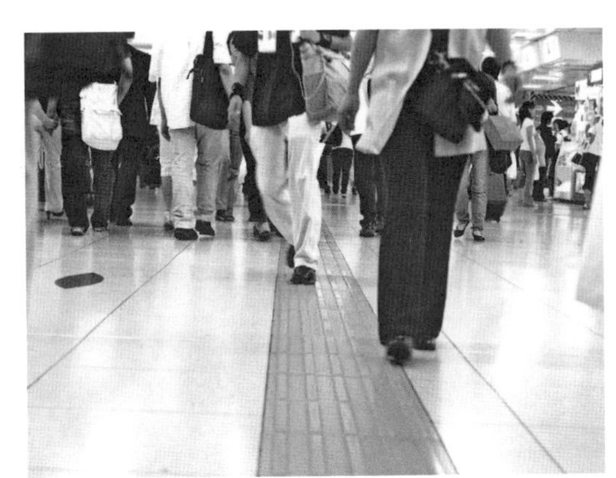

我居住的社區裡有商店和餐廳。有時候這個地方會非常繁忙。有一些線索可以讓我們知道這個地方很繁忙。這個地方可能很繁忙，如果：

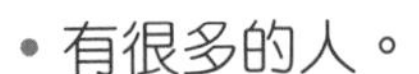

- 有很多的人。

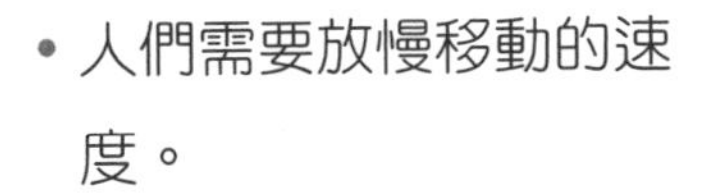

- 人們需要放慢移動的速度。
- 走路時，需要停下來讓別人先通過。
- 有一條或更多條排隊的隊伍。
- 有許多噪音，不僅僅只是聲音而已。
- 我的媽媽不像平時那麼常笑。
- 跟我一起去的人說：「好多人啊！」

有些人喜歡繁忙的地方，有些人不喜歡繁忙的地方。當我的爸媽進入一個很繁忙的地方，他們可能決定要留下來，或者他們也可能決定改天或晚點再來。這是因為對有些爸媽來說，他們可能很難在一個繁忙的地方保持冷靜和快樂。

如果一個地方很繁忙，我們可能會改變計畫，這是沒關係的。另外再找個時間，等這個地方人少一點時再來，可能會更有趣。

在社區裡，我們可能會到一個很繁忙的地方。我們可能決定要留下來，或是決定晚點或改天再來。■

學校

故事 125 今天是上學的日子嗎？

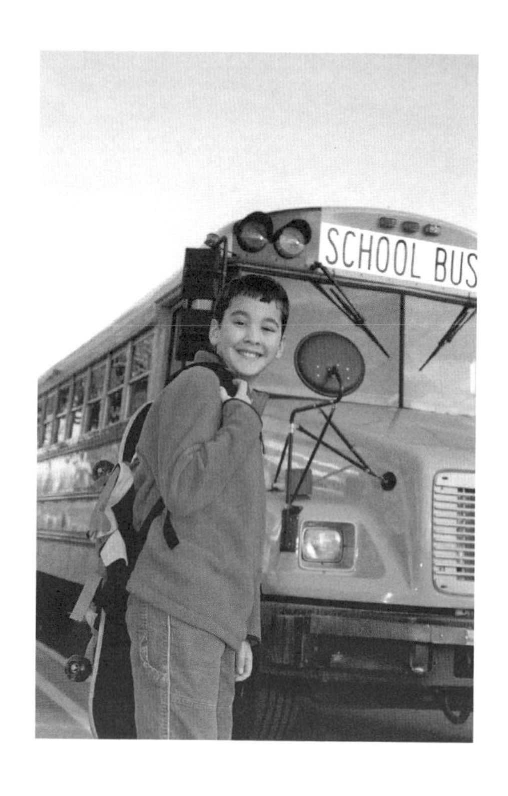

上學的日子我會到學校。通常星期一、星期二、星期三、星期四和星期五是上學的日子。但有些時候，我的學校（因特殊原因）會停課，學生是不用上學的。

一年之中有許多假期。有些假期長，有些假期短。這些假期都寫在學校的行事曆上。

有些特別的日子，我學校的老師們會到學校上班，但學生不用上學。這些日子稱為教師訓練或是教師工作日。通常這些日子也會寫在學校的行事曆上。

冬天，可能會下很多的雪，有時也可能會結冰。如果氣候讓車子或是巴士在路上很難前進或是不能安全地行駛，我的學校會停課，學生也不用上學。這些日子稱為下雪日。冬天裡，人們預期可能會有幾天的下雪日。但這些日子並沒有列在學校的行事曆上，因為沒有人知道雪會不會大到不用上學。我的爸爸、媽媽會收看當地的新聞，來了解有關下雪日的訊息。（譯者註：作者是美國人，美國冬天有些地方可能會因為下大雪而停課。在臺灣，夏天有時候可能會因為颱風而停課。）

有時候，我會搞不清楚今天或明天是不是上學的日子。我的爸爸、媽媽可以幫助我。爸爸、媽媽非常關心上學的日子，他們知道怎麼使用學校的行事曆和了解地方新聞。

上學的日子我會到學校。但有些時候，我的學校（因特殊原因）會停課，學生是不用上學的。■

故事 126 我今天需要向學校請假嗎？這是沒關係的！

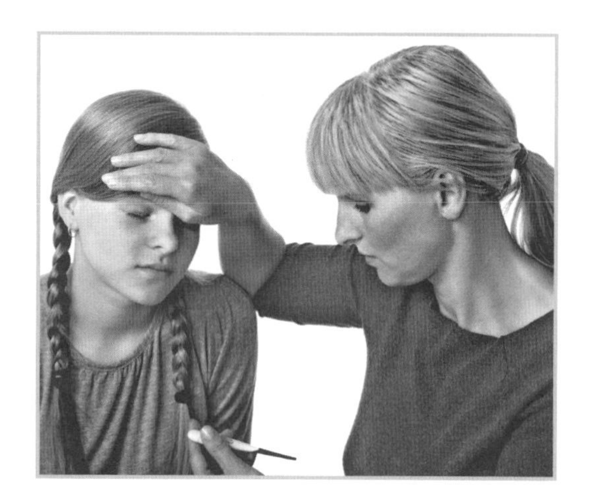

今天我需要向學校請假。我的爸爸、媽媽說，這是沒關係的。

小孩可能有很多的情況，需要向學校請假。小孩可能需要向學校請假，如果：

- 他生病了，而且需要留在家裡休息。
- 他需要看醫生或牙醫。
- 他要跟家人一起去旅行。
- 還有很多可能的理由，讓小孩可能會需要請假。

當小孩需要向學校請假，這是沒關係的。他的老師會幫忙，讓他知道要做什麼作業。這樣，他就能夠完成學校的功課了。

今天我需要向學校請假，因為 ______________________________ 。這是沒關係的。我的老師會告訴我需要做的作業，這樣，我就可以完成我需要完成的學校功課了。

明天我可能會回到學校上學，或者我可能需要再請一天的假。媽媽、爸爸會讓我知道，我什麼時候要回到學校上學。■

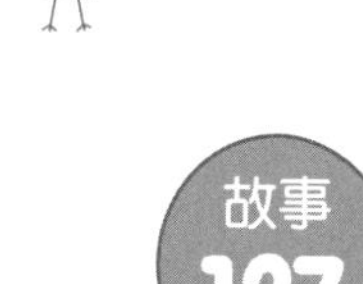

故事 127 上學的日子，但我需要辦理事先約好的事情

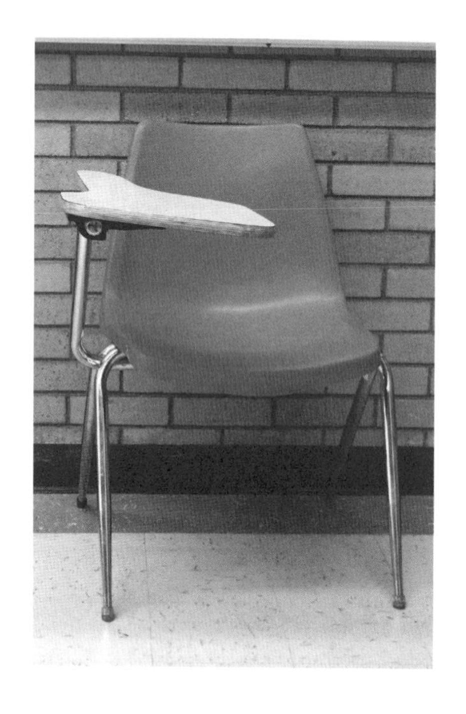

有時候，學生會有一些事先約好的事情需要辦理。（譯者註：這些事先約好的事情可能是到醫院檢查身體或是回診、辦理護照、參加比賽等等，通常是由爸爸、媽媽幫忙約的。）約好的事情有時候可能需要在上學的日子裡辦理。偶爾，我可能需要離開學校去辦理一些之前就約好的事情。

當我離開學校去辦理一件事先約好的事情時，學校仍然照常運作。老師和同學們都繼續留在學校上課。

如果一位同學因為需要辦理約定好的事情而沒有做老師指派的功課，這是沒有關係的。老師和爸爸、媽媽會提供協助。我可以再找時間完成那些作業或工作。

當我離開學校去辦理一件事先約好的事情，我可能會辦完之後當天就回到學校上課，或者我也可能另一天再回到學校上課。當天或是另一天再回到學校上課都是沒關係的。我的爸爸、媽媽和老師知道我的行程，知道我什麼時候需要離開學校去辦理事先約好的事情，以及什麼時候會再回到學校上課。離開學校去辦理一項事先約好的事情，是沒有關係的。（譯者註：但需要得到爸爸、媽媽或老師的同意。）■

故事 128 當我的老師在其它地方的時候

我的名字是安德烈。我的老師是史密斯老師。大部分上學的日子，史密斯老師都會在班上上課。但有時候她需要到其它的地方。

老師也會生病。史密斯老師可能會生病。她可能會需要在家休息。

老師會參加教師工作坊。史密斯老師可能會去參加教師工作坊。

許多老師都有孩子，而他們的孩子也可能會生病。史密斯老師有三胞胎孩子。三胞胎其中一位可能會生病，因此史密斯老師可能需要留在家中照顧他。

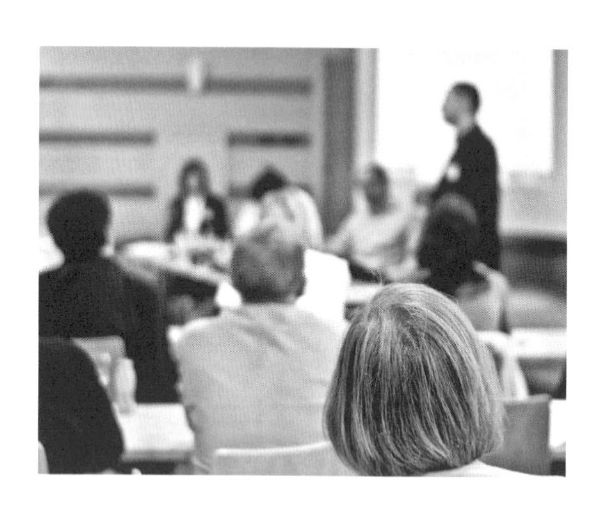

當史密斯老師需要去其它地方的時候，我們會有代課老師，這是沒關係的。史密斯老師會盡快地回到我們班上。■

故事129 代課老師代課的那一天

今天我們班有位代課老師。今天是代課老師上課的日子。意思是我們班的派克老師今天不在。有位代課老師在這裡。他的名字是馬肯先生。班上有些同學會表現得跟平常不太一樣。

代課老師來上課的日子，許多同學都像他們平常一樣地工作和玩耍。但是有些同學會比平常說更多的話、更常離開座位、更不遵守班上規則、工作的量比平常還要少。他們會犯他們平常比較不會犯的錯誤。

許多同學想幫助馬肯老師。如果班上的所有同學都表現得像派克老師在的時候一樣，對馬肯老師來說就是最大的幫助了。但是這樣的情況今天可能不會發生。有些同學可能不想幫助馬肯老師。他們想做一些其它的事情。

馬肯老師知道哪些同學在有代課老師的時候，會表現得跟平常不太一樣。他預期有些同學會犯那樣的錯誤。馬肯老師將決定他要怎麼做。他負責管理我們班上所有的同學，他也會管那些表現得和平常不太一樣的同學。

代課老師代課的日子，如果同學們都表現得和平常一樣，將會幫上很大的忙。對於代課老師和班上的同學來說，這都是個好選擇。有些同學會做出其它的決定，代課老師會決定他要怎麼管理這些學生。■

故事 130 班級課表

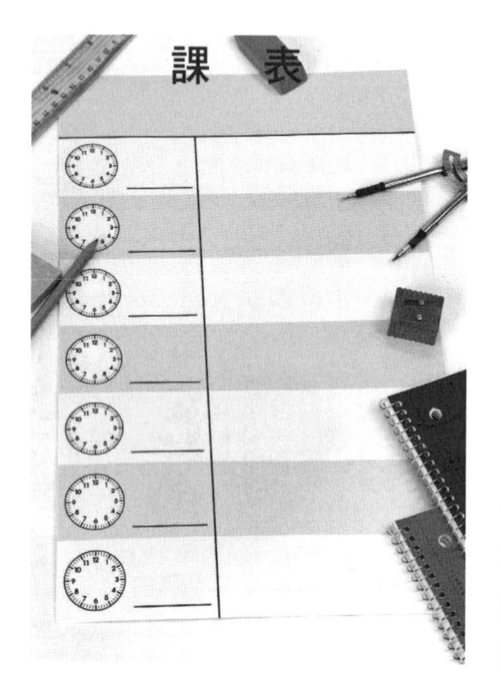

我的名字是凱特琳。我在瓊斯老師的班上，我們班有個課表。

瓊斯老師安排我們的班級課表，這是我們班的作息計畫。這張課表列出在大部分上學的日子裡，我們會做些什麼。

有時候瓊斯老師會決定要按照另一個計畫。課表上列著某一個活動，但我們卻進行另一個活動，這是沒關係的。當這種情況發生時，瓊斯老師會告訴我們她的新計畫。明天我們將會遵循班級課表原有的計畫。

大部分的時間，我們的班級課表跟瓊斯老師要我們做的事情是一樣的。有時候我們會進行另一個計畫。當這種情況發生時，我會試著做瓊斯老師要我們做的事情。■

關於我們班級課表的事實

我的名字是海莉。我在卡森老師的班上。我們班有兩個課表。

課表就是上面寫著時間和在那個時間裡要進行的活動。我們班有兩個課表，其中一個課表列出我們每一週所要進行的特別課程，以及這些特別課程開始和結束的時間，美術和體能課就在這張課表上。另一個課表列出了每天要進行的科目以及每個科目計劃開始和結束的時間，數學、寫作和科學就在這張課表上。

關於課表的事實是：它們不是人，課表不知道任何事情，它是張寫了字的紙。它是個沒有變化的計畫，貼在牆上讓大家可以看到。

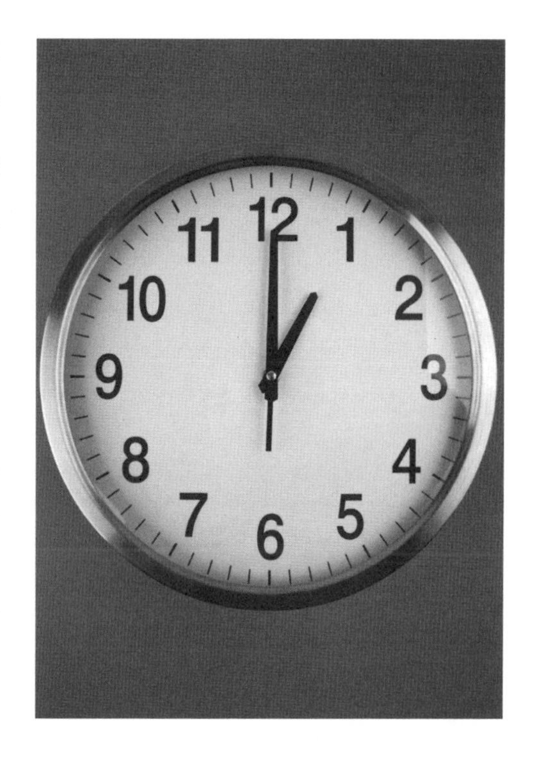

卡森老師知道很多事情。有時候她知道預先安排的課程活動並不適合我們班當時的情況。她會告訴班上同學，我們將要進行什麼活動。關於班級課表的另外一個事實是：任何時間卡森老師都可以改變課表。

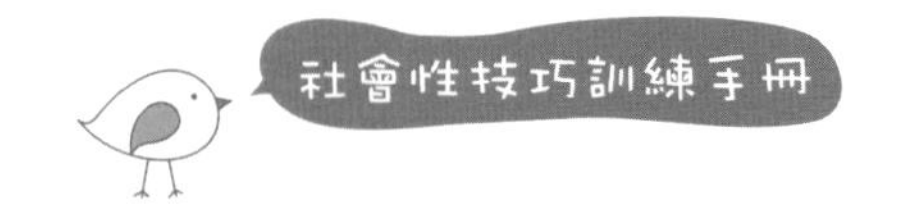

改變課表代表卡森老師比我們班的課表更具有權力。如果卡森老師告訴我們要做跟課表上不一樣的事情，我們會試著做。

下面有個例子。上星期，班級課表上寫著接下來在下午一點要上美術課。當卡森老師請我們把數學課本收起來的時候，突然，防災演習的警鈴響了。卡森老師說：「防災演習，請到門邊排隊，我們要到外面去。」卡森老師改變我們原先課表預定的活動。防災演習的時間很長，接下來的美術課就被取消了。

張貼的課表是張列出上課計畫的紙。在我們學校，大部分的時間，老師更具有權力可以改變課表上所寫的預定計畫。這是關於課表的事實。■

故事132 學習學校裡的指令

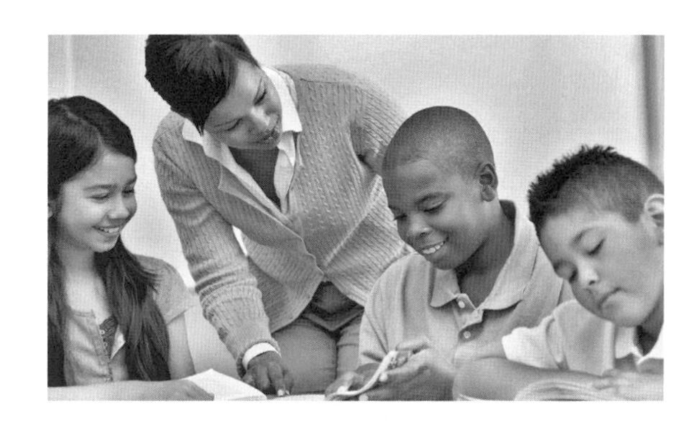

有時候，老師或其他的學校職員會告訴學生們該做什麼。他們會給學生指令。

指令可以幫助學生一起工作、學習和玩耍。指令也讓學生們保持安全。

指令包含兩個部分。第一個部分是給予指令，通常由老師們給予學生指令，老師給我和班上其他同學指令。關於指令的第二個部分是執行指令，這是學生們的工作。

我正在學習學校裡的指令。指令會幫助班上同學一起安全地工作、學習和玩耍。■

故事 133 提醒每個人要注意看和聽的黃色大圖卡

我的名字是伊萊，我有上學。我的老師是卡特老師，他有張大的黃色圖卡。

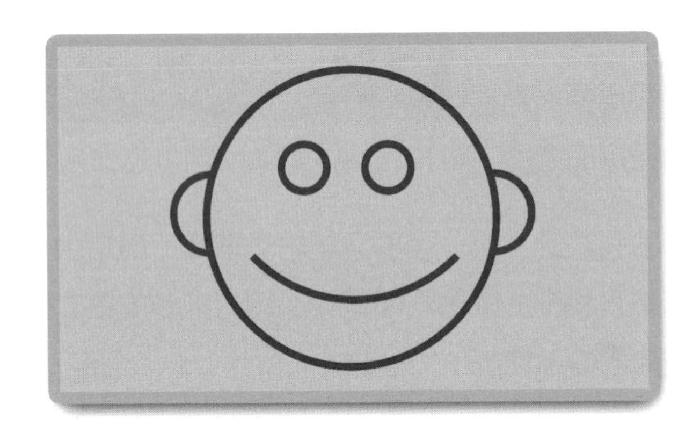

這是張提醒每個人要注意看和聽的黃色大圖卡。它代表著很重要的意義，就是**每個人都要試著注意看卡特老師，並且聽他說話**。大部分的時間，卡特老師稱它為「看、聽大圖卡」。那是他的圖卡，他可以這麼稱呼它。

卡特老師常常會跟我和其他人說話。許多時候，他會站在教室的前面跟我們大家說話。這時，他會在白板上貼著「看、聽大圖卡」，讓每個人都看到。這代表著每個人在這時候都要注意卡特老師。

當卡特老師幫我們上課的時候，他會在白板貼著這張圖卡。他教我們數學、閱讀、寫作、拼音、科學和其它科目的時候，都會貼上這張圖卡。卡特老師告訴我們關於回家作業的時候，也會貼上這張圖卡。當卡特老師給我和班上其他同學指令的時候，他也會貼上這張圖卡。任何時候只要卡特老師想跟班上所有人說話，他都會貼上這張圖卡。

下面的圖是這張圖卡的背面。有時候卡特老師並不需要班上所有人都聽他說話。有時，在我的班上所有同學都在工作的時候，卡特老師可能會需要跟另外一位老師或是校長說話。有時候，卡特老師可能會跟班上的幾位同學說話，例如：閱讀小組。或是他可能會過來只跟我一個人說話。這些時候，卡特老師就會在白板上貼著黃色卡片的背面。

這張黃色的大圖卡提醒班上每個人都需要注意看和聽，意思是伊萊和班上每一位同學都需要試著注意看卡特老師，並且聽他說話。它會幫助我，讓我知道什麼時候需要努力去注意卡特老師。■

故事134 這是我的老師要做的決定

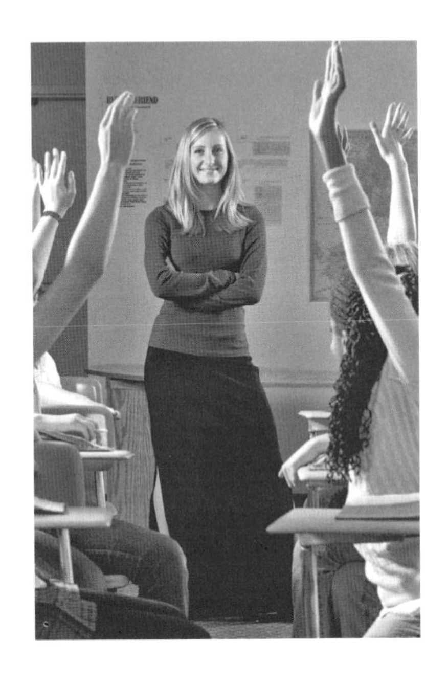

老師需要為他的班上做許多決定。決定是一個堅定而且通常是最後的選擇。老師會做許多決定，例如：誰負責收午餐的錢，以及如何照顧班上養的寵物。這是老師的工作。

老師常常需要對學生的點子做出一些決定。雅斯有個想法，她想幫忙收今天午餐的錢。雅斯班上的老師卡布老師會決定由誰來幫忙收今天午餐的錢。雅斯問卡布老師：「我可以幫忙收班上今天午餐的錢嗎？」

「好啊！」卡布老師回答。「好啊！」是卡布老師同意雅斯的想法。這個同意的決定代表雅斯可以幫忙收班上今天午餐的錢。

克里斯多福有個想法。他想讓班上的寵物倉鼠安琪到籠子外面玩。什麼時候可以讓安琪到籠子外面，是由卡布老師做決定。所以克里斯多福問卡布老師：「我可以讓安琪到籠子外面嗎？」

「克里斯多福，現在還不可以哦！」卡布老師說。「現在還不可以！」是個不同意的決定。這個不同意的決定代表的意思是，班上的寵物倉鼠安琪現在要留在牠的籠子裡。

老師們每天都做許多的決定，我的老師也做很多決定。有時候，我的老師可能會做同意的決定。其它時候，我的老師可能會做不同意的決定。做決定是我的老師工作的一部分。■

故事 135 我在隊伍中的位置

給我們班上指令，是我的老師的工作。試著去遵從這些指令，是我們的工作。

有時候，許多同學需要從一個地方移動到另一個地方。很重要的是，我們要試著排隊、安全地行走，並且能同時讓其他團體通過走廊。

許多同學喜歡排在隊伍的第一個。由老師來決定哪位學生排在隊伍的第一個。有時候是我排在隊伍的第一個。大部分的時間，將是另一個小朋友排在隊伍的第一個。當另一個小朋友排在隊伍的第一個時，我將會排在隊伍的其它地方。像這樣，老師讓每一位學生都能有機會排在隊伍的第一個。

我的老師決定誰排在隊伍的第一個。偶爾會是我排在隊伍的第一個，大部分的時間，會是另一位同學排在隊伍的第一個。我的學校是這樣排隊的。這就是人在地球上的生活。■

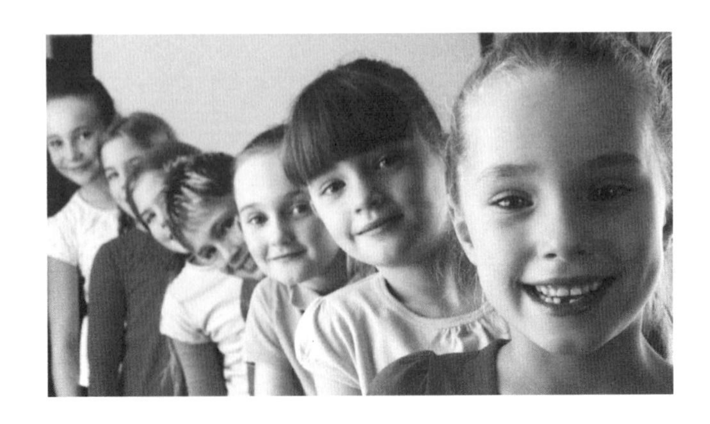

故事136 學習在學校排隊

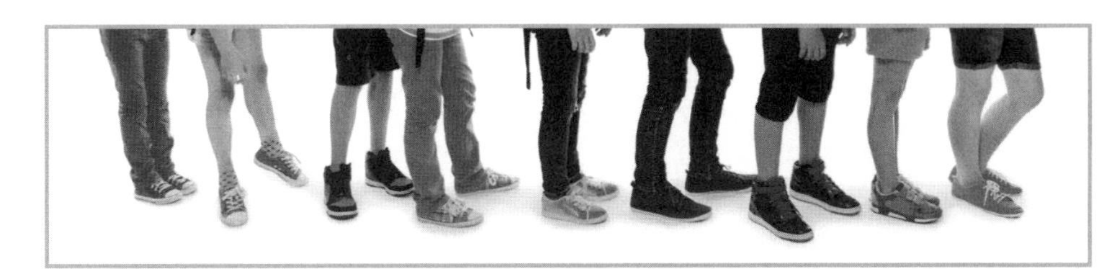

我正在學習關於在學校排隊的事情。知道如何排隊是很重要的。

在遊樂場或操場上，很多小朋友都想玩溜滑梯。一個小朋友正在溜滑梯的時候，其他想玩溜滑梯的小朋友會排隊等待。保持隊伍排得很直，會幫助大家很容易知道下一個該輪到誰溜滑梯了。

在飲水機前面，可能會有許多小朋友想要喝水。一個小朋友正在裝水喝的時候，其他的小朋友會排隊等待。保持隊伍排得很直，會幫助大家很容易知道下一個該輪到誰裝水喝了。

在學校餐廳（或吃午餐的時候），許多小朋友要拿他們的午餐。當一些小朋友正在拿餐點的時候，其他的小朋友會排隊等待。保持隊伍排得很直，會幫助大家很容易知道下一個該輪到誰拿午餐了。

排隊幫助小朋友們安全且公平地共享遊樂場、飲水機和餐廳。排隊也會幫助小朋友使用學校的其它地方。保持隊伍排得很直，會幫助大家很容易知道「下一個」該輪到誰了。在學校或是其它地方輪流等待的時候，我會試著練習排隊。■

故事 137 到門口排隊

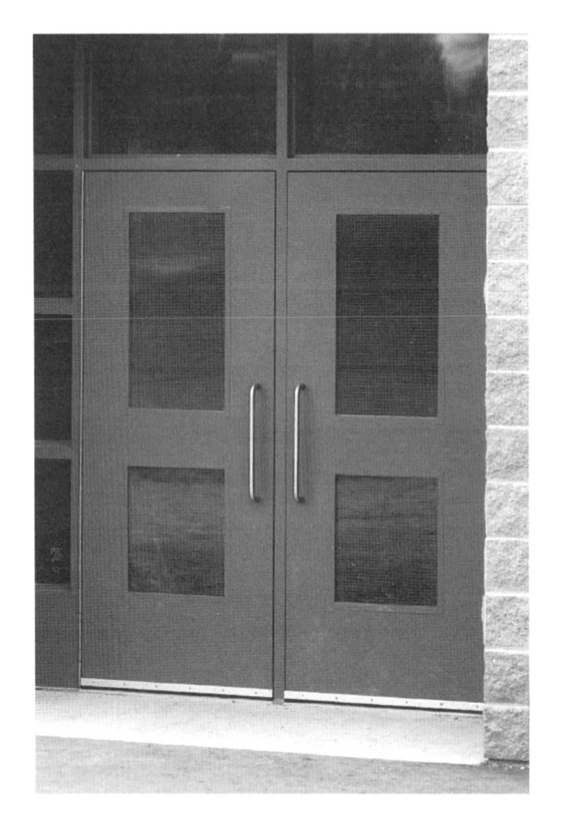

我的學校有很多學生。有時候我的老師會對同學們說：「到門口排隊。」到門口排隊通常代表我們要移動到另一個地點。

當我們「在門口排隊」時，我們會試著一個接一個地站著。有一位同學站在最前面，第二位同學站在第一位同學的後面，第三位同學站在第二位的後面。除了第一位同學以外，其他排隊的每位同學都是站在隊伍中另一位同學的後面。

排隊的時候，隊伍會靜止不動一段時間。有時候可能會讓人覺得有點擠，這通常會發生在有很多同學要在很小的地方排隊。有時候有些同學會利用這時候把衣服紮進褲子或是抓抓他們的頭，有些同學則是稍微動動他們的身體。在他們做這些事情的時候也可能會碰到排在他們周圍的同學。

我的老師可能會告訴我們「站好」，站好代表著站著不動，這樣會讓隊伍裡的人覺得比較舒服，也可以幫助我們準備好移動到另一個地點。

當我的老師告訴我們到門口排隊，了解「到門口排隊」的意思和接下來會發生的事情會有所幫助。■

故事 138 我會排在隊伍的第一個嗎？

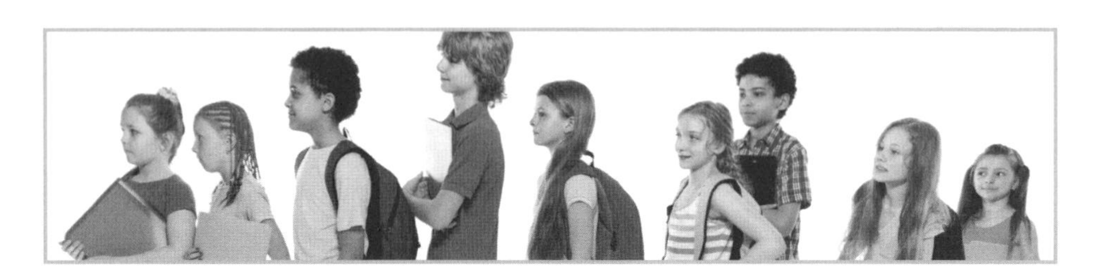

有時候我們班會排隊。偶爾，我會排在第一個。大部分時間，我會在隊伍的其它地方。

當我的老師說：「請到門口排隊。」我們會排成一直線。一位同學排在第一個位置，另一位同學排在第二個位置，再一位同學排在第三個位置，這樣繼續下去。每位同學在隊伍中都有一個位置。排隊幫助我們安全地從一個地方移動到另一個地方。

我喜歡排在隊伍的第一個位置。偶爾（有時會等很久才發生），我會排在隊伍的第一個位置。當這種情況發生時，老師會在我的正前方。

許多同學都像我一樣，想要排在隊伍的第一個位置。為了公平，我們輪流排在隊伍的第一個位置，這就是為什麼大部分的時間都是別的同學排在隊伍的第一個位置了。當這種情況發生時，我的同學會站在我的前面，這是沒有關係的。

有時候我們班會排隊。偶爾，我會排在隊伍的第一個位置。大部分時間，其他同學會站在隊伍的第一個位置。這是公平的，也是沒關係的。■

故事139 在學校學習尊重

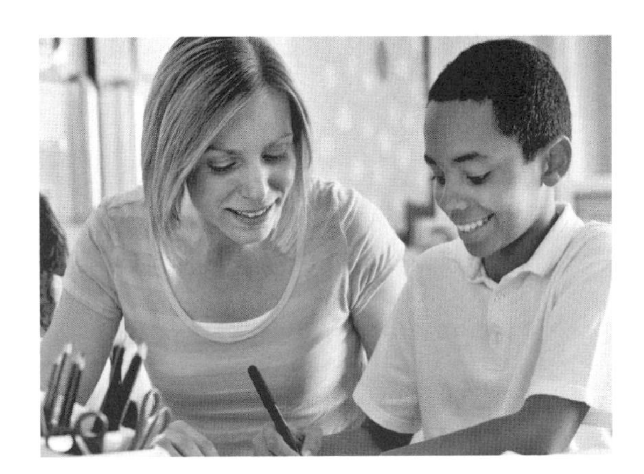

尊重是細心地對待別人，以及為其他人著想。人們用良善的話語和行為來表現對別人的尊重。尊重幫助每個人都覺得自己是受歡迎、舒服和安全的。

老師和同學們在學校都試著表現出尊重。下面有一些例子：

- 尊重是使用良善的話語和行為。
- 尊重是細心地幫助另一位同學。
- 尊重是分享。

尊重是細心地對待別人，以及為其他人著想。在學校，尊重會幫助每個人都覺得自己是受歡迎、舒服和安全的。■

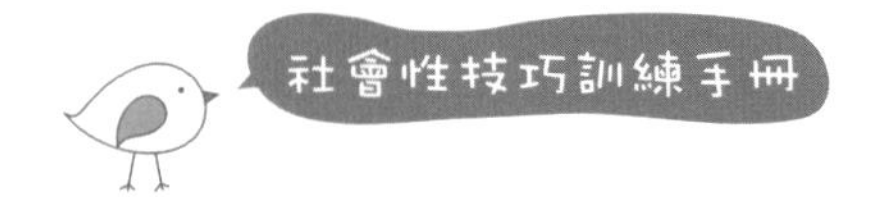

在學校表現尊重

尊重是細心地對待別人，以及為其他人著想。人們用良善的話語和行為來表現尊重。尊重幫助每個人都覺得自己是受歡迎、舒服和安全的。

老師和同學們在學校都試著表現出尊重。下面有一些例子：

- 尊重是使用良善的話語和行為。當潔可老師在教她五年級班上學生的時候，她常常使用溫柔的聲音，並且面帶微笑。
- 尊重是細心地幫助另一位同學。莎曼莎裝書錢的信封和錢掉在走廊上。荷西看到了就撿起信封，並且說：「莎曼莎，妳掉了這個！」
- 尊重是分享。亞當需要藍色的彩色筆。珍娜有枝藍色的彩色筆。「借你！」珍娜告訴亞當，「你可以用我的。」
- 「謝謝妳，珍娜。」亞當說。說「謝謝」也是表現尊重。
- 尊重是當別人在想事情或是做他們的作業時，會保持安靜地工作。崔斯頓第一個完成他的工作。在考試結束前，他都很安靜地在看一本書。

尊重是細心地對待別人，以及為其他人著想。在學校，尊重會幫助每個人都覺得自己是受歡迎、舒服和安全的。■

故事 141 用尊重的態度跟老師說話

學生學習用尊重的態度跟老師說話。尊重是細心地對待別人，以及為其他人著想。當學生用尊重的態度說話時，他們會用平靜的聲音和良善的話語。

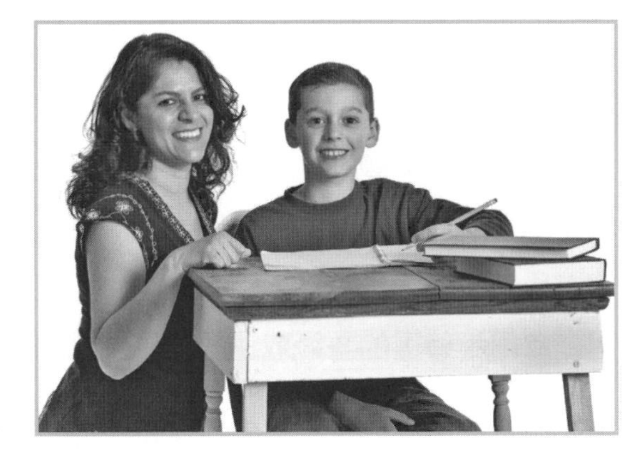

當學生覺得快樂、平靜或舒服的時候，比較容易用尊重的態度說話。

有時候，學生可能會遇到問題或是覺得挫折或生氣。挫折和生氣是兩種負面的感覺。負面的感覺會讓人覺得不舒服，這些感覺會讓人很難用尊重的態度說話。很重要的是，學生要學習如何掌控負面的感覺。這樣即使當自己覺得不舒服，也能用尊重的態度說話。

許多學生努力學習掌控他們的感覺。經過多次的練習，許多學生發現掌控他們自己的感覺，會幫助他們比較容易用尊重的態度說話。■

故事142 在學校用尊重的態度再說一次

我正在學習尊重。尊重幫助每一個人都覺得自己是受歡迎、舒服和安全的。學習用尊重的態度跟老師說話是一種技巧，學生需要想一想和練習用尊重的態度說話。有時候學生可能會在尊重的態度上犯錯。學生可能會用不尊重的語氣或話語跟老師說話。

用不尊重的態度跟老師說話是一個錯誤。老師希望學生能有好的表現，並且用尊重的態度對待別人。當有學生用不尊重的聲調或是語詞跟我的老師魏斯特先生說話的時候，魏斯特老師會說：「請用尊重的態度再說一次。」

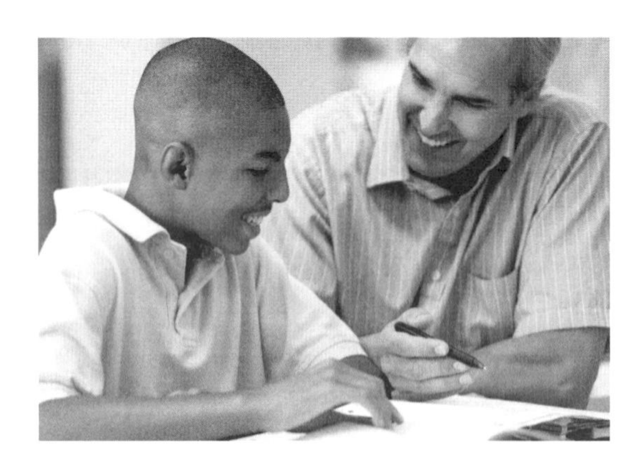

「用尊重的態度再說一次」，給學生們很重要的第二次機會。這讓學生有機會想一想，並且用平靜的聲音和願意合作的話語再說一次。這讓學生有機會將相同的事情用尊重的態度再說一次。

如果魏斯特老師對我說：「請用尊重的態度再說一次。」這表示我剛剛在尊重的態度上犯了錯誤。我會試著想一想，並且用平靜的聲音和願意合作的話語再重說一次。我會試著用尊重的態度再說一次。

許多學生會在尊重的態度上犯錯。經過練習，他們學會用尊重的態度跟老師說話的技巧。■

故事143 當我在學校用尊重的態度說話

我正在學習用尊重的態度說話。用尊重的態度說話，是使用平靜和受到良好控制的聲音，以及願意合作的話語。當跟成人、班上同學、朋友一起工作和玩耍時，用尊重的態度說話是很重要的。這樣每個人都會覺得很舒服。

在學校照顧我的成人會注意到我用尊重的態度說話。例如：在書展的時候，我真的很想要其中的一本書，但是我的錢不夠買那本書。一位成人請我把那本書放回書架的時候，我真的非常失望，但是我用願意合作的話語和平靜的聲音回答：「好。」

下面所列出的，是我曾經在學校用尊重的態度說話的事件：

____

____

____

當我用尊重的態度說話時，人們會注意到。當我用平靜的聲音和願意合作的話語說話時，他們會覺得平靜和舒服。■

什麼是練習？

學生需要學習很多重要的技巧。閱讀是一種技巧；數學、寫字和拼音都是技巧。練習是幫助學生學習的一種方式。

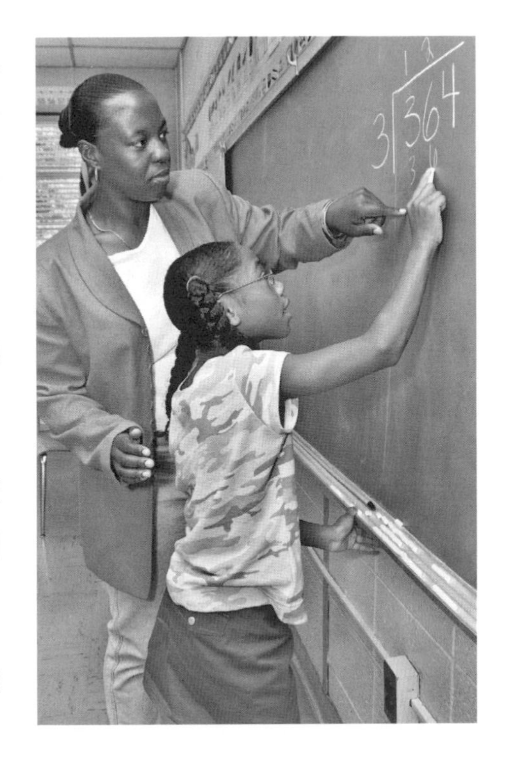

有時候，老師會請學生練習一些技巧。練習是細心地重複做一個技巧。

當學生們學習加法，他們會練習解決許多跟加法有關的數學問題。

當學生們學習寫字，他們會練習將每個字寫很多次。

當學生們學習拼一個字，他們會練習正確地把音拼出來。

練習可以幫助學生學習許多重要的技巧。■

故事145 學習的過程中常常容易犯錯

學生常常會犯錯，這是沒關係的。在學習的過程中常常容易犯錯。

學生學習加法或減法的時候常常會犯錯，這是沒關係的。在學習數學的過程中常常容易犯錯。

學生學習寫注音和國字的時候常常會犯錯，這是沒關係的。在學習寫字的過程中常常容易犯錯。

學生在學習植物、動物、岩石或外太空的時候常常會犯錯，這是沒關係的。在學習科學的過程中常常容易犯錯。

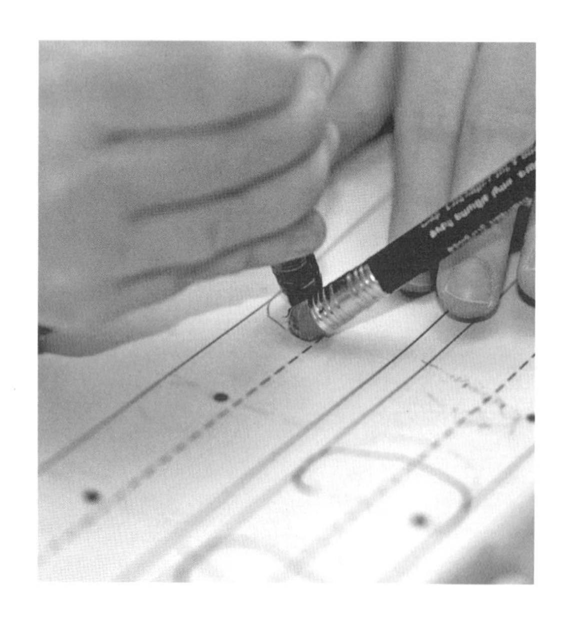

學生在學習關於其它國家、這些國家的歷史和人民的時候常常容易犯錯，這是沒關係的。在學習地理、歷史和社會研究的過程中常常容易犯錯。

學習的過程中，學生常常容易犯錯。我可能會在學習的過程中犯錯，這是沒關係的。

故事146 學校作業就是練習

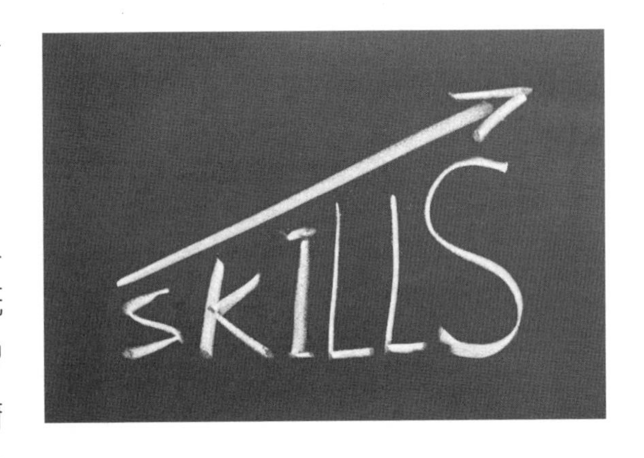

學校是我學習許多新事物的地方。學校也是我練習學過的事物的地方。

練習是一次又一次地反覆做一項技巧或了解某個概念的相關習題。歌唱家練習唱歌，足球員練習球技，廚師練習廚藝，音樂家進行跟音樂相關的練習，高爾夫球員練習球技，學生進行學業相關的練習。他們都反覆練習，為了讓學習到的技巧變得更容易，也為了讓他們能表現得更好。

學校裡的許多技巧都因為反覆練習而變得更簡單和更快完成。剛開始閱讀新字比較慢，練習多了就變得比較容易和快速。剛開始做加法或乘法問題會比較慢，練習多了就變得比較容易和快速。剛開始拼新字比較慢，練習多了就變得比較容易和快速。

老師出作業讓學生練習新的技巧。如此，學過的技巧就會變得比較容易，而學生又可以準備學習新的事物了。我會試著完成作業來練習新的技巧。■

故事147 學會面對和處理錯誤是很棒的！

做學校作業時有錯誤，該怎麼辦？

失誤也是錯誤的一種，所有的學生都會犯錯。所以大部分的學生在作業上看到錯誤都不會很驚訝。他們可能會覺得傷心或失望，但並不會很驚訝。

預期會有錯誤，可以幫助學生準備去面對在老師歸還作業時看到這些錯誤的失望感。預期會有錯誤，也可以協助許多學生保持冷靜，這樣才能好好地思考和處理錯誤。

有時候，老師會請學生訂正作業上的錯誤，這是許多鉛筆上面都有橡皮擦的原因之一。學生試著了解他們哪裡做錯了。然後，他們擦掉錯誤，並且把它做對。這是個處理錯誤的好方法。

也有些時候，學生可能很難了解為什麼某個答案是錯的。保持冷靜可以幫助學生做最好的思考。有時候想得稍微久一點，可以幫助學生更正錯誤。這是另一個處理錯誤的好方法。

針對某些錯誤，學生可能常常需要協助。他們會試著了解他們哪裡做錯了，然後想得稍微久一點，但如果仍然對這些錯誤感到困惑，他們會因此去尋求協助。尋求協助是另一個面對錯誤的好方法。

我是個學生，我很可能會犯錯。我正在學習預期我可能會犯錯。這樣，我可以學習好好地面對和處理我的錯誤。■

故事148 讓我的老師知道，我有個疑問

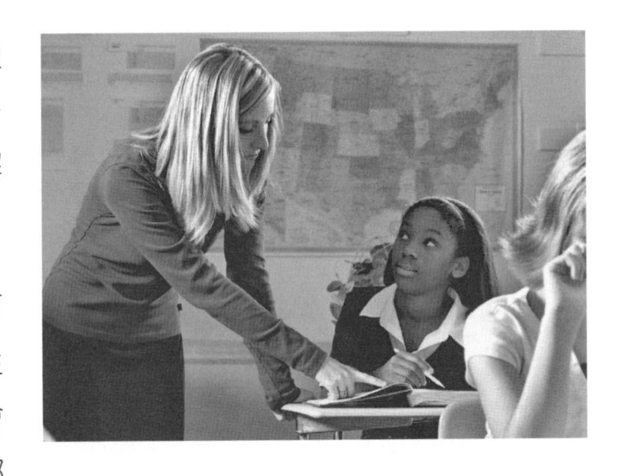

老師和學生可能會談很多事情。他們常常會談到一些好消息，他們也能一起解決問題。

有時候，學生可能會有疑問，或者覺得挫折或生氣。讓老師知道這些情形會有幫助，這樣老師才知道哪裡有問題。老師會想要提供協助。老師有很多的點子，可以幫忙解決問題。

如果我在學校有疑問，讓老師知道可能會有幫助。如果我覺得挫折或生氣，告訴老師可能會有幫助。我的老師有許多點子，可以幫忙解決問題。

老師可以協助學生解決問題，並且讓學生再次覺得比較舒服一些。

■

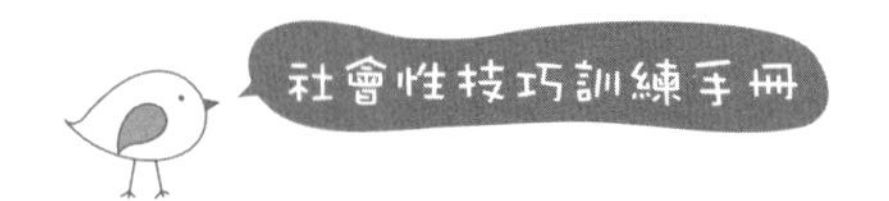

故事 149

面對困難的學校作業，要保持冷靜

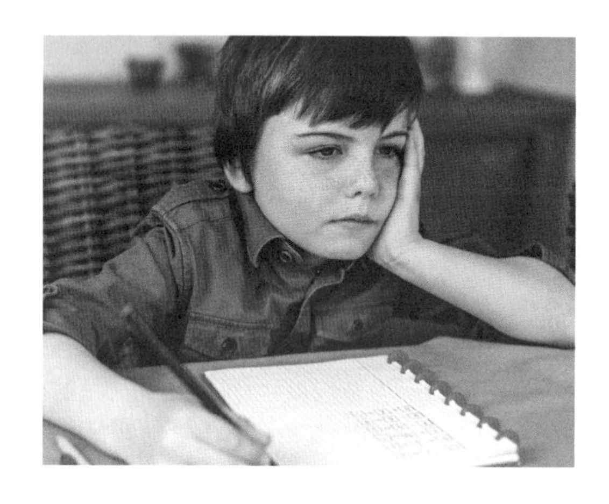

學生在學校學習新的概念和技巧。有時候學習是容易的，有時候學習是困難的，尤其是學習新事物的時候可能會比較困難，這是沒關係的。

面對一項困難的作業，保持冷靜是很重要的。保持冷靜幫助學生能做更清晰和聰明的思考。

大部分的學生會運用一項計畫或行動——一項策略——來幫助他們保持冷靜。

有些學生會深深吸一口氣再慢慢吐氣，來幫助他們掌控他們的感受。

有些學生會試著想起一些他們喜歡的事物來幫助他們保持冷靜。

有些學生「在心裡對自己喊話」，他們可能會這樣對自己說：「我很好，很安全」或是「我的老師會協助我」。

有些學生會先休息一下再回來工作。

老師知道在學校保持冷靜和舒服是很重要的。他們可以協助我找到適合我保持冷靜和掌控自己感受的方法。這樣，我就可以做出最好的表現。■

故事150 如果學校功課有點難，老師可以提供協助

學生在學校學習新的概念和技巧。有時候學習是容易的，有時候學習是困難的，尤其是在學新事物的時候可能會比較困難。這時，成人可以提供協助。

成人是從小孩長大成為成人，他們以前也到學校上學。有些學校功課是容易的，有些學校功課是困難的。成人學過我現在正在學習的技巧。

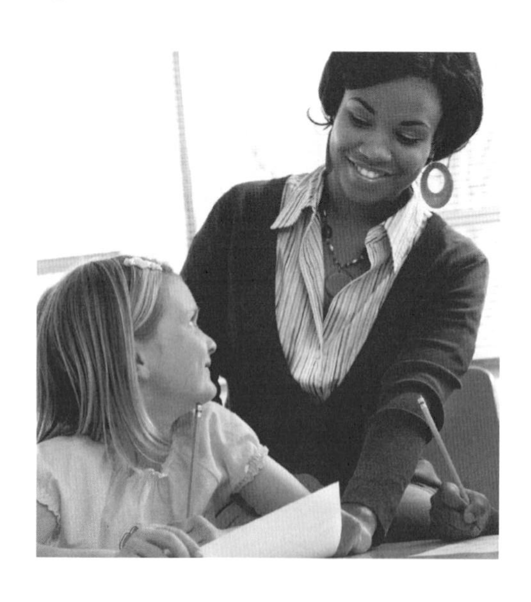

老師和其他成人可以協助孩子練習和學習新的技巧。孩子也可以請求協助。這樣，成人可以知道他需要提供協助。

成人有許多不同的方法可以協助孩子學習。有時候成人會解釋或示範，有時候成人會一步一步地告訴孩子該怎麼做。

成人也可能用提問的方式來提供協助，用問題來協助學生思考和解決一項問題或概念。成人已經知道答案了，但是他們希望能協助學生自己想出答案來。所以，問學生問題也是成人教導學生的一個方法。

面對困難的學習，成人可以提供協助。■

故事 151 我的老師在想什麼？

在學校，我的老師總是在思考。

這位老師正在說明課程。讓我們猜猜，這位老師可能正在想什麼呢？

這位老師正在改作業。讓我們猜猜，這位老師可能正在想什麼呢？

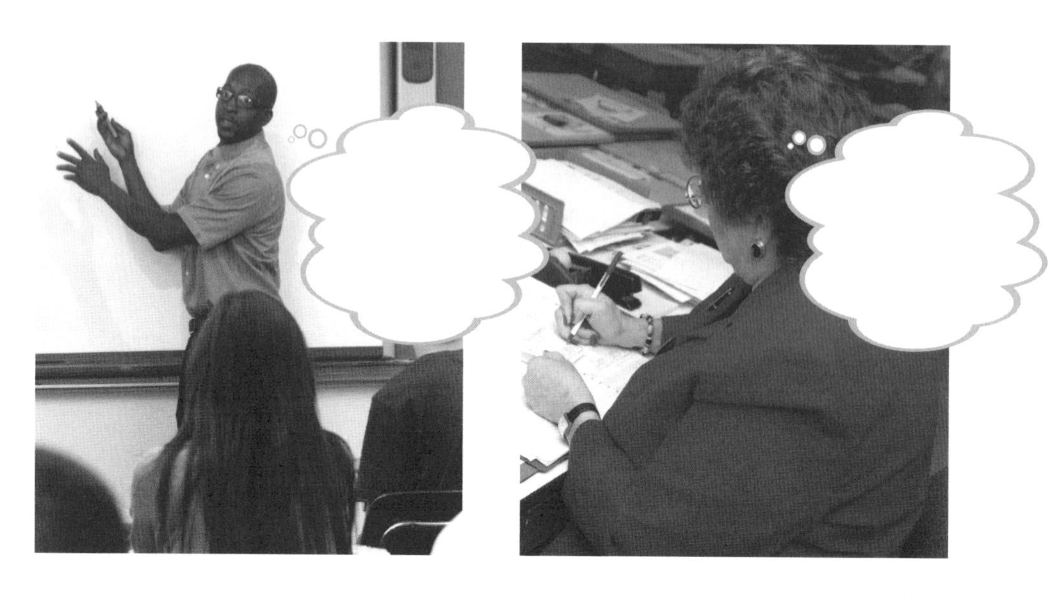

這位老師正在看學生們玩遊戲。讓我們猜猜，這位老師可能正在想什麼呢？

這位老師正在看班級課表。讓我們猜猜，這位老師可能正在想什麼呢？

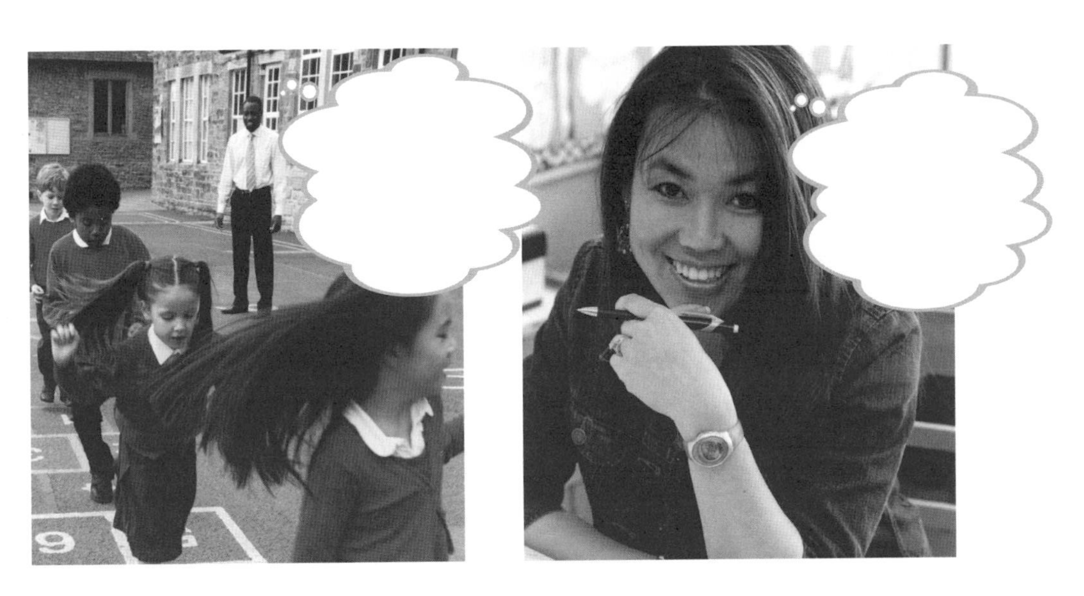

在學校，老師們總是在思考。■

故事152 如何做個寫作盒？

學習寫作需要很多的時間和練習。學生有許多很好的想法。寫作盒可以保留這些想法，做為寫作時的參考。

可以用個空鞋盒來當寫作盒，讓每個學生準備一個屬於自己的鞋盒。學生可以裝飾他自己的鞋盒或是不裝飾它也可以。

每個學生可以把喜歡的東西，像是照片、玩具或是小東西放在鞋盒裡。這些東西可以讓鞋盒變成學生自己的寫作盒。這個鞋盒會放在學校不帶回家。

鞋盒裡的東西可以協助學生在進行許多寫作作業時，找到想寫的主題。學生從鞋盒裡選一項東西，成為提供寫作主題的點子。

有時候，在進行寫作時把提供點子的東西放在面前會有幫助。學生可以寫下他們對某項物品的記憶，或是在一張照片中找到有趣的細節。如此，寫作盒可以幫助學生發展他們的點子。

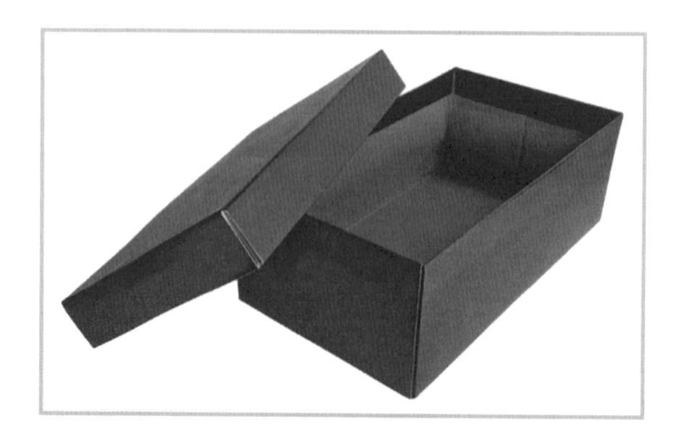

許多學生在學校使用寫作盒。寫作盒可以幫助他們發現主題和發展他們的點子。我可以試著做個在學校用的寫作盒，也可以再做個在家裡用的寫作盒。■

如何寫個真實的故事？

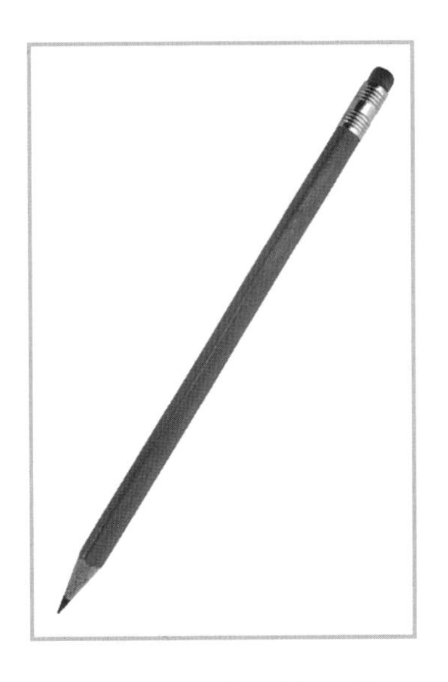

我正在學習利用我的寫作盒來幫助我寫一個真實的故事。一個真實的故事，是描述一些曾經真正發生過的事情。學生常常在日記裡寫真實的故事。學習寫個真實的故事，我可以試著運用下面的五個步驟：

步驟一

一個真實的故事是關於真人的事情。他們是這個真實故事的人物，主角是在這個故事中最重要的人物。我可能是我的真實故事的主角。或者，我可以寫關於某個我認識的人的真實故事。我會試著為我的故事選一個主角。

步驟二

一個真實的故事常是描述一個過去的經驗。我有個寫作盒，裡面裝有許多真實經驗的照片。我可以試著選擇一張照片，描述這張照片中曾經發生過的事情。

步驟三

閱讀我的故事的人們可能想知道在照片中有哪些人，以及照片在哪裡拍攝的。這些描述可以為我的故事做很好的開頭。我會試著為我的故事寫個開頭。

步驟四

閱讀我的故事的人們可能想知道照片中的人物或是動物在做什麼。這部分的描述可以在我的故事中成為很好的中間內容部分。我會試著為我的故事寫個中間內容。

步驟五

閱讀我的故事的人們可能會想知道我的故事將如何結束，他們想要知道最後發生了什麼事情。我的故事需要一個結局。我會試著為我的故事寫個結局。

一個真實的故事是關於曾經真的發生過的事情。遵照上面的五個步驟可以幫助我比較容易寫出我的故事。我會試著寫個有主要角色，以及有開頭、中間和結局的故事。■

可以用來完成工作的方法

我的名字是布萊登。我就讀林肯小學，是個很棒的學生。大部分的時間，學生需要完成他們的工作，這是很重要的。

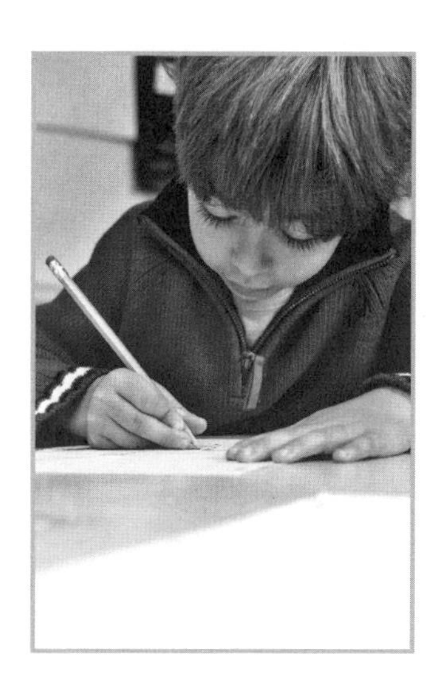

一次做完

一次做完是完成工作的一個方法。意思是學生開始他的工作，持續地進行，並且完成它。然後這位學生再開始另一項活動。

學生常常需要用另一個方法進行他們的工作

學校的課表充滿許多活動。有時候學生需要用另一個方法來完成他們的工作。但需要由成人來決定：學生是不是可以用另一個方法來完成他們的工作。

完成工作的另一個方法：

- 學生開始工作，然後他們
- 去做其它的事情，然後
- 再回來，繼續完成之前在進行的工作。

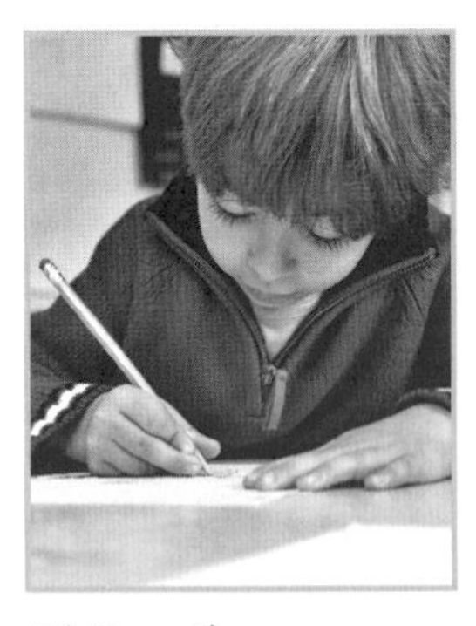

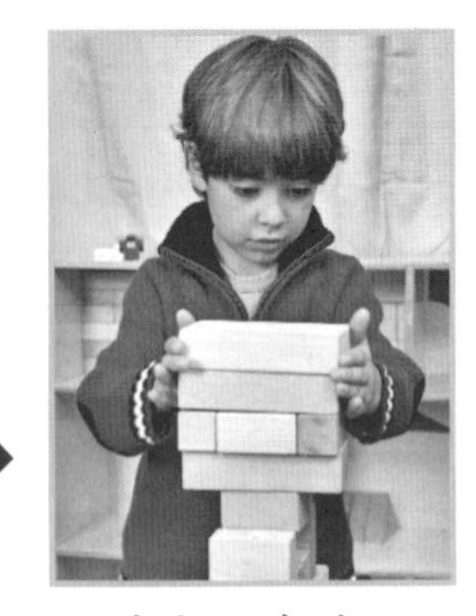

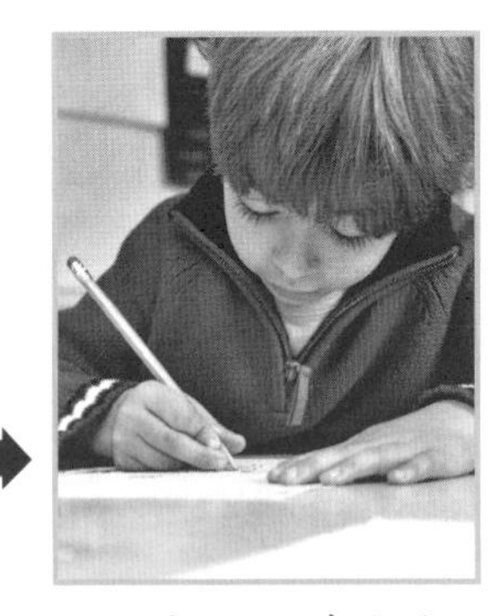

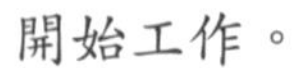

開始工作。

做其它的事情。

再回來，繼續完成之前在進行的工作。

大部分的時間，學生完成他們的工作是件很重要的事情。有兩個方法可以完成工作：一次做完或用另一個方法完成。每個上學的日子，成人會決定哪個方法是適合當天進行的方式。■

故事155 可以在小組活動中提出的好問題

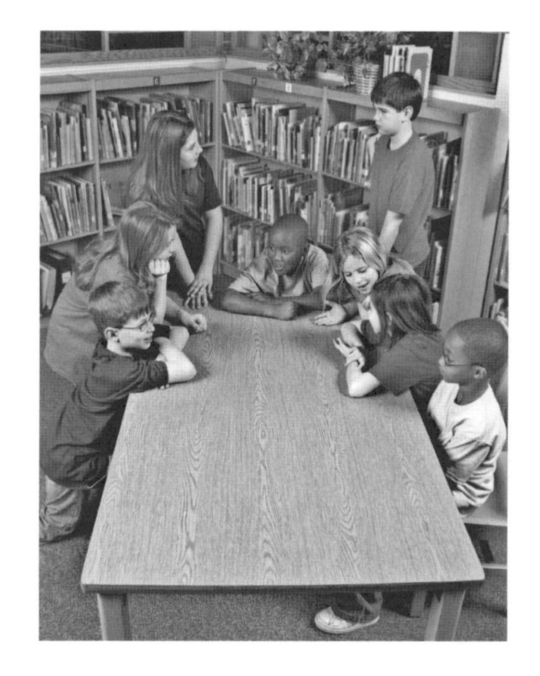

提出問題是學習很重要的一部分。當同學們一起工作時，提出什麼樣的問題會是好的問題呢？

哈利老師的班上分成幾個小組。每個小組選擇一個城市進行研究。什麼是關於這個主題的好問題呢？

一個好問題是既可以提出建議，同時也能詢問其他人的想法。例如：「也許我們可以研究美國俄亥俄州的哥倫比亞市？還有哪些城市是我們可以考慮研究的呢？」

一個好問題可以邀請其他人加入。例如：「翟克利，你去過美國加州的聖地牙哥市。你覺得那個城市可以列入我們考慮的城市名單內嗎？」

一個好問題可以表現出對別人正在進行的事情的興趣。例如：「傑克森，我很喜歡你之前畫我們鎮上的地圖。你可以幫我們要研究的城市畫個城市地圖嗎？」

一個好問題可以幫一個點子增加細節。例如：「傑克森，你覺得將我們研究的城市其中一條街道畫成立體圖片的這個想法怎麼樣呢？」

一個好問題可以協助同學一起解決問題。例如：「傑克森，黛拉想畫城市地圖。如果由她來畫城市地圖，由你來畫其中一條街道的立體圖，這樣會節省一些你的時間，你覺得怎麼樣？」有時候，可能會需要成人的協助來找尋解決之道。

一個好問題可以從別人那裡尋求協助。例如：「我想要寫這個主題的報告，可是我需要幫忙，有誰可以幫助我嗎？」

當同學們在小組裡一起工作，一個好問題可以幫助同學們分享想法或解決問題。■

緊急狀況？

我學校裡的人們知道該怎麼做

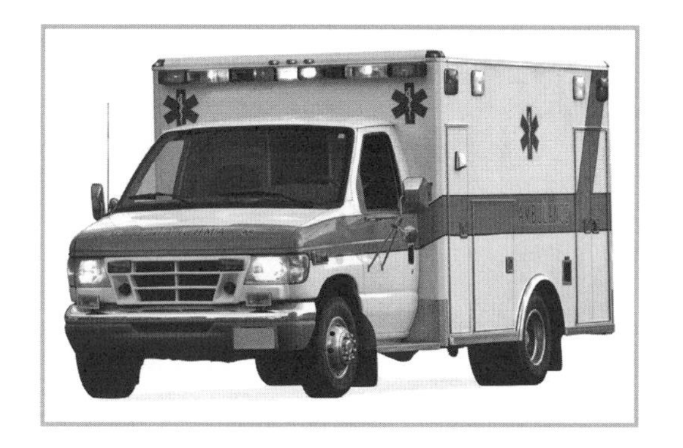

偶爾，我的學校裡會發生緊急狀況。緊急狀況是一個危險的、有時是非預期的情況。發生緊急狀況時，人們需要馬上採取行動。

學校裡有多種的緊急狀況。有一次，坎德菈在戶外摔跤，跌斷了她的手臂，那是個緊急狀況。我們班的柏斯老師馬上幫助坎德菈，他知道該怎麼做。坎德菈現在已經好了。

另一次，凱瑟老師班上的尼古拉出乎我們意料之外地病得很嚴重。早上他都好好的，突然他就覺得很不舒服。凱瑟老師馬上幫他叫了一輛救護車載他到醫院。尼古拉現在已經好了。

火災和龍捲風也是學校非常大的緊急狀況。遇到這些緊急狀況，在學校的每個人都需要知道該做什麼，每個人都需要同時馬上行動。我的學校還沒有發生過火災，也沒有遇過龍捲風。但如果發生這些情況，學校中的每個人都知道要怎麼做。

偶爾，我的學校會發生一些緊急狀況。如果發生了，我學校裡的人們知道要怎麼做。■

故事 157 什麼是演習？

遇到緊急狀況的時候，很重要的是，人們要馬上採取行動，並且知道要怎麼做。演習可以幫助人們事前準備遇到大的緊急狀況時要怎麼辦。什麼是演習呢？

演習是在平時假裝有狀況發生的練習，幫助我們每次遇到狀況的時候，都能以相同且最好的方式來處理。演習幫助人們犯比較少的錯誤。

大的緊急狀況發生時，非常、非常、非常重要的是每個人都知道要怎麼做。這可以幫助每個人都安全。為了這個理由，許多人用演習來練習面對大的緊急狀況。消防人員、警察、醫師、護理師和我學校裡的許多人，都用演習來練習面對緊急狀況。

演習是練習，幫助我們每次遇到狀況的時候都能以相同且最好的方式來處理。這樣，遇到大的緊急狀況時，每個人會知道該採取哪些最好的行動。人們用演習來幫助他們練習。這樣，他們會準備好面對大的緊急狀況。■

故事158 為什麼校長要安排演習？

大部分的學校建築物是安全的地方，但在非常偶爾的情況下，也有可能會在我的學校遇到大的緊急狀況。在學校遇到火災和龍捲風算是大的緊急狀況。每學年我的校長會安排幾次演習，讓我們練習如果遇到火災或是龍捲風該怎麼做。（譯者註：在臺灣，學校可能會做火災和地震的演習。）

演習是練習，幫助我們每次遇到狀況的時候都能以相同且最好的方式來處理。遇到緊急狀況的時候，很重要的是我們可以馬上採取行動。知道該怎麼做會幫助人們保持冷靜和安全。演習的時候，所有的事情都是安全、沒問題的。這是練習面對緊急狀況的最好時機。

我們的校長會安排演習，她知道這些演習什麼時候會發生。我們學校裡大部分的人不知道火災或是龍捲風的演習什麼時候會發生。不知道什麼時候會發生是演習的一部分。因為火災和龍捲風常常都是在不可預期的情況下發生的，所以用這樣的方式來練習是很重要的。

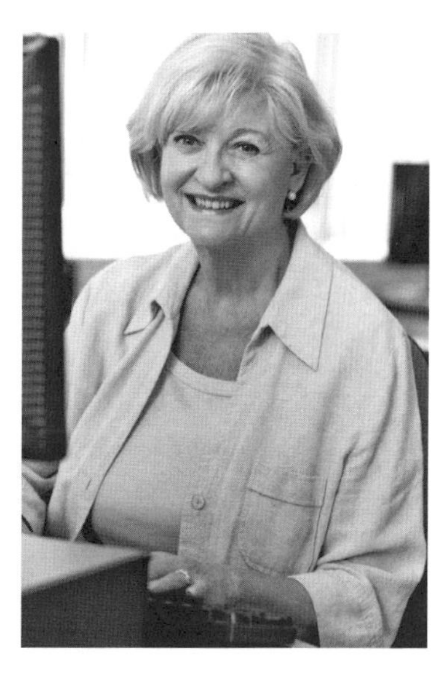

上學的日子，會有很多人在學校。將來也可能會有龍捲風或是火災在我的學校發生。很重要的是，每個人都知道該怎麼做。這需要練習，所以校長才會安排演習讓大家練習。■

故事159 在學校的火災演習

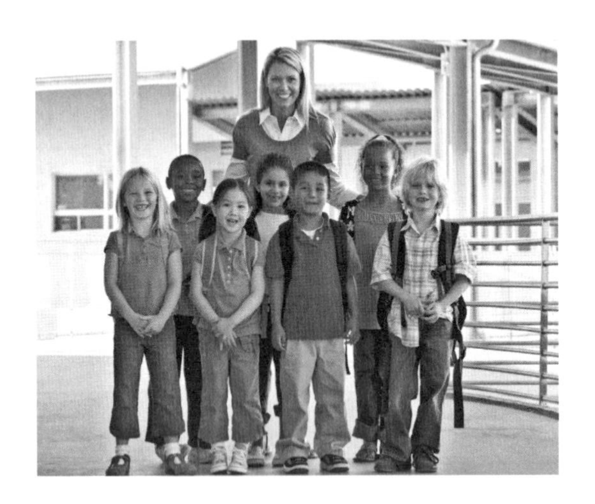

學校建築物是安全的地方，但在非常偶爾的情況下，學校也可能發生火災。如果發生這樣的情況，很重要的是每個人能保持冷靜，快速並安全地同時離開建築物。這需要練習。所以校長會安排火災演習。

在火災演習的時候，學校所有的一切都是安全、沒有問題的。這是讓老師和學生練習離開學校的最好時機。

演習是練習，幫助我們每次遇到狀況的時候都能以相同且最好的方式來處理。在火災演習的時候，每個班級會有他們班上學生離開建築物的特別路線。這會避免人們互相推擠。如果真的有火災，每個人可以遵照他練習過的特別路線，冷靜、快速和安全地離開建築物。

一旦到了外面，每個班級會有個特別的安全集合地點。到達集合地點後，他們會開始清點人數，以確保每個人都離開建築物了。然後，他們會等待「已經沒問題了」的訊號，才會再度回到班上上課。

每個學年通常會有超過一次的火災演習。每次每個班級都會用相同的方式離開建築物。一旦到戶外，他們也會在相同的地點集合。

大部分的學校建築物是安全的。但在非常偶爾的情況下，學校也可能發生火災。火災演習會幫助老師和學生練習，這樣，每個人都知道要如何保持冷靜、快速和安全地離開學校。■

故事 160 為什麼學校有火警警報器？

每個學校都有個火警警報器，火警警報器是個安全的裝置。我的學校有火警警報器。

火警警報器會發出很特別、大聲和讓人覺得不舒服的聲音，這是為了引起每個人的注意。通常會由火警警報器發出聲響來開始火災演習。如果建築物裡真的有火災發生，火警警報器也會發出聲響。

當火警警報器響的時候，就代表每個人都應該要離開建築物。在學校的每個人都知道當他們聽到火警警報器響的時候，就要離開建築物到外面安全的地點集合。

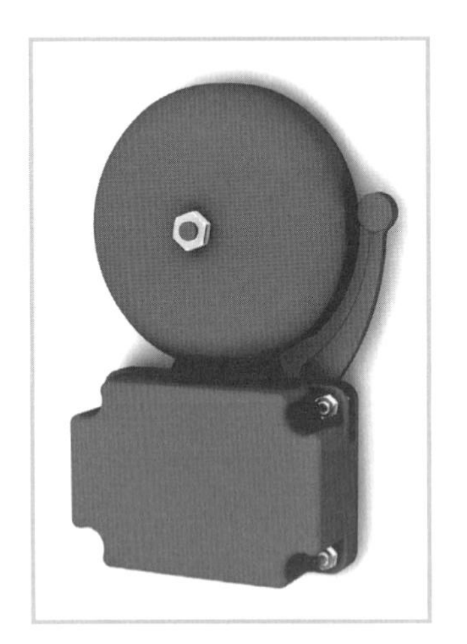

火警警報器總是發出讓人覺得不舒服的聲音，就像我的學校裡的火警警報器一樣。了解為什麼它們需要發出這樣的聲響，和這個聲響所代表的意義，並不會讓它們變得比較安靜。但是會幫助人們了解，為什麼每個學校都有火警警報器。■

故事161 關於龍捲風演習

大部分的時間裡，天氣對人們來說是安全的，但在非常偶爾的情況下，會出現惡劣的氣候。遇上惡劣的氣候，人們常常需要做特別的事情來保持安全。龍捲風就是一種非常惡劣的氣候。

學校裡有許多人。如果遇到龍捲風，很重要的是要把學校裡所有人都移往安全的地方。龍捲風演習讓成人和孩子練習如何在學校裡往安全的地方移動。

龍捲風演習是由一個大聲的、獨特的聲響開始的。這個聲音很大、很獨特，沒有人會把它跟其它的鈴聲，像是上、下課的鈴聲弄混的。當成人和孩子聽到這個獨特的聲響，他們知道該練習移往學校裡安全的地方。

龍捲風演習時，並沒有龍捲風。那是用來練習保持冷靜且快速地移動到一個安全地點的時間。如果哪天真的發生龍捲風，龍捲風演習時那個大聲的、獨特的聲響就會響起。當龍捲風演習結束時，每個人會繼續進行他那天在學校接下來該做的事情。

我的學校有龍捲風演習，我們會練習如果遇到龍捲風該做什麼。這樣如果將來真的遇到龍捲風了，我們會知道該怎麼做。（譯者註：這本書的作者是美國人，美國某些地區有時會出現龍捲風，所以學校裡會有龍捲風演習。）■

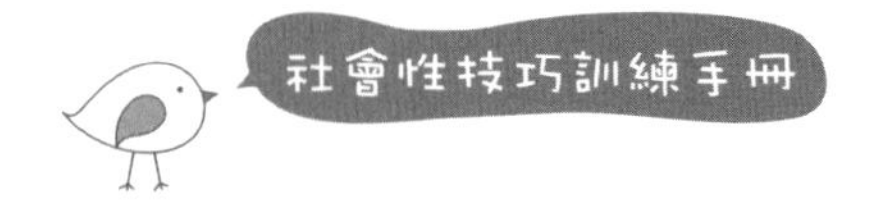

放學之後，大家都去哪裡呢？

學校放學之後，大家都去哪裡呢？

我的老師可能會在回家前到超市買菜。

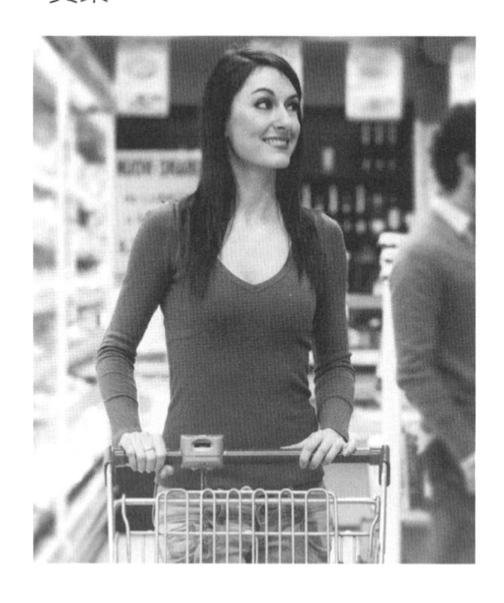

這位同學可能去上音樂課。

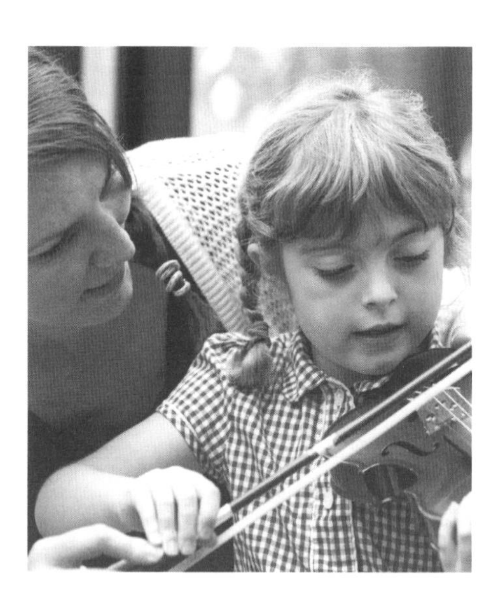

這位同學去練習打棒球。

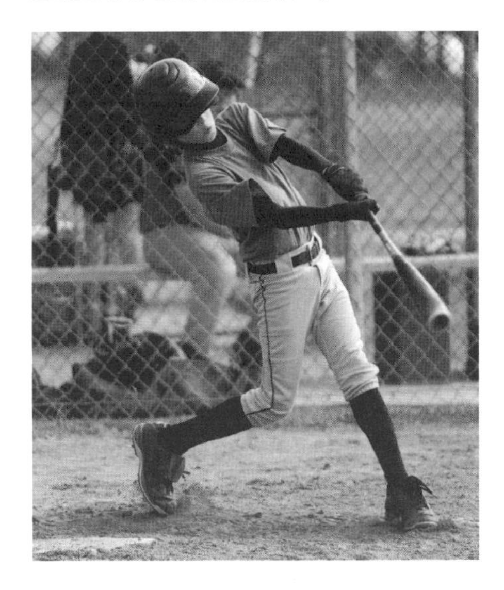

有時候，幾位同學也可能一起玩。

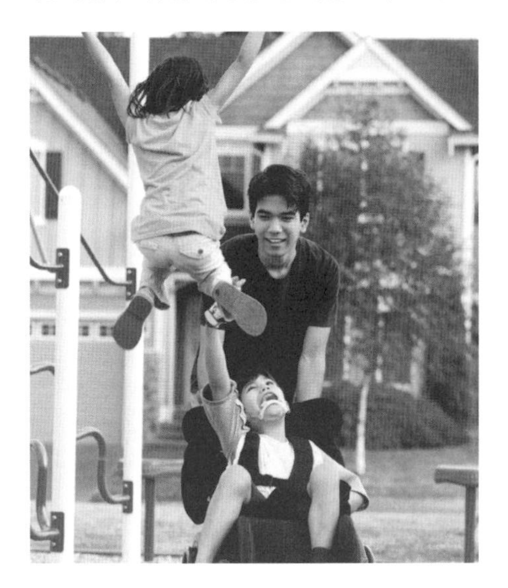

或者，有的同學可能會回家休息和做自己想做的事情。

學校放學之後，每個人都用自己的方式繼續進行他們的一天。

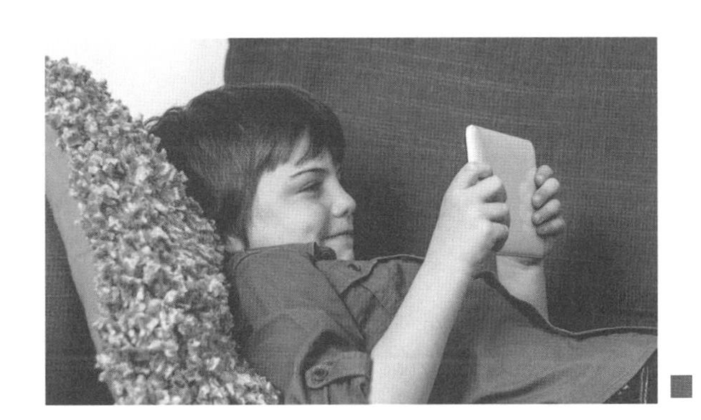

Chapter 14

地球

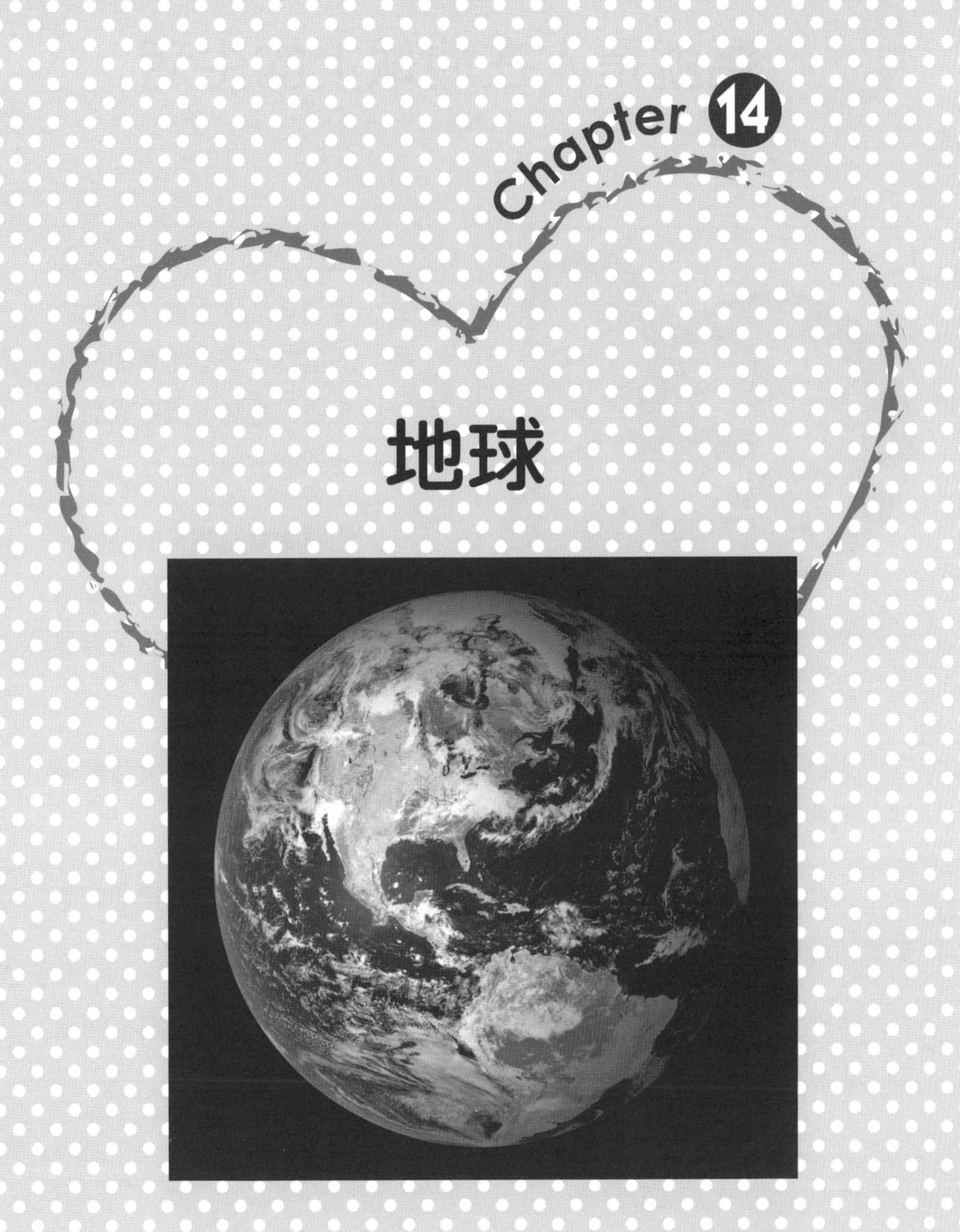

故事163 這就是人在地球上的生活

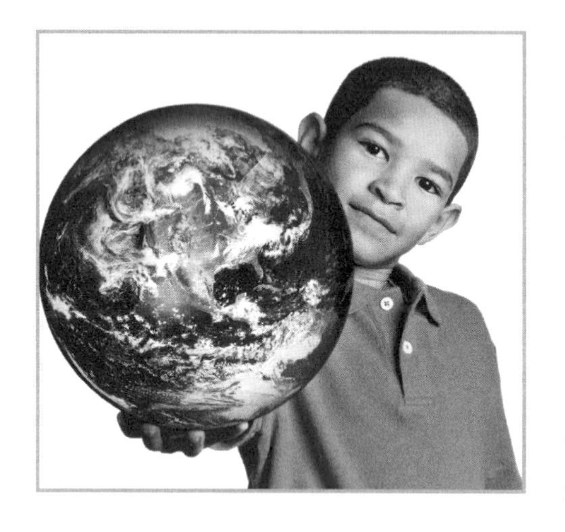

我住在地球上，所有的人都跟我一樣住在地球。地球是我們「住」的星球，幾乎所有的人都有一些相近的經驗。這些經驗是生活在地球的一部分。

人們睡覺會有醒來的時候。有時候，他們睡醒的時候會覺得很高興，有時候他們會想要再睡久一點。這就是人在地球上的生活。

人們住在家裡。有時候每件事情都很順利，有時候有些東西會壞了，需要修理。這就是人在地球上的生活。

人們常常會去不同的地方。有時候他們會準時到達，有時候他們會遲到，有時候人們會提早到。這就是人在地球上的生活。

人們會犯錯。有時候他們會犯大的錯誤，有時候他們會犯小的錯誤。這就是人在地球上的生活。

對所有生活在地球上的人們來說，下面這些事情都是有可能發生的：

- 有時候，他們睡醒的時候會覺得很高興，有時候他們會希望能再睡久一點。
- 有些日子每件事情都很順利，有些日子裡有些東西會壞了，需要修理。
- 有時候他們會準時到達、遲到或提早到。
- 他們會犯大的錯誤，以及小的錯誤。這就是人在地球上的生活。

因為我也是地球人，所以我也可能會發生下面這些事情：

- 有時候，我睡醒時會覺得很高興，有時候會希望能再睡久一點。
- 有些日子每件事情都很順利，有些日子裡有些東西會壞了，需要修理。
- 有時候我會準時到達、遲到或提早到。

我有可能會犯大的錯誤，以及小的錯誤。這就是人在地球上的生活。■

故事 164 我將要搭乘飛機

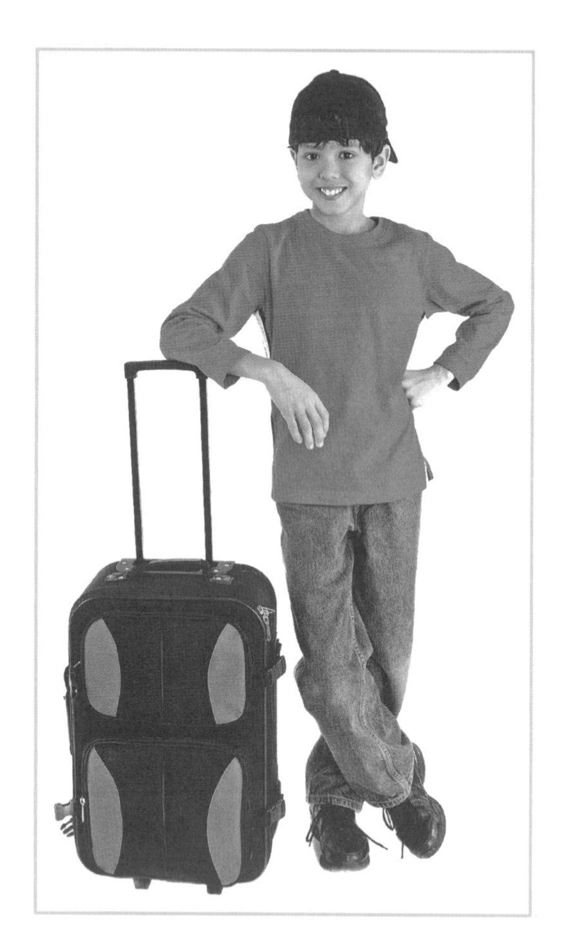

我的名字是喬登。媽媽和爸爸告訴我，我和他們最近要一起搭飛機。意思是我將要搭乘飛機。

關於搭乘飛機需要了解許多相關的事情，有一系列的故事可以幫助我。

最近，我將要搭乘飛機。知道這件事的人可能會對我說：「旅途愉快！」■

誰是機組人員呢？

飛機每次飛行都由一組機組人員負責。大部分時候機組人員包括：機長、副機長和一位或多位空服員。他們都會穿制服，這樣乘客就知道哪些人是機組人員。

機長和副機長駕駛這架飛機，他們研究和練習過如何駕駛一架飛機。機長和副機長在飛機前端駕駛艙裡工作。他們的工作是負責讓這架飛機航行和領導所有的機組人員。

空服員在飛機的機艙內服務。他們研究和練習過要如何服務才能讓乘客覺得舒服和安全。機艙內有個小廚房、一間或多間廁所，以及讓許多乘客乘坐的座位。

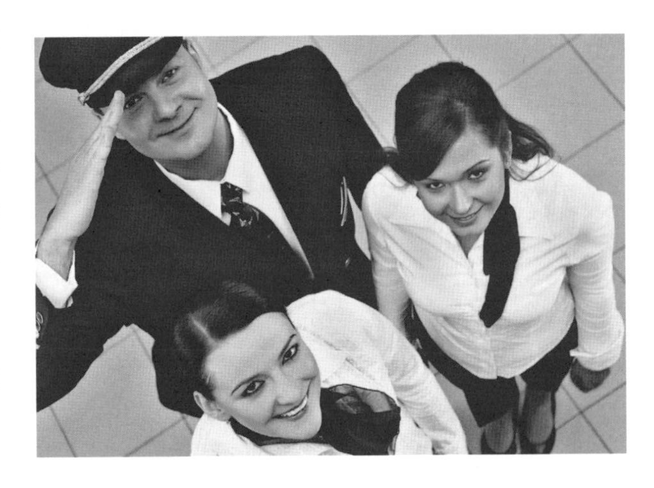

飛機機組人員的工作，是為了讓乘客覺得舒服和安全。■

故事166 誰是搭乘飛機的乘客呢？

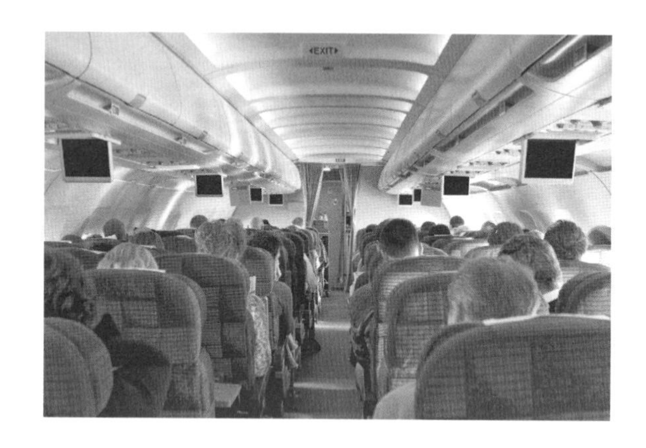

許多飛機載運乘客。搭乘飛機的乘客是擁有機票、可以搭乘那班飛機的人。乘客可能是像我一樣的孩子，也可能是像我的祖父母一樣年紀比較大的成人。有時候乘客也可能是一位小寶寶或是剛學會走路的小朋友。

乘客不需要知道如何駕駛飛機，或是如何讓每個人覺得安全。但是，乘客有個很重要的責任，就是需要注意聽機長或是空服員的指令。因為這件事非常重要，所以法律規定搭乘飛機的乘客，需要遵守在飛機上的指令。這會幫助機長和空服員的工作，讓大家都安全。

我也可能是搭乘飛機的乘客。如果我是，我可能會看到其他跟我搭乘同班飛機的乘客，他們可能是小寶寶、剛學會走路的小朋友、孩子和成人。我們所有的乘客都需要有搭乘那一班飛機的機票，才能登機。■

「通過安全檢查」是什麼意思？

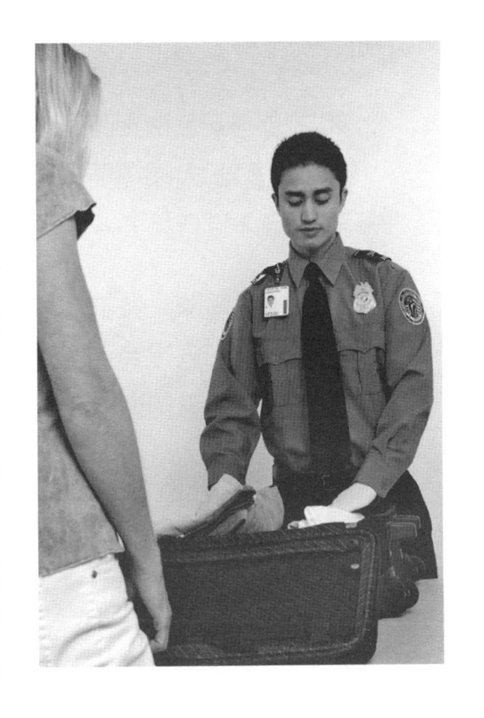

保持乘客和機組人員在飛機上的安全，是件很重要的事情。安全檢查可以幫忙找出有哪些乘客或乘客所攜帶的行李中有哪些物品，可能在搭乘飛機時會造成問題。這就是為什麼所有的乘客和機組人員需要在上飛機前「通過安全檢查」。

機場的海關人員會幫助所有人通過安全檢查。他們會很友善地對待所有願意合作進行安全檢查的人。對於那些不願意合作進行檢查的人，海關人員會變得非常嚴肅。這是因為他們同時需要幫助人，又需要找出有問題的人和物品。

早一點發現問題，會比等乘客和機組人員上飛機之後才發現問題來得好。通過安全檢查是一個發現問題的方法。機場海關人員的工作非常重要。乘客的配合可以協助每個人「通過安全檢查」，並且順利地搭乘飛機。■

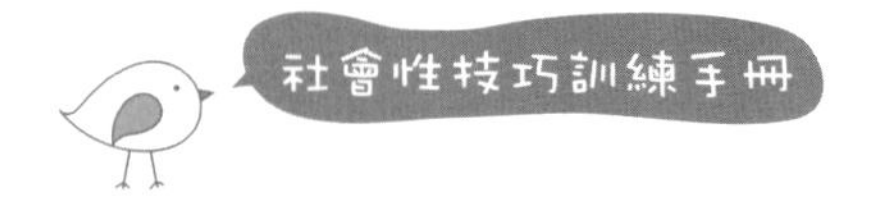

通過安全檢查的指令

通過安全檢查時遵守指令是非常重要的。大部分的人並不喜歡通過安全檢查。如果他們要搭乘飛機，這就是他們必須要做的事情。

通過安全檢查有一些需要遵守的指令：

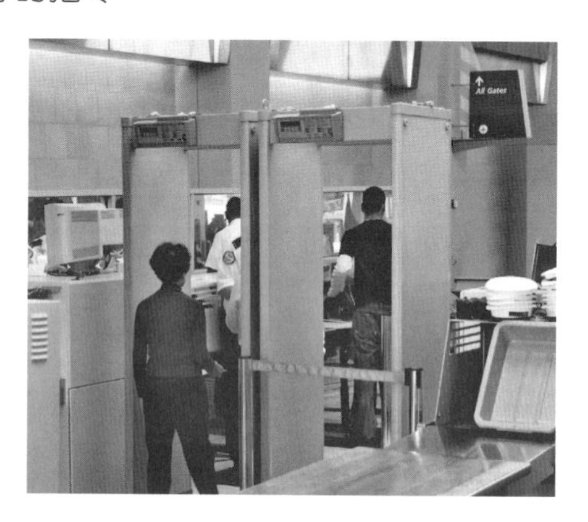

- 如果通過安全檢查時有人排隊，每個人都需要等輪到他時才進行檢查。
- 如果機場海關人員請你做的事情是我們沒有列出來的，請你要遵照海關人員的指令做。
- 讓第一位跟你接觸的海關人員看你的護照（或身分證）和登機證。
- 把你的鞋子和手提行李放在輸送帶上，讓它們通過安全檢查的掃描機。
- 把其它東西依照指示放在籃子裡。
- 走過安全檢查的短通道。
- 把東西放回手提行李內，並穿上鞋子。

遵照指示通過安全檢查，可以幫助機場的海關人員發現有問題的乘客或是物品。這可以讓所有人都安全。■

故事169 爸爸、媽媽和機場的安全檢查

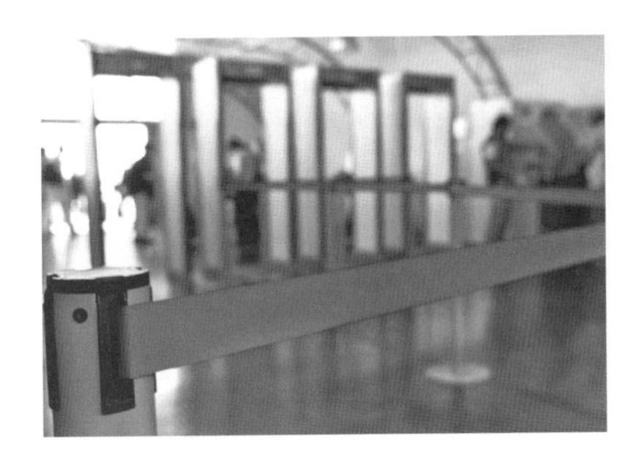

有時候，爸爸、媽媽在機場通過安全檢查時，會變得比較嚴肅或覺得有壓力。讓孩子們知道為什麼會這樣，或是他們的爸爸、媽媽在通過機場安全檢查時可能會有的想法或感受，會對孩子們有所幫助。

首先，對帶著孩子的家庭來說，通過安全檢查不是件簡單的事情。有孩子的家庭通常會需要帶比較多的東西到飛機上。這些東西會讓爸爸、媽媽帶著孩子搭飛機時，能夠比較容易和有趣。在通過安全檢查時，需要將某些東西從袋子裡拿出來通過掃描機檢查。要把每件東西送過掃描機，可能會讓爸爸、媽媽變得有點緊張。他們也可能擔心忘了把通過掃描機的東西再放回袋子裡。而且更重要的是，他們還要看好他們的孩子。爸爸、媽媽需要在短時間內完成許多事情。

第二，如果通過安全檢查的隊伍排得很長，爸爸、媽媽會希望他們的孩子非常合作和遵守規則。當爸爸、媽媽開始想到還有許多人排在他們後面的時候，這也會增加他們的壓力，因為他們知道其他人也想趕快通過安全檢查。有時候，爸爸、媽媽會嘗試要他們的孩子走快一點，但是他們的孩子可能會被有趣的東西吸引而分心，例如：安全檢查的掃描機和輸送帶。

家庭通常通過安全檢查的速度會比別人慢。有時候，爸爸、媽媽可能會看起來有點嚴肅或覺得有壓力。了解他們為什麼會有這樣的感受，對他們的孩子是有幫助的。■

機場海關人員說的話代表什麼意思？

當人們通過安全檢查時，機場海關人員會問問題或告訴人們該做些什麼。偶爾，機場的海關人員可能用問問題的方式，來告訴人們該做些什麼。這可能會讓人覺得有點困惑。機場的海關人員這麼做，是希望在注意有問題的人和物品的同時，能有禮貌地指示人們做該做的事情。所以他們問問題卻不允許有選擇，藉由問題給予指令。知道這些問題其實是指令時，可以幫助乘客在正確的時間做正確的事情。

下面有一些例子：

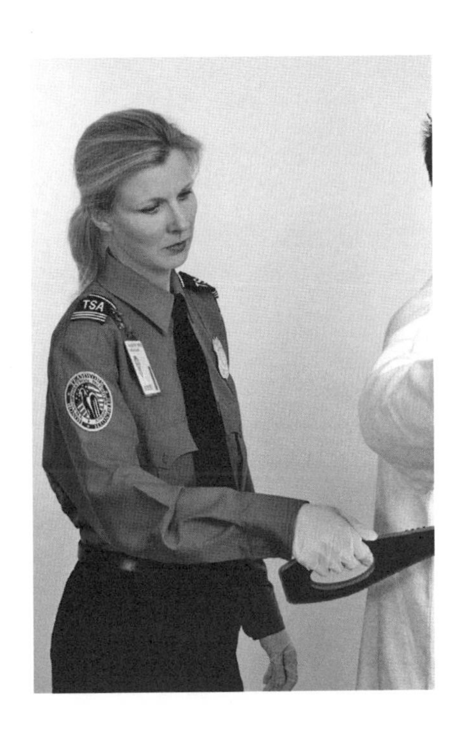

- 一位機場海關人員可能會說：「可以讓我看一下您的登機證嗎？」這代表，你現在必須讓我看你的登機證。
- 一位機場海關人員可能會說：「我可以看一下您袋子裡的東西嗎？」這代表，我需要看一下你袋子裡的東西。如果你說「不」，你可能會無法登上飛機。

- 一位機場海關人員可能會說：「能不能請您拿掉皮帶，再走過掃描的通道一次？」這代表，請拿掉你的皮帶，並且再通過一次掃描的通道。

機場的海關人員試著用友善的態度來進行一件非常、非常嚴肅的工作。這可能就是為什麼他們用問問題卻不允許有選擇的方式，來請大家執行他們的指令。了解這個可以幫助大家容易地通過安全檢查。■

登機隊伍可能移動得很慢

在飛機場，有飛機入境和出境。很多時候是用空橋來連結機場和飛機的。許多人由空橋進入一架飛機。有時候，乘客需要停下來在空橋上等。了解為什麼這些情況會發生，可以幫助人們保持冷靜。

客機有很多座位，這些座位讓每個人在飛機上有位置。飛機上並沒有很多走動的空間。當五十、一百或是更多人上了飛機，走道很快就被塞滿了。登機的隊伍就會排到空橋上。

同時，其他已經進入飛機的旅客，正準備坐在他們的座位上。有時候，他們需要脫掉外套、把手提行李放在該放的位置，或是幫助其他的乘客。這些事情都需要一點時間，尤其是有許多乘客的時候。

登機隊伍有時候移動得很慢。隊伍常常會停下來，然後再開始移動，又停下來、再次移動。雖然如此，這仍然是讓許多帶有隨身行李的旅客到達他們座位最快的方式。

大部分旅客會比較喜歡坐在自己的座位上，而不喜歡站在移動得很慢的登機隊伍中。他們可能會覺得有點不舒服或是有點挫折感。很重要的是要試著保持冷靜。有時候進行一些思考可以有所幫助。可以試著想成：這就是當兩百個人要進入飛機時的情況；或是，隊伍很快就會移動了；或是當我準備好要坐在我的座位上，別人也會等我。運用思考來幫助自己在空橋上保持冷靜，是個聰明的做法。

我可能會用空橋來登機。如果有許多人要登機，登機隊伍移動的速度會變得很慢。登機的人們，也包括我在內，有時候會需要停下來等待，這是沒關係的。我會試著運用思考來幫助我保持冷靜，這是很聰明的做法，也會對我身旁的乘客有所幫助。■

故事 172 家長是重要的乘客

家長是很重要的乘客，他們會幫助機長和空服員。

家長是重要的成人乘客。他們會聽指令和幫助他們的孩子執行這些指令。

這就是為什麼我的爸爸或媽媽可能會告訴我，要等一下才能使用飛機上的廁所，或是告訴我需要留在我的位子上。遵從機長和空服員的指令是家長的工作。

家長很重要。他們會遵從機組人員的指令。這樣做會幫助機長和空服員確保每個人有個安全且舒服的飛行旅途。■

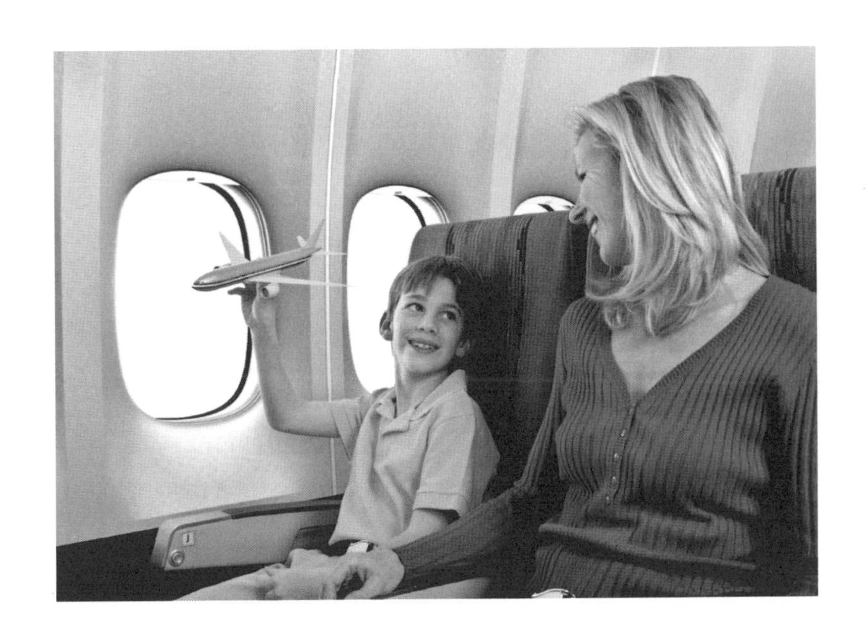

故事 173 孩子是重要的乘客

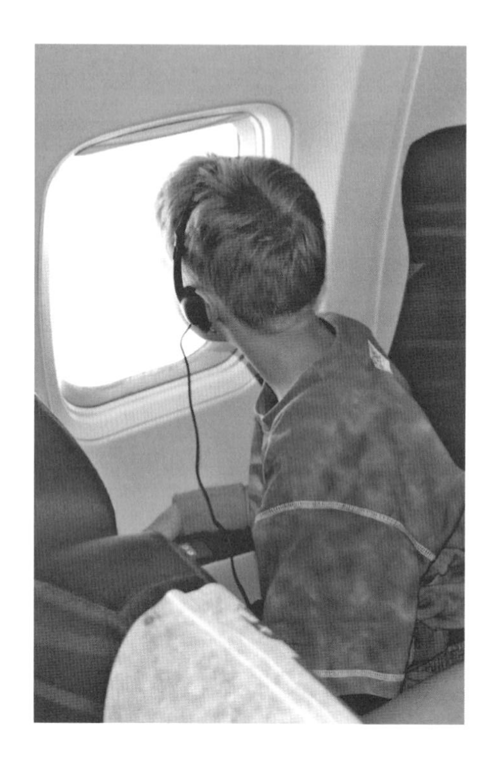

孩子常可以幫助飛機上的每個人有個安全且愉快的飛行旅途。孩子可以幫忙的好方法，就是聽爸爸、媽媽的話，並且執行他們所給的指令。

我會試著在我們飛行的途中，幫助我的爸爸和媽媽。他們會告訴我關於搭乘飛機的規則，我會試著聽話，並且遵守這些規則。如果我遵守搭乘飛機的規則，我的媽媽、爸爸和每位坐在我們周圍的人，都會覺得很高興。

什麼時候可以不扣安全帶了呢？先聽機長怎麼說，然後再聽爸爸、媽媽怎麼決定。

機長會決定人們什麼時候可以離開他們的座位。在每個飛機上都有個安全帶的圖案，同時它也會亮燈。當我在飛機裡，我的媽媽或爸爸可以指給我看安全帶的指示燈在哪裡。每排座位的前端都有安全帶的指示燈。

機長會開啟和關閉安全帶的指示燈。當安全帶的指示燈亮起的時候，就代表每個人都需要扣好安全帶，這是法律規定的。

我會試著聽從和遵守爸爸、媽媽給我的指令。這會幫助每個人有個安全而且舒服的飛行旅途。■

故事174 這班飛機會準時嗎？

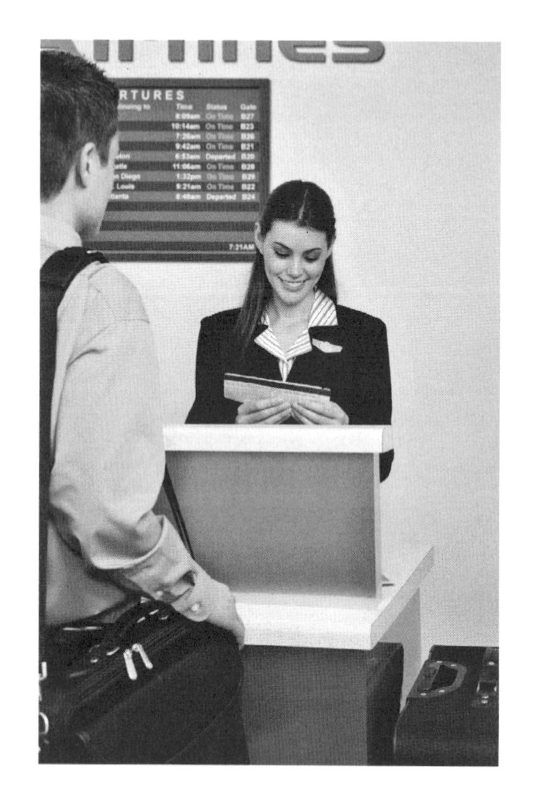

大部分的班機都會準時。有些班機會誤點，有些班機會被取消。在搭乘飛機旅行時，這些情況都有可能發生。

大部分的班機會準時。準時的意思是每件事都是安全的，飛機可以在預定的時間飛行。

有的時候，班機會誤點。這個意思是飛機會晚點飛，也會晚點降落，這是沒關係的。有時候會花比較長的時間確認一架飛機準備好要執行飛行的任務。

有的時候，班機會取消。這個意思是飛機不會按原先的計畫飛行，乘客常常需要搭乘另一架飛機。

大部分的班機都會準時。有些班機會誤點，有些班機會被取消。在搭乘飛機旅行時，這些情況都有可能會發生。這就是人在地球上的生活。■

故事175 為什麼有些航班會誤點？

飛機可能會在飛行的任何一個時間點發生誤點。飛機可能會在乘客搭上飛機之前發生誤點，飛機也可能會在乘客坐上飛機之後發生誤點。有些時候飛機會在空中飛行時發生誤點，有些時候飛機會在降落時發生誤點，有些時候飛機可能在飛行的過程中發生超過一次的誤點。

飛機可能會因為很多的理由發生誤點。例如：有些東西可能需要修理；可能因為有暴風雨；機組人員可能需要休息；可能機場有很多飛機等著要起飛；或者空中有很多班機等著要降落；也可能會有其它的理由造成班機誤點。

當飛機誤點時，一開始許多乘客可能會覺得有點失望或沮喪。但這些負面情緒不會持續很久。乘客們知道飛機誤點幾乎都表示，為了讓搭乘飛機的每個人都安全，有人正在努力處理目前發生的狀況。這樣的了解可以幫助乘客再度具有耐心、保持冷靜，和覺得舒服。

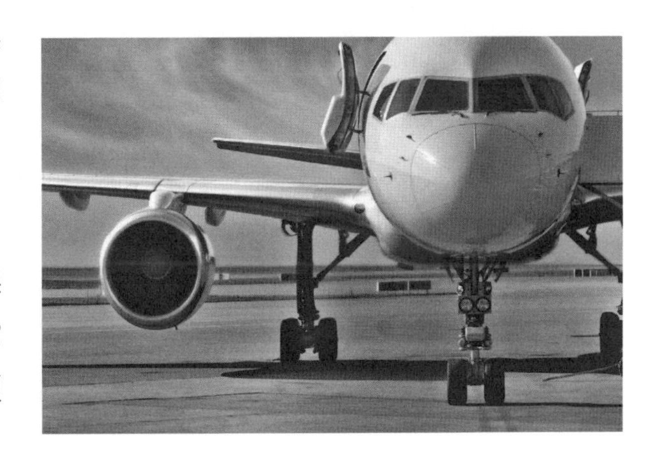

班機可能會誤點。有許多可能造成班機誤點的理由。班機誤點常常是為了讓飛行能夠更為安全。■

故事 176 發生野火的地點離我們家很近

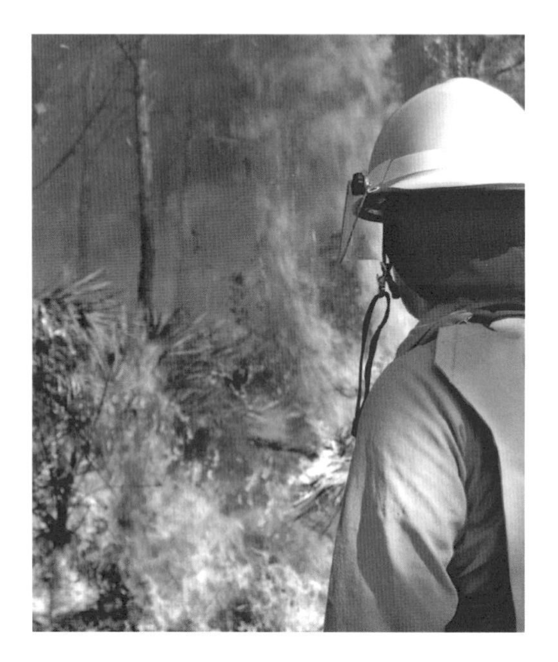

發生野火的地點離我們家很近。這讓這個故事變得非常重要。

因為燃燒而讓火有火焰、熱度和光。火在有些情況下是有益的，但也可能造成很嚴重的問題。火總是具有危險性，了解火可以幫助人們保持安全。

火在有些情況下是有益的。人們常用火來加熱和提供能源，讓他們的家保持溫暖和舒服，或用來煮東西。露營的時候，成人可以升起營火或是用火來點提燈。有許多方式可以讓火是有益的。

成人知道關於火的危險，以及如何安全地使用火。他們知道如何聰明地遵守使用火的規則。他們也知道要很小心地使用火是非常、非常、非常重要的。如此，才能持續維持火是安全、有幫助，而且是人所能掌控的。

有時候火會變成很大、很嚴重的問題。火會擴散，而且變得越來越大。人們會試著讓火保持在他們的掌控之下。但有時火擴散得太快了，火勢有時候會變得太大，人們沒辦法自己滅掉。當這樣的情況發生時，人們會打電話給消防隊。

當火災發生在戶外，而且擴散得很快時，我們稱它為「野火」。野火是個非常、非常、非常大而且嚴重的問題。野火很快會變得很大，人很難掌控這樣的火勢。許多時候，消防隊員會請求其他消防隊員協助來幫忙控制野火。

有個野火發生在距離我家＿＿＿＿＿公里遠的地方。消防隊員很難讓火勢受到控制。為了保持我和家人的安全和健康，我們可能會被要求離開我們的房子。消防隊員會密切地監控火勢。如果我們需要離開我們的房子，他們會告訴我的媽媽或爸爸。■

故事 177 疏散是什麼意思？

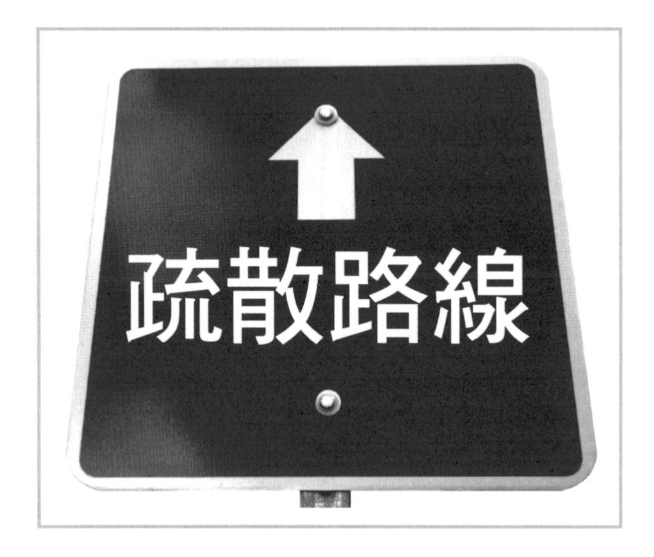

有時候人們會接到通知，需要從他們的住家疏散。疏散的意思是淨空和離開。但是有時候疏散的意思是，只攜帶最重要的東西，把其它東西留下來。

通常，當一個家庭接到疏散通知，是因為他們居住的房子在危險區域內。火會對房子造成危險，房子可能會被火燒掉。重要的是要讓家人都安全，遠離火源。為了這個理由，有些家庭會被要求從他們的住家疏散，移到安全一點的地點。

大部分的家庭從來不需要從他們的住家疏散。非常偶爾的情況下，有些家庭會被要求離開他們居住的房子。當有人被要求從他們居住的房子疏散時，非常、非常、非常重要的是要遵從疏散的指示。

疏散是爸爸、媽媽保護他們孩子安全的一個方法。如果我們家被要求從我們居住的房子疏散，我也許可以幫忙。我也許可以幫忙維護我的家人安全，爸爸、媽媽知道我可以怎麼幫忙。■

故事178 我們為什麼要離開？

許多孩子對於疏散這件事會有疑問。他們常常想知道，為什麼他們的家人需要從他們居住的房子疏散呢？有時候，孩子會問他們的爸爸、媽媽：「為什麼我們需要離開呢？」

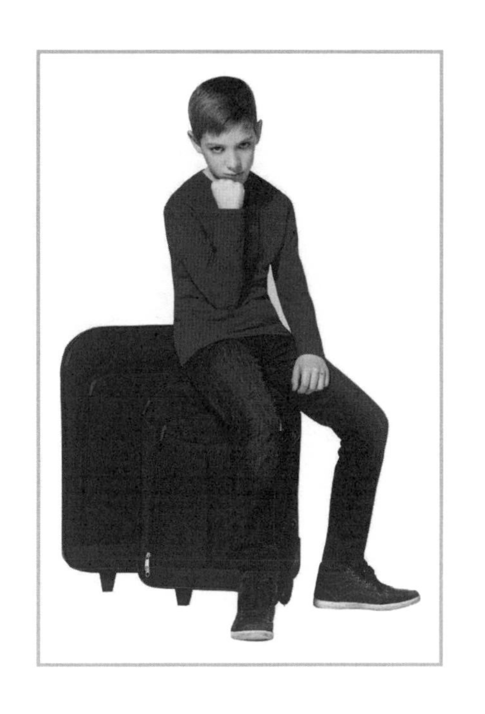

當消防隊員告訴一個家庭他們需要疏散時，非常、非常、非常重要的是人們要離開他們的房子。消防隊員對火已經研究了很長的一段時間，他們是研究火的專家。他們知道在什麼情況下火已經太靠近了，人們需要離開他們的房子。比較聰明的做法是聽從和執行消防隊員的指令。

有時候，人們可能覺得火看起來還沒有那麼靠近，好像留在房子裡是沒問題的。問題是，當火失控時，它擴散得很快。這就是為什麼消防隊員會在火還沒有那麼靠近，還在可以安全離開的範圍內時，要求家庭疏散。

消防隊員知道在什麼時候火已經太靠近了，他們會告訴人們需要疏散。當消防隊員說：「需要疏散了。」就是需要疏散的時候了。遵從消防隊員的指令，可以讓人們保持安全。■

故事 179 人們希望能留在自己的房子裡

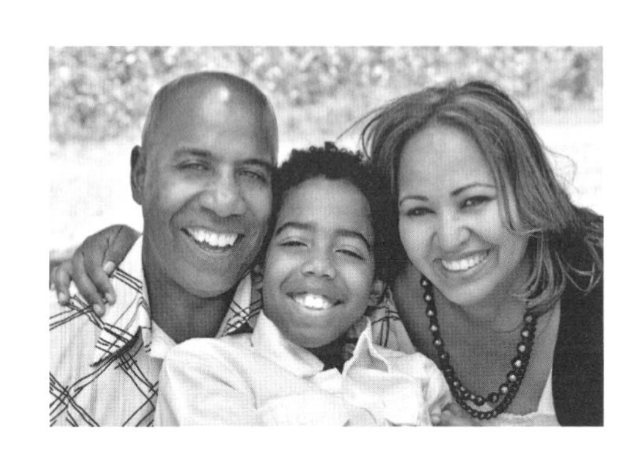

人們要疏散是因為他們必須要從房子裡離開。如果他們可以選擇，他們會比較希望能留在房子裡，做他們平常會做的事情。他們希望火能被滅掉，希望他們住的地方離火災的地點很遠，希望火能受到控制。但是人們心中的希望並沒有實際滅火的功能。如果人們心中的希望可以滅火，火早就被滅掉了。

等到人們長大之後，他們學習不發脾氣、也不抱怨地去進行他們不想做的事情。他們可能會覺得悲傷、緊張或不舒服，但他們知道持續地思考和工作來保持他們家人的安全，這是件很重要的事情。

有時候，成人會試著記得生活不是一直都像這個樣子，來幫助他們覺得好過些。他們知道火會被滅掉，有一天他們也許可以再做他們平常會做的事情。當成人說：「如果日子可以恢復平常的樣子就好了！」之類的話來幫助他們記得沒有野火發生的生活，這樣會讓他們心裡覺得好過一些。

如果爸爸、媽媽說：「該是疏散的時候了！」很重要的是聽從和遵守他們的指令。■

故事 180 也許我可以做這個

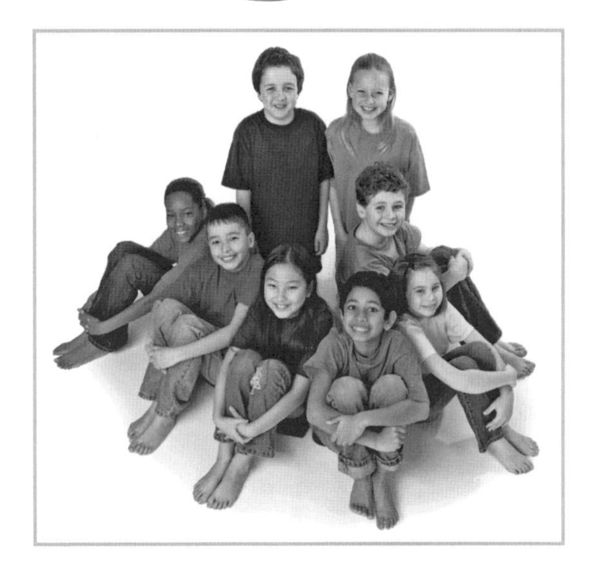

將來我會變成一位成人。我可以做什麼呢？想想看我將來可以做什麼，也許會很有趣。

有人努力工作來拯救地球的資源，也許我可以這麼做。

有人在電影院賣電影票，也許我可以這麼做。

有人寫詩和十四行詩，也許我可以這麼做。

有人在電台工作，也許我可以這麼做。

有人在教書，也許我可以這麼做。

有人在超市幫忙把貨品放到架子上，也許我可以這麼做。

有人尋找治療疾病的方法，也許我可以這麼做。

有人設計和畫畫，也許我可以這麼做。

有人在大城市工作，也許我可以這麼做。

有人在戶外工作，也許我可以這麼做。

將來我會變成一位成人。我會做什麼呢？看看我會怎麼回答吧！■

Chapter 15

社會性文章

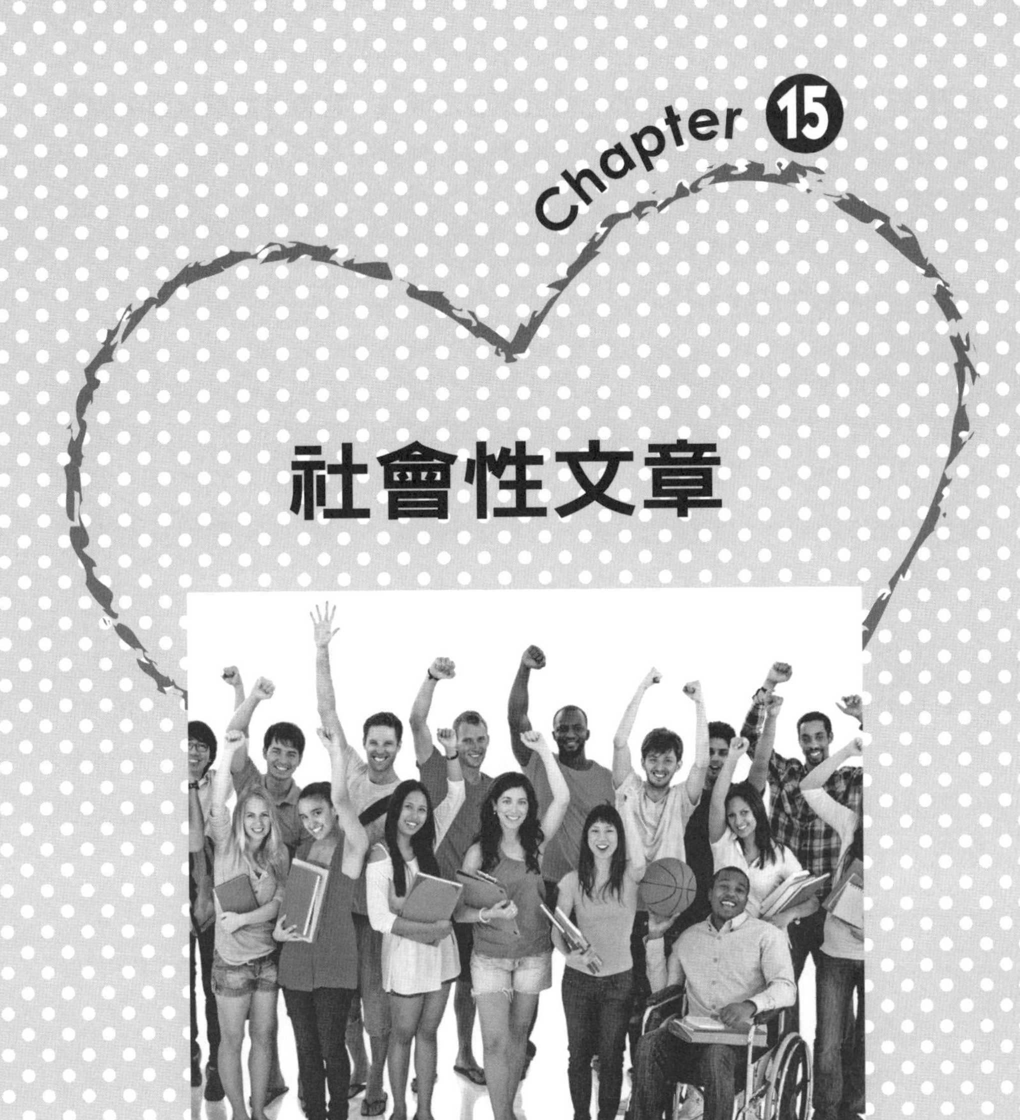

社會性故事提供一個高度結構化卻有彈性的寫作格式。**社會性故事**能夠在家中運用，例如：能用它來描述學步兒如何如廁，也能用它來敘述如何有效對成人道歉的所有細節。隨著**讀者**的成長，**社會性故事**也跟著調整它的主題、格式、字體和所使用的詞彙。等到孩子長成青少年時，**社會性故事**也進化轉變成**社會性文章**的形式。我的名字是凱蘿．葛瑞（Carol Gray），是這些文章的創作者。我很榮幸能向您介紹這個很少被使用，但卻非常有價值的文學格式。

社會性文章也依循著所有**社會性故事**的指標，這讓它們有別於其它以故事為基礎的類似產品。英文版的**社會性故事**使用的格式包含：Times New Roman 的字體、進階的語彙，以及每頁用分欄的方式排版。它們從來不以**讀者**的語氣敘寫，也鮮少包含第一人稱式的陳述。經常使用圖和表來統整或是強調概念或想法，或是取代較傳統或基礎的圖示。

湯尼．阿特吾博士（Dr. Tony Attwood）和我寫了第一個**社會性文章**：「葛瑞的讚美指南」（*Gray's Guide to Compliments*）。我們調查參加工作坊學員的意見，蒐集了更多的資訊。我們問了類似以下的問題：「您有多常讚美您的配偶呢？」我們將蒐集到的資訊，為患有自閉症疾患的成人摘要成 22 頁的練習手冊。

表 1：一個社會性文章常出現的特徵

- 敘寫比較抽象或是進階的概念。
- Times New Roman 的字體。（譯者註：此處所言指的是英文版以 Times New Roman 的字體；中文翻譯版，我們以新細明體呈現。）
- 每頁以分欄的方式排版。
- 進階的語彙。
- 從來不以**讀者**的語氣敘寫，也鮮少包含第一人稱式的陳述。
- 以圖和表來強調重點訊息。

社會性文章也跟**社會性故事**一樣有一些難度範圍。以本章中的**故事** 181：「為什麼人們要泡澡或淋浴？」為例，是**社會性文章**最基礎的形式，從**社會性故事**無痕接軌到**社會性文章**。本章中的**社會性文章**依難度進階安排，排在越後面的文章難度越高。每篇文章都展現了前頁表 1 所述的其中幾個特徵。

最後，誠如我所言，**社會性文章**絕不以**讀者**的語氣來敘寫，所以鮮少包含第一人稱式的陳述。但是，**作者**可以成為文章中敘寫的聲音，因此，**作者**介紹自己和自己的背景，在分享資訊時謹慎地辨識任何個人的觀點或偏見。如此，才可能對社會性概念和技巧提供一般性觀點和結論，或是透過在其它地方沒有的機會表達觀點或提供建議。您可以在本章，也是本書最後的**故事** 185：「為不是故意犯的錯誤道歉」體會我在此段中所陳述的。希望您會喜歡。

祝福您在敘寫**社會性文章**以及**社會性故事**時都很順利！

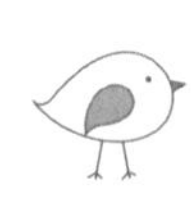

故事 181 為什麼人們要泡澡或淋浴？

人們泡澡和淋浴。自從西元前 3,300 年，人們就開始洗澡了。在羅馬帝國時期，人們開始天天洗澡。了解人們為什麼要泡澡或淋浴，可以幫助我比較容易去泡澡或淋浴。

歷史上有許多關於浴缸和洗澡的故事。古時候希臘的發明家阿基米德（Archimedes）注意到當他進入浴缸時水位會升高，於是他開始用物體所造成他浴缸水位的差距，來測量物體的大小。這可能是個有趣的故事，但它也是個使用浴缸的特別理由。在歷史中，有許多人藉由泡澡或淋浴來清潔自己的身體。但是，他們為什麼要這麼做呢？

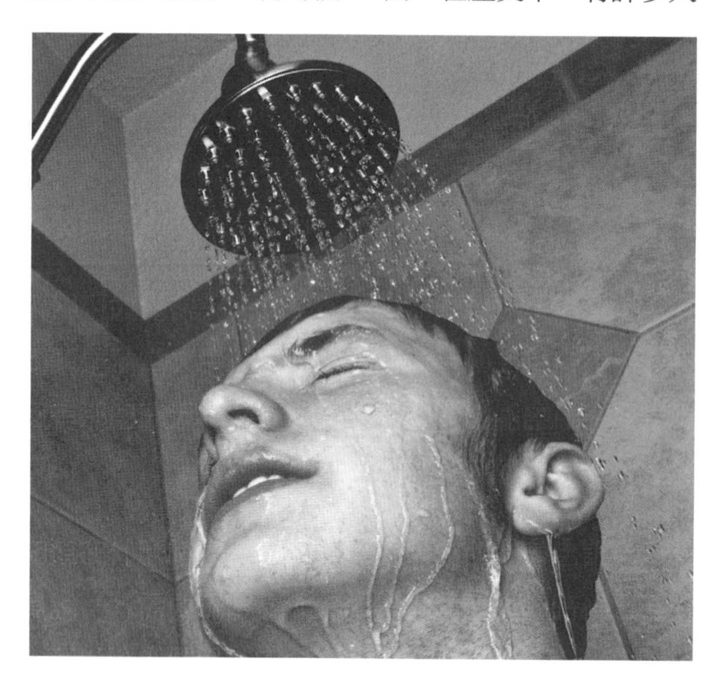

人們用泡澡來清潔自己的身體，或是讓自己覺得舒服或聞起來味道更好。保持乾淨、洗去髒汙和細菌是個健康的習慣。對許多人來說，身體髒髒的會不太舒服，還會有點癢。有時候身體髒髒的也會有不太好的味道。泡澡或淋浴可以讓他們的皮膚再次感覺舒適，也讓他們聞起來味道更好。

人們也因為其他人而洗澡，他們關心別人會怎麼想。既然許多人都認為保持乾淨是舒服的，那麼靠近不乾淨或是有不好味道的人，都會讓他們覺得不舒服。許多人都不想長期靠近不乾淨或有不好味道的人。而且，他們可能不想和常常不乾淨或是有不好味道的人當朋友。所以，人們常常泡澡或是淋浴，好讓別人覺得舒服。

人們洗澡有很長的歷史了。我是歷史的一部分。當我泡澡或是淋浴時，我可能會覺得舒服一點，別人也會覺得舒服一點，而我也在歷史上留下了標記。■

故事 182 共享地球

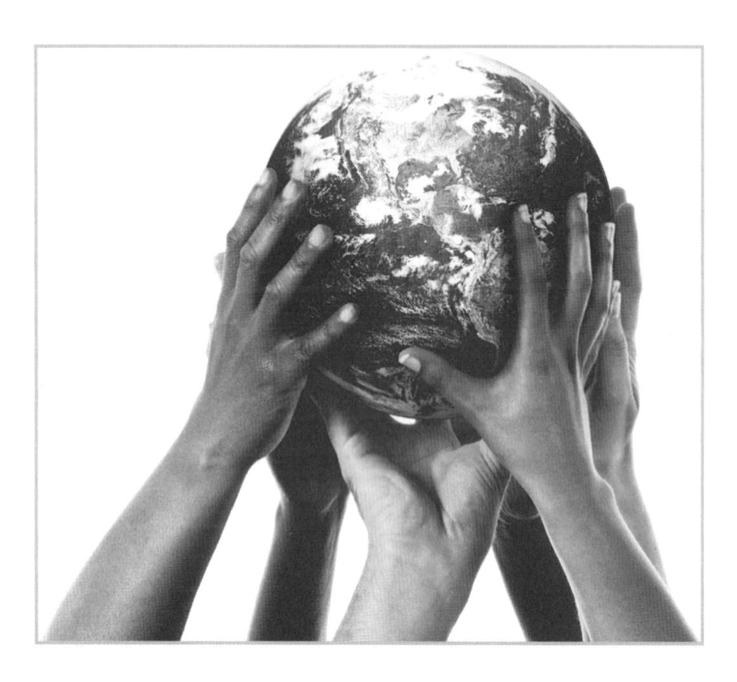

人們居住在地球上，他們共享地球。在共享地球方面，有時候人們可以做得很好，有時候會變得有點困難。

住在地球上的人們很容易分享某些東西。白天和晚上是一個例子。當地球的一邊是白天，另一邊則是晚上。有時候地球某一邊的人們會得到很多的日照，另一邊就得到比較少。為了某些理由，雖然白天和晚上並不是很公平地分配，人們對這個似乎還能接受，沒有什麼意見。另一個例子是季節，當地球某個地方是夏天，另一個地方則是秋天。許多人喜歡夏天，而且地球上有部分的地區會比其它地方有更長的夏天。人們對這方面也似乎可以接受，沒有什麼意見。

雖然太陽和季節是很重大的項目，人們卻很容易地共享它們，不會想太多。有時候，爸爸、媽媽會告訴他們的孩子，他們「需要學習如何分享」。爸爸、媽媽和孩子都能很容易地跟別人分享太陽和季節。有個理論是這麼說的：「人們比較容易分享那些他們不可能擁有的東西，或是那些只是他們生活作息中的一部分。」

住在地球上的人們，包括成人在內，需要思考和一起努力來分享其它東西。如果要列出那些比較不容易分享的東西，會比這整本書的篇幅還長。其中的六項東西包括：錢、巧克力球、石油、電視、起司通心麵和所居住的社區，屬於比較不容易和別人分享的。比較起來，這些東西比太陽還小，也比季節來得不重要，但是對很多人來說，是比較不容易和別人分享的東西。

有另一個理論是說：「有限的東西，也會讓人們比較難和別人分享。」有時候，甚至成人也要想想：「要如何跟別人分享那些對他們來說是有限的東西。」他們也試著教導他們的孩子去分享。

住在地球上的人們需要共享地球。有時候，他們很容易能跟其他人分享，有時候他們需要思考一下。分享是生活在地球上的成人和孩子生活的一部分。■

故事183 晚間新聞：今天有哪些變化

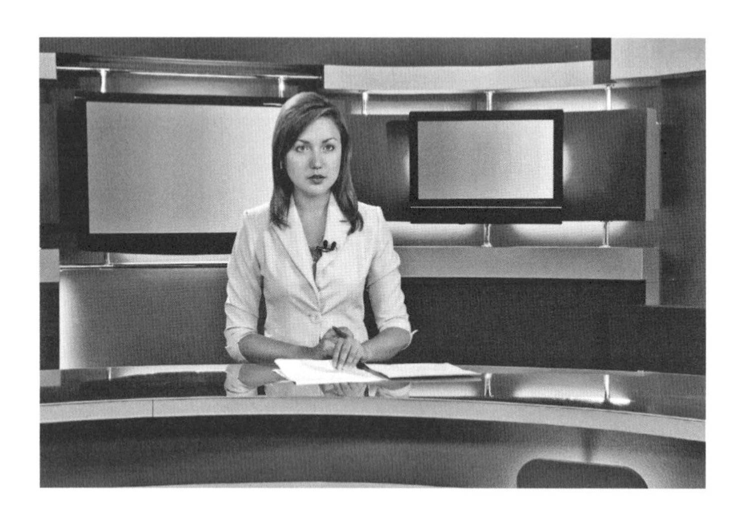

每天同一個時段，電視台會播報晚間新聞。每天在同一個時間開始，通常由同一個人播報新聞，我們稱這個人為主播。

有些主播在播報新聞時，會用某一個句子來開始，例如：「現在開始播報晚間新聞。」每次的晚間新聞他們都會說這個句子。在每次播報結束時，他們也會用另一個句子結束，例如：「以上是今天的晚間新聞。」

許多人在每天相同的時段裡坐在同一張椅子上，觀看同一個電視台的晚間新聞。同時段、同電視台、同一個主播、同樣的開頭與結尾的句子、同一張椅子。

但是新聞的內容卻永遠和前一天的不一樣。播報的新聞內容是不同的。

可以期待的改變，通常不具有新聞價值。它們不是大消息。這些新聞類似：「在佛蒙特州已經是秋天了，記者目前站在一棵樹的前面。這棵樹昨天就存在了，只是今天掉了些葉子。」

最具有新聞價值的改變，常常是不受歡迎和不可預期的改變。最大、最重要的改變不管到哪裡，都可以成為晚間新聞的重要內容。

這兒有個理論：「晚間新聞報導改變。但是新聞大都是以相同的方式播報。在地球上的人們似乎比較容易用相同的方式來了解每天的改變。」■

故事 184 在每天結束的時候：有一點小改變，但大部分是相同的

這兒有個理論：「在每天結束的時候，地球有一點小改變，但大部分是維持相同的。」

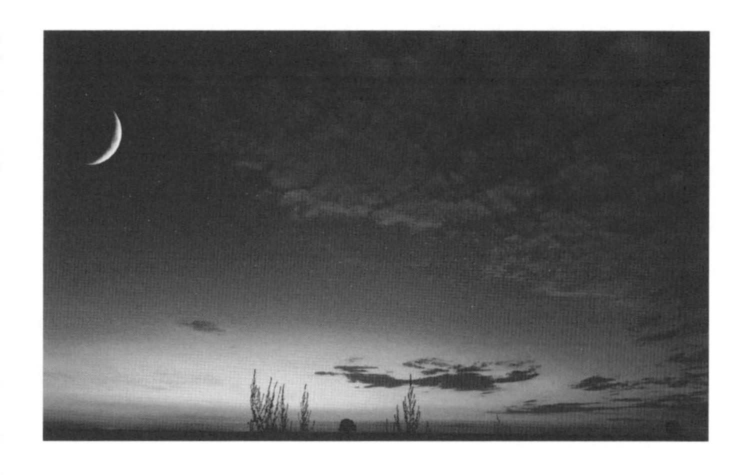

一天中有許多改變。

每天：

- 有 216,000 個寶寶被生出來。在明天到來之前，他們是地球上最新的人。
- 每個人都比之前老了一天。
- 每個建築物、車子、沙發、電視，和許許多多其它的東西，都比之前又舊了一天。
- 許多人改變他們所在的地方。有些人開他們自己的車子、搭巴士、搭火車，或是搭船到另一個地方。他們也可能會搭飛機到另一個地方。每天大約有49,000個飛機班次。
- 有些植物會變得更大，所有的植物都會變老，有些樹會傾倒。
- 大約發生了 2,600 次地震，大部分的地震都很小，而且沒被注意到。

在每天結束到第二天來臨之前，地球可能發生的改變，沒有人能數得清楚。

雖然每天都發生許多改變，但從外太空看地球，地球看起來都差不多一樣。很大、很大的改變發生得並不多。地球一樣繞著太陽公轉。地球也一樣自轉。海洋、山岳、河川、山谷和它們很多年之前所在的地方差不多。人們並不需要每天都幫地球做一張新的地形地圖。

人們依賴著地球的大部分能維持相同，來幫助他們做年、月、日計畫。這幫助他們了解明天的日子大概會是什麼樣子，這也可以幫助他們覺得在這裡很舒服，能把注意力放在他們覺得很重要的事情上。

在每天結束的時候，即便地球上有許多改變，地球上的大部分仍是相同的。這個事實幫助許多人每天晚上能安心地睡覺。

■

故事 185 為不是故意犯的錯誤道歉

請注意：在本文中，代名詞「他」可用來代表一位男士或是一位女士。

我的名字是凱蘿・葛瑞，我不是道歉的專家。雖然我必須要承認有時候我因為犯錯也需要跟別人道歉，所以我有很豐富的經驗。再加上在過去的幾十年來觀察別人，這些經驗提供了我關於道歉非常豐富的背景知識。本文呈現我關於道歉的理論和想法，以及七個可能促成有效道歉的要素。

我的想法和理論可能不是在每種情況或文化中都有效。需要謹記在心的是，只要牽涉到人，幾乎所有的情況都會有例外。無論如何，我會盡我所能準確地描述在大多數時候我對「有效道歉」所發現的真實情況。

根據網站 dictionary.reference.com 中的資訊，道歉最常見的解釋就是：「……書面或口語表達一個人因為羞辱、錯怪他人或是讓別人受傷或失望而感到懊悔、自責或是難過。」我還找到其它三個解釋，但在本文中的道歉將聚焦於上面所陳述的意思。

人們會對別人犯錯。很明顯的是在地球上生活的人們都犯過錯。有些錯

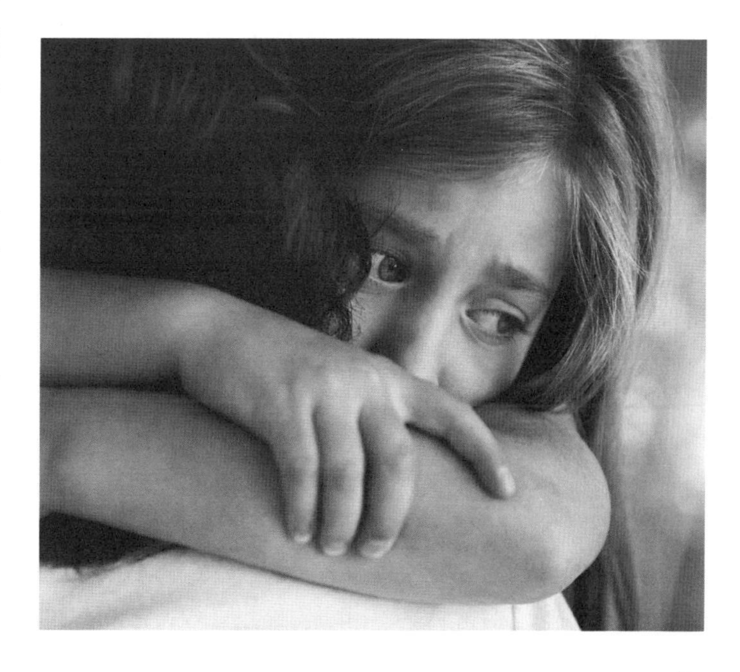

誤是故意的，有些並不是故意的。

我 3 歲的時候把我姊姊洋娃娃的行李箱放進了馬桶裡。我想放進去看看，而我也真的做了。它真是個糟糕的想法，也讓我的錯誤變成故意犯的錯誤。它讓一個好好的洋娃娃行李箱，變成溼溼髒髒的。我的姊姊非常傷心。

我想我也犯了許多不是故意犯的錯誤。這些錯誤，不是我故意要讓別人受傷或難過，但是他們確實因為我的錯誤而受到傷害。例如：我沒有仔細思考就講的話可能讓別人覺得不高興或生氣。我也可能不小心弄壞了別人的東西。我沒有意識到自己造成別人的不方便，直到已經太遲，傷害已經造成了。接下來，我將把焦點放在那些不是故意犯的錯誤上，和這些錯誤會對別人造成什麼樣的負面影響，以及如何能比較有效地道歉。

許多人在了解到自己犯了錯且需要道歉時，會感到焦慮或是不安。了解自己不安的情緒從何而來也許有些幫助。道歉也許會令人有些不安，因為：

1. 本來並沒有負面的想法，但卻發現別人因此而受到傷害，這是個令人不愉快的驚嚇。
2. 要為一個不小心犯的錯誤負責，可能是有點困難的。
3. 受到傷害的人或是因為錯誤而受到影響的人，可能常覺得生氣或難過。所以，在這時候接近或是跟他們聊聊，會比平常他們平靜、高興時要來得更不有趣。

上面列的只是一部分的原因。還有其它的原因可能會讓人為自己不是故意犯的錯誤道歉而覺得不太舒服。

道歉也不一定都會讓人覺得不舒服，有時也會依對方是誰以及犯的錯誤有多嚴重而有所不同。但有件事可以確定——每個人都會犯不是故意犯的錯誤，道歉常是可以幫忙解決這種情況的對策。

需要了解的是，道歉可以有許多的形式。例如：口頭道歉、用 email 寫信去道歉、送禮物或花附上道歉話語，或是在卡片內寫上道歉話語。有時候，有人會烤蛋糕、餅乾、畫畫或是做其它的東西送對方，成為向對方道歉的一部分。

一旦一個人決定要跟對方道歉，他可以做以下的七件事情來提升改善對方感受的可能性（請見表 1）：

表 1：犯了不是故意犯的錯誤之後，需要道歉。下面列了七個可以讓道歉更有效的要素。

最好的道歉是：

1. 充滿誠意的。
2. 選擇恰當時機。
3. 從叫對方的名字開始。
4. 陳述自己的錯誤。
5. 表達抱歉和悔意。
6. 認知對方的感受。
7. 願意負責。

1. 最好的道歉是真心誠意的道歉。道歉的人要為自己的話語或行為造成別人的傷害或是不方便而感到抱歉。
2. 最好的道歉會選擇恰當的時機。首先，犯錯後越快道歉會比晚點才道歉好。而晚點道歉也比更晚才道歉好。能在犯錯之後越早道歉越好。第二，人們學習等待對方有空可以傾聽和說話時道歉。如果在對方因為別的事情很忙、容易分心或是覺得有壓力的情況下道歉，這樣是有點冒險的。例如：有個男孩想趁媽媽正忙著為八位重要客人的到來準備晚餐時跟媽媽道歉。這是個不適合道歉的時機。除非，他想道歉的是他的青蛙剛跳入媽媽剛為客人準備的飲料桶中。如果是這種情況，它雖然不是個好消息，也不是個好時機，但媽媽需要現在就知道他覺得很抱歉。
3. 最好的道歉是從叫對方的名字開始。對許多人而言，聽到他們的名字會得到他們的注意。如此，也讓這個道歉從一開始就個人化。等待並確認對方聽到道歉的一方叫他是個好主意，例如：對方從正在進行的活動中抬頭看叫他的人，或是有其它跡象顯示他聽到了。除了名字之外，許多人也發現跟對方說：「你現在有空嗎？我有些話想跟你說。」也是一個決定是否是恰當時機的好方法（請參考第 2 點）。在繼續之前，請先聽對方的回答。
4. 最好的道歉會陳述自己的錯誤，說明自己為什麼要道歉。我的經驗讓我了解，有許多次當我跟對方道歉，但對方並不知道我在說什麼。大家的生活都很忙碌，發生了許許多多的事情。所以，對方可能需要時間想一想某件在過去發生的事情，即使是剛剛才發生的事情。因此，

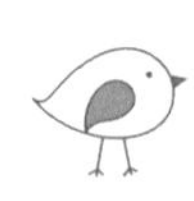

最好的道歉包括陳述所犯的錯誤，即使對方當時也在場。如果對方並沒有覺察到錯誤的發生，在道歉中陳述錯誤就顯得更為重要了。例如：「還記得你昨天借我的夾克嗎？我穿著它去看球賽，脫夾克時不小心掉到地上，沾到了泥巴和水。」

5. 最好的道歉會真心地表達悔意。關於「我很抱歉」這句話，我有個理論：「對許多人而言，要說這句話是困難的。因為說這句話會覺得好像是自己在承認過錯一樣。」當一個錯誤不是故意犯的，承認過錯會有點不太吻合這個情況。「我很抱歉」並不一定就代表說的那個人犯了過錯。有時是環繞著錯誤的許許多多細節共同造成的。「我很抱歉」有時只是代表我很難過發生這種情況。

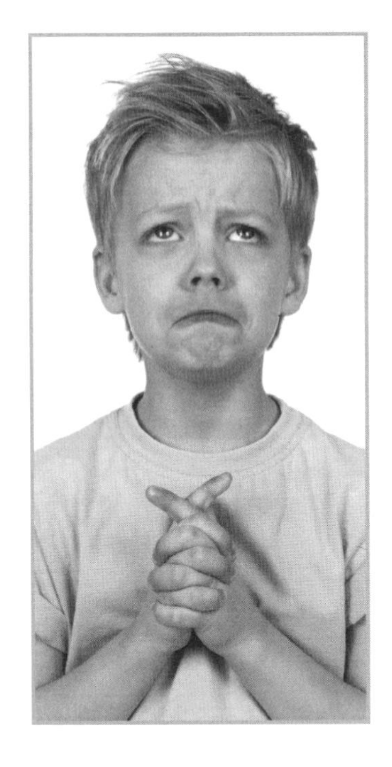

6. 最好的道歉包括認知他人的感受。如果青蛙跳進媽媽準備的飲料桶的男孩說：「媽媽，我知道您希望趕快把派對需要的東西準備好。」也許能支持媽媽快點想出解決的對策。或是在夾克沾了泥水的情況下，如果能說：「我知道這是你最喜歡的夾克。」也許能化解一些對方的失望或生氣。

7. 最好的道歉是願意負責的，包括願意提供協助解決問題、承諾以後會以不同的方式處理，或是以上兩者。

繼續我們剛剛的例子，男孩可能會將青蛙放回牠的飼養箱裡，並且願意協助媽媽清洗飲料桶和製作新的一桶飲料。男孩也承諾以後有晚餐派對時，他都不會讓青蛙接近跟派對有關的事物。關於借夾克的例子，願意負責清洗夾克是道歉很重要的一部分。並且說出對於類似事件的省思，例如：「我應該要更小心一點，並且把夾克放進我的背包裡。」會有助於協助重新建立信任。

我列出這些要素為指引，並且提供我自己的經驗和觀察別人的摘要供參

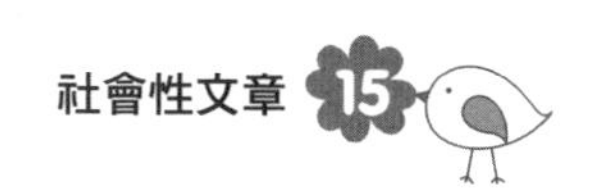

考。道歉並不一定要按照我所列出的步驟。

一個有效的道歉也可能不需要符合所有七個要素。就如同我早先說過的，只要是牽涉到人，每個規則都會有例外。■

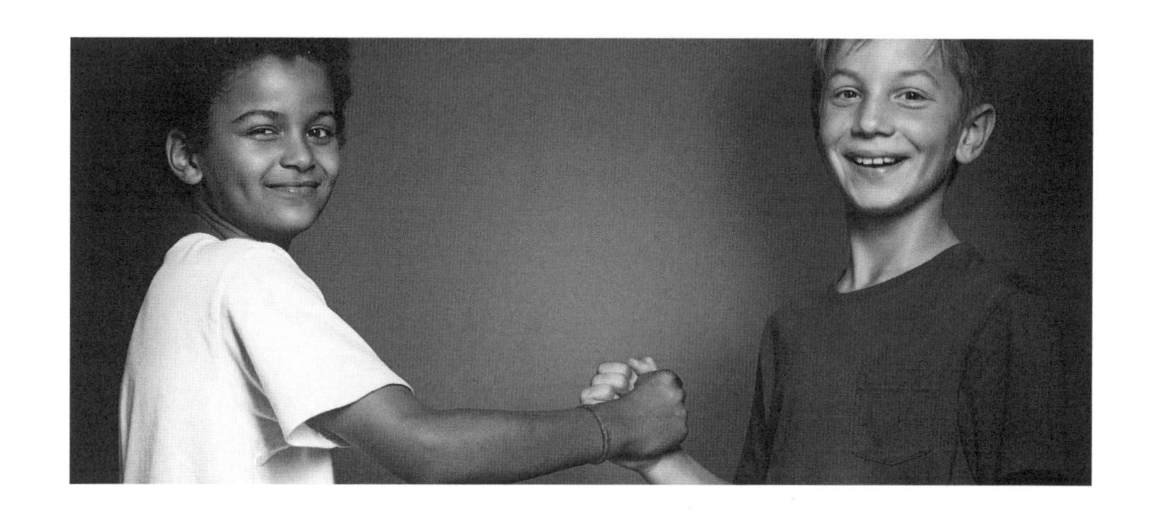

詞彙表

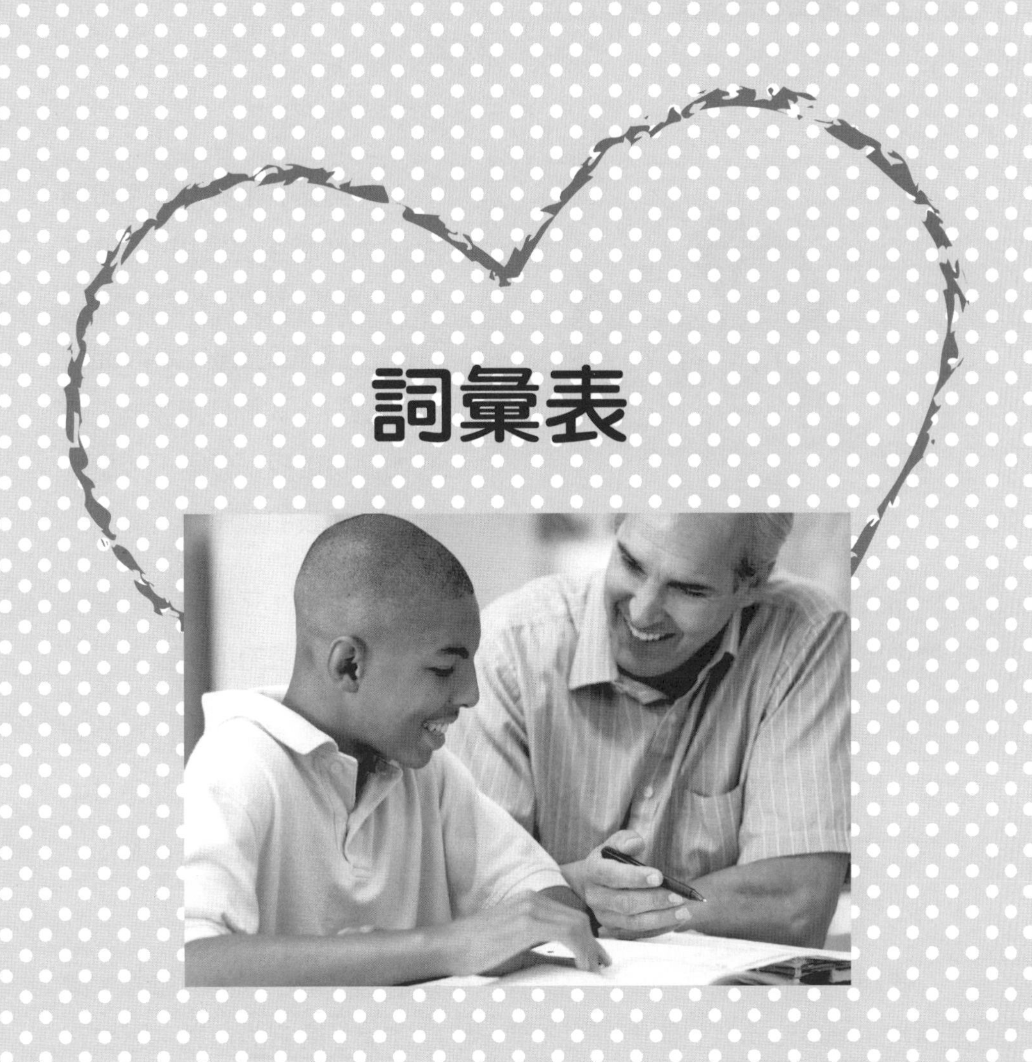

什麼是詞彙表？

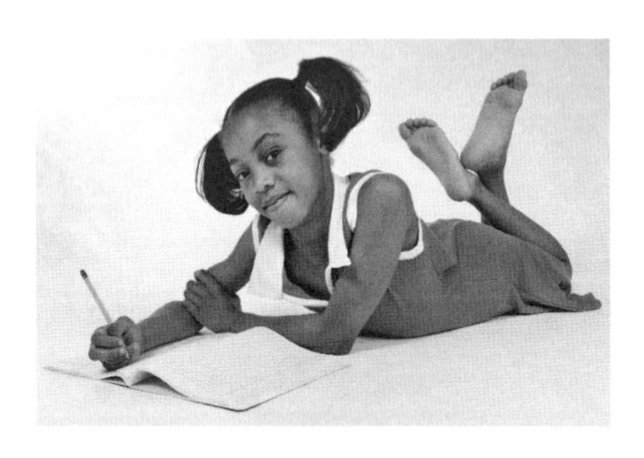

（英文）字典按照字母順序排列字和字的意思。（譯者註：因為這本書的作者是美國人，所以此詞彙表是按照英文字典的方式來說明。）人們使用字典來學習如何拼或說一個字，或是找出字所代表的意思。

詞彙表是按照字的第一個字母出現的順序來排列。它說明一些曾在本書中出現，但是比較困難的字或詞的意思，這是本書的詞彙表。

每個字都有它的意義。有些字，就像字典和詞彙表，都各自有它的意義。許多字有超過一個以上的意思。「字」（word）這個字就是其中一個。字可以指的是一個字音或是一串具有意義的聲音、一個訊息、一小段的話語，或是一個承諾。

偶爾，人們需要字典或是詞彙表來幫助他們了解字或詞的意思。像是轉換（transform），他們可能就需要協助才能了解它的意思。這是在預期內的。預期（expect）也是存在於詞彙表中的另一個字。本書的詞彙表中包含了很多其它的字和詞。

本詞彙表最後的部分，說明關於描述頻率的字或詞。人們用許多不同的字、詞來描述事情發生的頻率。本書中常見關於描述頻率的字、詞，像是：有時候和絕不，以及偶爾或大部分的時間，這些字和詞常在本書中出現。因為這些字和詞的意思很接近，我將它們放在同一組來加以說明。

在本詞彙表中，每個字或詞都是以粗體標示。接下來會出現該字或詞的定義，然後是例句。如果例句是由本書中摘錄出來的，會以標楷體字出現。例如：詞彙表一詞會如此出現：

詞彙表

一個詞彙表是將本書中比較困難或是不常用的字和詞，按英文字母出現的順序加以排列。

例句：本書的詞彙表中包含了很多其它的字和詞。

人們可能會使用接下來的詞彙表，來查詢本書中某些比較困難的字或詞的意思。■

詞彙表

冷靜

冷靜的意思是安靜、平靜、放鬆、不沮喪。

例句：很重要的是要試著保持冷靜。

平靜的聲音

平靜的聲音是和平與友善的，讓其他人聽起來覺得舒服的。

例句：當我覺得快樂時，我比較容易用平靜的聲音和願意合作的話語來說話。

合作

合作的意思是願意用有幫助的方式，為了相同的目標一起工作或遊戲。

例句：當人們願意接受幫忙，他們會跟你合作。

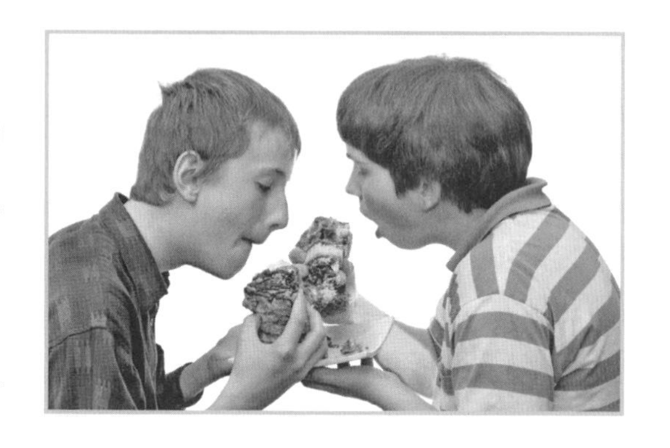

例句：願意配合或合作，是我妹妹很樂意接受我幫助的線索。

願意合作

願意合作的意思是願意幫助別人或與別人合作（請參考「合作」）。

例句：當一個好玩的活動結束時，我會試著保持冷靜和願意合作。

願意合作的話語

願意合作的話語是指能幫助人們為了相同的目標而一起工作或遊戲的單字、詞語或句子。願意合作的話語會用平靜和友善的語調和聲音來說（請參考「平靜的聲音」）。

例句：用尊重的態度說話，是使用平靜和受到良好控制的聲音，以及願意合作的話語。

預期／期望

預期／期望在本書中代表下面兩種涵義的其中之一：

1. 預期／期望是指預先想到或是猜測到有些事情可能會發生。

   例句：身為一個發明家，他預期自己會犯許多錯誤。

2. 預期／期望是指相信某件事情應該會發生。

   例句：雖然偶爾小孩也會被期望去握手。

經驗

經驗在本書中代表下面兩種涵義的其中之一：

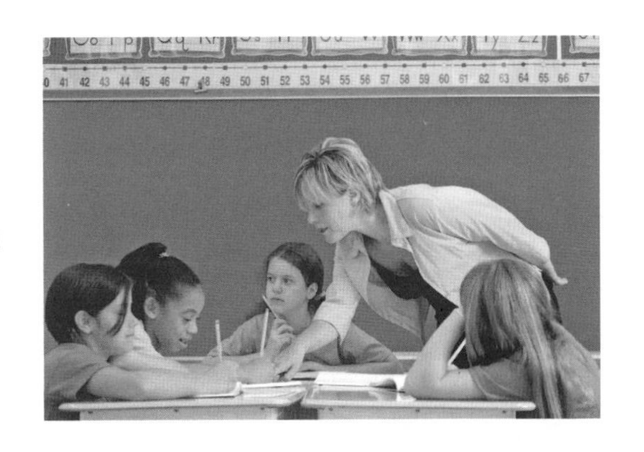

1. 經驗可以代表一個事件或活動，或是一個人看過、聽過或做過的事情。

   例句：一個真實的故事常是描述一個過去的經驗。

2. 經驗也可以代表藉由做某件事情或是練習一個技巧所獲得的知識。

   例句：他們有很多的經驗。

沮喪／受挫

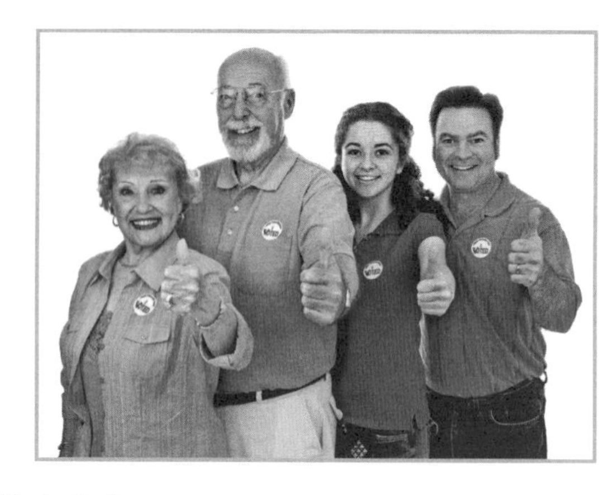

因受到阻止而無法達到目的，或無法做個人心中想做的事情時，容易出現沮喪／受挫的感受。

例句：等一下才能打開禮物，可能會讓人覺得有些沮喪，特別是小孩更容易有這樣的感受。

想／猜

想／猜在本書中代表認為某件事情可能是真的、正確的，或可以進行的事情，但並沒有足夠的訊息可以確定那件事是不是真的、正確的，或可以進行的事情。

例句：另一種成人常用來說可以的方式是：「我想，應該可以吧！」

例句：祖父說，有很多人喜歡包裝禮物，所以他猜他們今年也會將禮物包裝好再帶過來。

預測

預測是事前知道某件事情將會發生，它常是根據某些資訊所做的推測。氣象預報員試著預測天氣。

例句：沒有人可以完全預測到誰在什麼時候會霸凌另一個人，也沒有人能夠正確地預測在霸凌的事件中，霸凌者會做出什麼樣的事情。

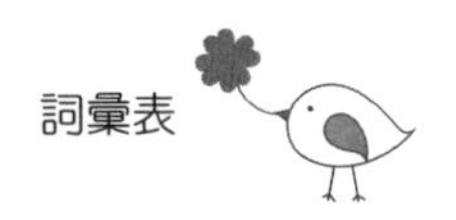

步

步，在本書中可以是下面兩種涵義的其中一種：

1. 步可以指的是往前、往後或往旁邊移動一步的意思。

   例句：每移動幾步，我就需要重複說：「不好意思！借過一下！」

2. 步也可以指的是步驟，為了完成一項工作或達成一個目標的一連串行動中之一部分。

   例句：我們會依照指示回答問題，一起逐步地完成這個練習。

社會性故事

社會性故事是一個真實的故事，用來描述一個情境、技巧或是想法。它經過研究、撰寫並依照本書的十個指標來加以舉例說明。

例句：凱蘿・葛瑞所寫的《社會性技巧訓練手冊》（*The New Social Story™ Book*）裡包含了許多**社會性故事**。

驚訝

遇到不是預期中會發生的事情時，可能會覺得驚訝。

例句：孩子們可能會驚訝地發現，大部分的成人喜歡盡可能地回答：「好。」

驚喜

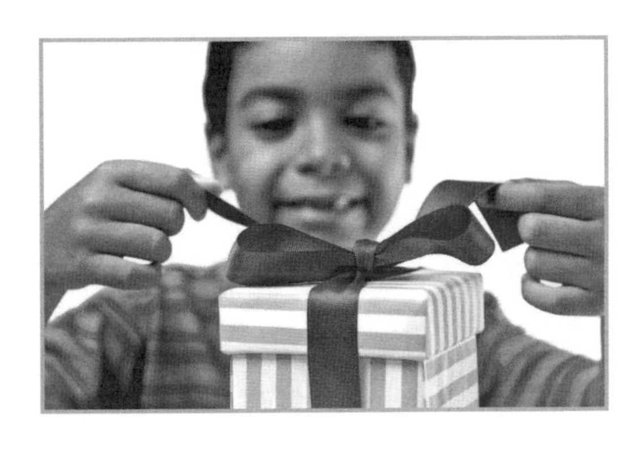

有時遇到不是預期中會發生的事情會覺得驚喜，非預期中發生的事情可能是聽到一些話、收到禮物、他人所採取非預期的行動，或是遇到非預期的事件。

例句：許多人覺得美好的驚喜是有趣、好玩的。

理論

理論是解釋事情如何發生或為什麼發生的推測或想法。理論常是基於一些事實或經驗，但並沒有經過驗證。

例句：有個理論是這麼說的：「人們比較容易分享那些他們不可能擁有的東西，或是那些只是他們生活作息中的一部分。」

東西

東西在本書中可以是下面涵義的其中一種：

1. 東西可以代表任何真實的物品。

 例句：他還發明了許多其它的東西。

2. 東西可以代表一個人的衣服、玩具，或是個人物品。

 例句：我們會把我大部分的玩具和其它東西放進箱子裡。

事情

事情在本書中可以是下面涵義的其中一種：

1. 事情可以代表任何的主題或想法。

 例句：當我看著這些照片，提醒著我從派對中學到的一件事情。

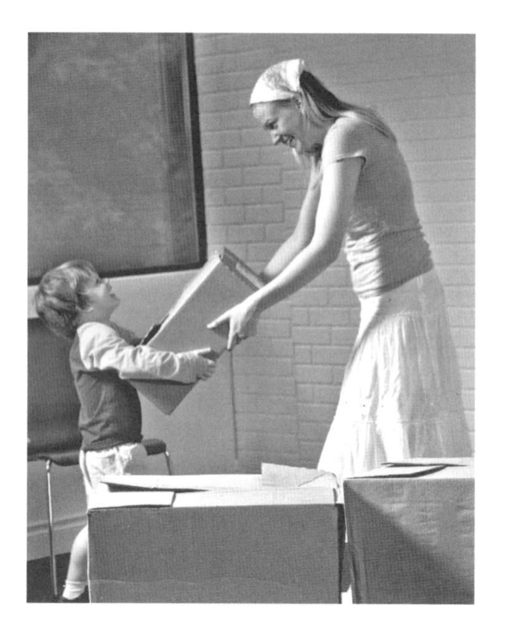

2. 事情也可以代表任何的活動。

 例句：這些是我喜歡做的事情。

3. 事情也幾乎可以代表所說或寫的話。

 例句：我們會試著用尊重的方式再說一次相同的事情。

4. 事情也幾乎可以指任何事件。

例句：有時候，會發生一些事情讓人無法來參加。

5. 事情也可以指友誼、關係、事件或活動。

例句：他們會很快地想要更正、做正確的事情。

在字典裡，事情這個詞可以代表很多的意義。在本書中，當事情在句子中出現時，代表以上的其中一種意義。

這就是人在地球上的生活

這就是人在地球上的生活是個句子，經常用來描述絕大多數人共同的經驗。這可能是舒服、好的經驗，也可能是不舒服或讓人不想要有的經驗。不管是哪種經驗，都幾乎是地球上絕大多數人的經驗。

例句：悲傷是一種不舒服的感受，人們可以覺得悲傷，這是沒有關係的。當人們覺得悲傷時，他們會想辦法讓自己再次感到快樂。這就是人在地球上的生活。

例句：犯錯是地球上生活的一部分，這是沒關係的。

例句：當孩子的想法需要成人的決定才能實現時，孩子就需要得到成人的同意。這是大人要做的決定。有時孩子可以得到他們所需要的同意，有時得不到。得到或得不到成人的同意，都是人在地球上的生活可能會遇到的事情。

這是沒關係的

這是沒關係的這個句子，常常跟隨在陳述一個令人驚訝、不想要或是不舒服的情境之後。這是沒關係的代表雖然某個情境可能不是某人所想要的，但卻需要發生或是將會發生。這是沒關係的也代表某個情況雖然是令人驚訝、不想要或不舒服的，但卻是安全的。

例句：事實上，成人並不知道每件事情。這是沒關係的。

例句：登機的人們，也包括我在內，有時候會需要停下來等待，這是沒關係的。

例句：有時候我會到保母家，直到爸爸或媽媽來接我，這是沒關係的。

蛻變

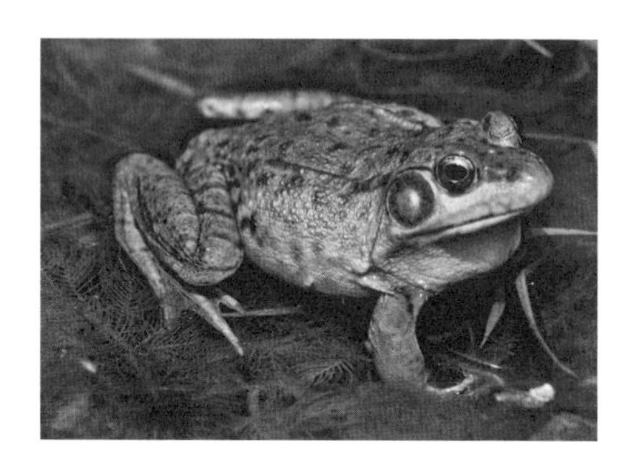

蛻變的意思是一個生物或物體完全改變他的外觀或機能。

例句：只要隨著我的成長，就可以看到我如何蛻變了！

例句：這是個蛻變的階段。

蛻變者

在本書中，蛻變者是指一個生物在外觀上或是機能上做了重大的改變。

例句：蝴蝶就是個真正的蛻變者。

歡迎

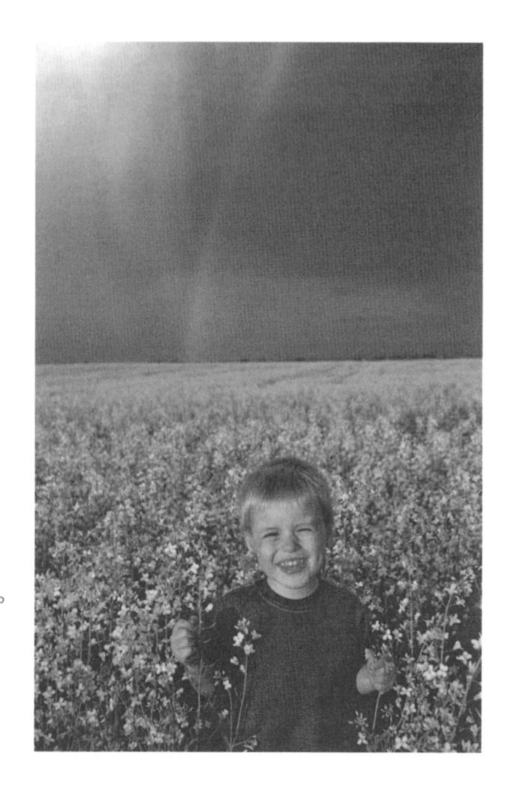

當歡迎在本書中使用時，可能代表下面兩種涵義其中之一：

1. 歡迎可以是當別人到達時，友善地跟他們打招呼。

   例句：歡迎來到「萬能城堡」。

2. 歡迎也可以是用友善的態度接受。

例句：有個理論是：可以預期且受歡迎的改變是最容易的。

不可預期的

不可預期的意思是，所發生的事情是突然出現、沒有任何預警的。

例句：因為火災和龍捲風常常都是在不可預期的情況下發生的，所以用這樣的方式來練習是很重要的。

不受歡迎

不受歡迎代表不想要、不想接受或不歡迎的。

例句：車子爆胎就是一種不可預期也比較不受歡迎的事情。

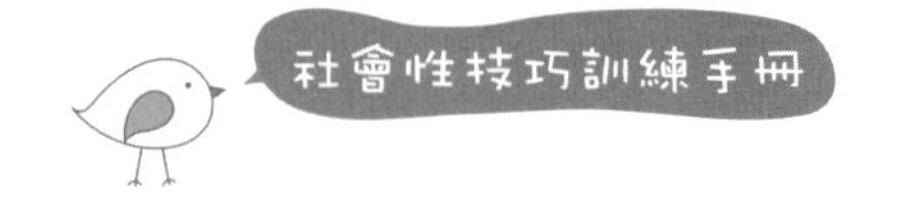

關於頻率的字或詞

許多字或詞用來描述事情發生的頻率或發生得多頻繁。例如：「總是」代表持續性的，每一次或是常常。「絕不」代表沒有，或不在任何的情況下會出現。「總是」和「絕不」有著相反的意義。「總是」是每一次，而「絕不」是不曾出現。

在下面的圖示中，「總是」和「絕不」是放在圖示線的兩端，代表著相反的意思。越靠近「總是」的字或詞代表著頻率較高的意思。你可以從字或詞在這條線上面所在的位置，來猜它描述頻率的涵義。還有許多其它的字或詞能用來描述頻率，但以下是這本書中所使用的字和詞。

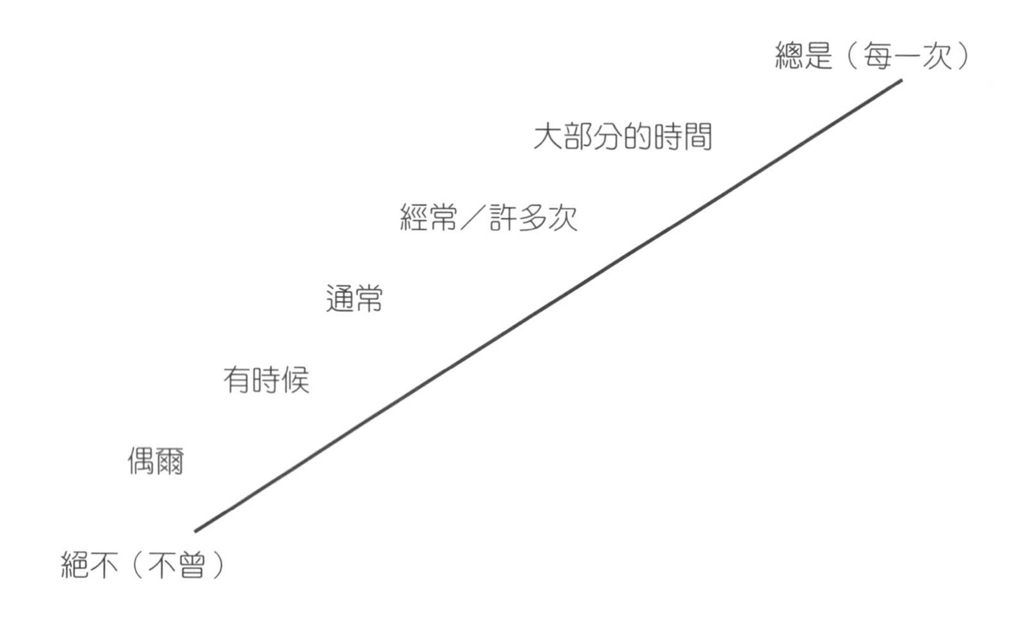

參考書目

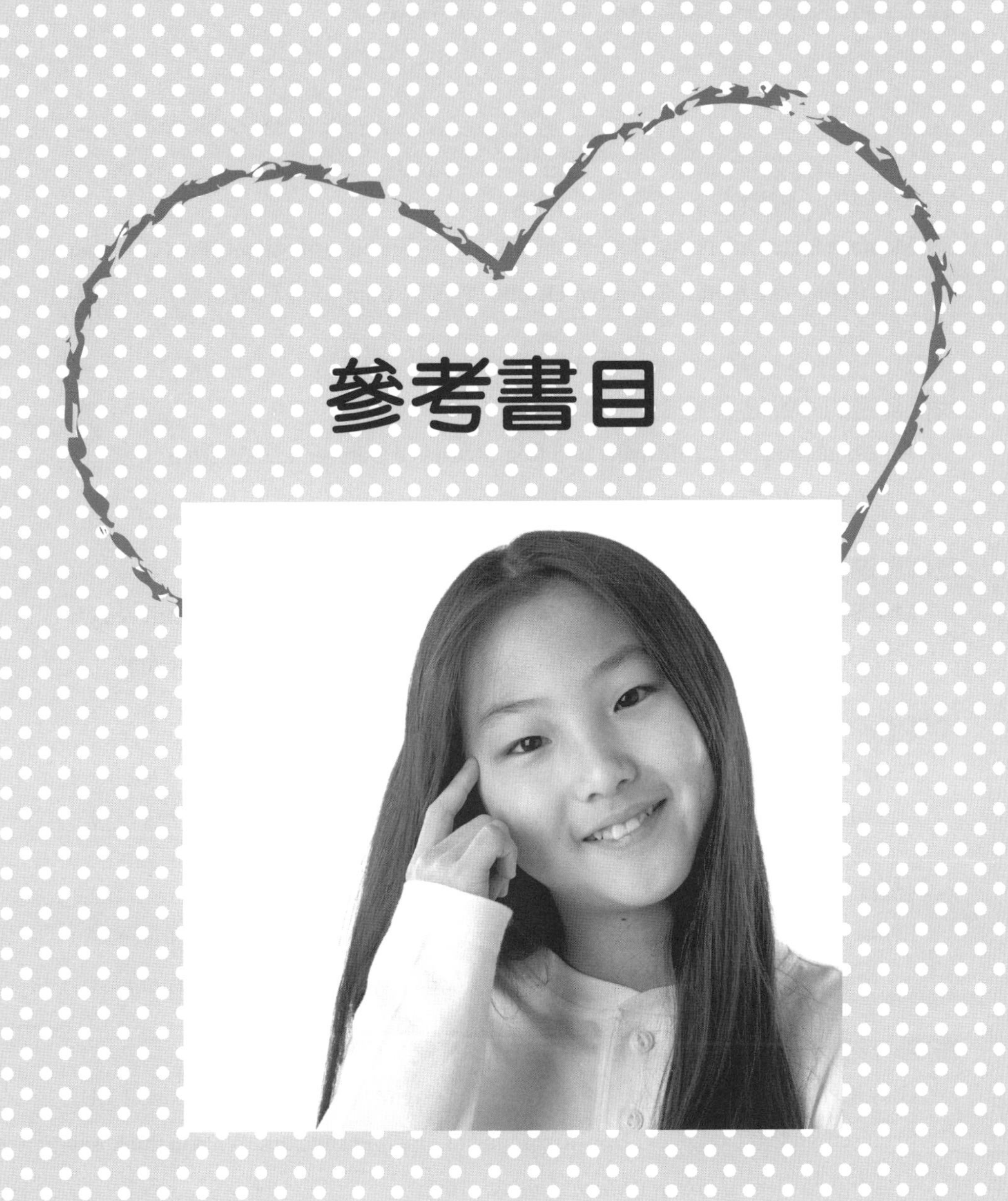

本書中故事的參考書目

我們身邊的「蛻變者」（一）：蝴蝶

Montana State University. Butterflies: The children's butterfly site. Life cycle of butterflies and moths. Retrieved October 4, 2009 from *www.kidsbutterfly.org/life-cycle*

我們身邊的「蛻變者」（二）：青蛙

All About Frogs.org. Life cycle of a frog. Retrieved October 4, 2009 from *http://allaboutfrogs.org/weird/general/cycle.html*

我們身邊的「蛻變者」（三）：瓢蟲

Mrs. Seagraves QUEST class homepage. The life cycle of the ladybug. Retrieved October 4, 2009 from *www.geocities.com/sseagraves/ladybuglifecycle.htm*

湯瑪士・愛迪生和錯誤

Google. Cynthia-ga. Did Thomas Edison really say this? Retrieved on October 1, 2009 from *http://answers.google.com/answers/threadview/id/747226.html*

人們為什麼要握手？

Ramsey, L. Shaking Hands Throughout History and Around the World. Retrieved August 8, 2009 from *www.mannersthatsell.com/articles/shakinghands.html*

霸凌：該如何想？該說什麼和該怎麼做？（第九章）

Gray, C. (2004). Gray's guide to bullying: The original series of articles parts I-III. Enclosed student workbook: How to respond to a bullying attempt: What to think, say, and do (1-8). *Jenison Autism Journal*, 16:1.

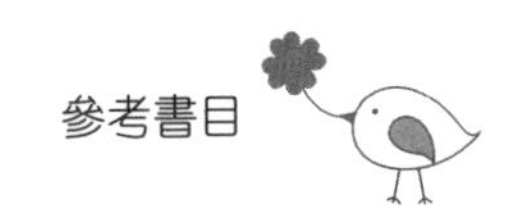

搬到新社區

All listed online resources retrieved on September 12, 2009.

City of Shelton, Connecticut. *www.cityofshelton.org/*

LaFayette Public School.
www.trulia.com/schools/CT-Shelton/sLafayette_Elementary_School/

Rich and Ben's Hair Styling.
http://yellowpages.lycos.com/search?C=Barbers&L=Shelton%2C+Connecticut&diktfc=5D914DF6529AF950D797FDEF3EF5F419B795CAEE7864

Beechwood Supermarket. *www.beechwoodmarket.com*

City of Garretson, South Dakota.
www.garretsonsd.com/index.php?option=com_content&view=article&id=42&Itemid=17

Garretson Elementary School. *http://garretson.k12.sd.us/*

Brandon Plaza Barbers.
http://yp.yahoo.com/yp/Garretson_SD/Personal_Care_Barbers/8109930.html

Garretson Food Center. *www.garretsonsd.com.*

洗手

Mayo Clinic. Hand washing: Do's and don'ts. Retrieved September 19, 2009 from *www.mayoclinic.com/health/hand-washing/HQ00407*

為什麼人們要泡澡或淋浴？

All listed online resources retrieved on August 15, 2009.

Radmore, C. The evolution of bathing and showers.
www.talewins.com/family/historyofshowers.htm

Wikipedia. Archimedes. http://en.wikipedia.org/wiki/Archimedes

這是我的老師要做的決定

Gray, C. (Author) & Shelley, M. (Director/Producer). (2006). It's the teacher's decision (motion picture). In Storymovies™: Social concepts and skills at school.

United States: The Specialminds Foundation.

用尊重的態度跟老師說話

Gray, C. (Author) & Shelley, M. (Director/Producer). (2006). Talking to a teacher with respect. (motion picture). In Storymovies™: Social concepts and skills at school. United States: The Specialminds Foundation.

什麼是練習？

Gray, C. (Author) & Shelley, M. (Director/Producer). (2006). What is practice? (motion picture). In Storymovies™: Social concepts and skills at school. United States: The Specialminds Foundation.

學習的過程中常常容易犯錯

Gray, C. (Author) & Shelley, M. (Director/Producer). (2006). Mistakes may happen on the way to learning (motion picture). In Storymovies™: Social concepts and skills at school. United States: The Specialminds Foundation.

可以在小組活動中提出的好問題

Gray, C. (Author) & Shelley, M. (Director/Producer). (2006). What is a good question? (motion picture). In Storymovies™: Social concepts and skills at school. United States: The Specialminds Foundation.

在每天結束的時候：有一點小改變，但大部分是相同的

All listed online resources retrieved on October 1, 2009. Answers.com: WikiAnswers.

How many babies are born each day in the world?
http://wiki.answers.com/Q/How_many_babies_are_born_every_day_in_the_world

Answerbag.com. How many commercial airline flights are there per day in the world?
www.answerbag. com/q_view/93860

Answerbag.com. How many earthquakes happen each day?
www.answerbag. com/q_view/93860

本書詞彙表的參考書目

Agnes, M. (Ed.). (1999). *Webster's new world children's dictionary* (2nd Edition). Cleveland, Ohio: Wiley Publishing, Inc.

Agnes, M. (Ed). (2003). *Webster's new world dictionary* (4th Edition). New York, N.Y: Pocket Books, Simon & Schuster, Inc.

Delahunty, A. (2002). *Barron's first thesaurus*. Hauppauge, N.Y: Barron's Educational Series, Inc.

Houghton Mifflin Harcourt. (2007). *The American heritage student dictionary*. Boston, MA: Houghton Mifflin Harcourt Publishing Company.

Leany, C. (2008). *Junior dictionary & thesaurus*. New York, N.Y: Barnes & Noble.

Levey, J. S. (Ed.). (1990). *Macmillan first dictionary*. New York, N.Y: Simon & Schuster Books for Young Readers.

Levey, J. S. (Ed.). (2006). *First dictionary*. New York, N.Y: Scholastic.

Morris, C. G. (Ed.) (2007). *Macmillan fully illustrated dictionary for children*. New York, N.Y: Simon & Schuster Books for Young Readers.

Scholastic, Inc. (2005). *Scholastic pocket dictionary*. U.S.A.: Scholastic, Inc.

社會性故事研究和相關參考書目

Agosta, E., Graetz, J. E., Mastropieri, M. A., & Scruggs, T. E. (2004). Teacher-researcher partnerships to improve social behaviour though social stories. *Intervention in Schools and Clinic, 39*(5), 276-287.

Barry, L. M., & Burlew, S. B. (2004). Using social stories to teach choice and play skills to children with autism. *Focus on Autism and Other Developmental Disabilities, 19*(1), 45-51.

Bledsoe, R., Smith, B., & Simpson, R. L. (2003). Use of a social story intervention to improve mealtime skills of an adolescent with Asperger syndrome. *Autism, 7*(3), 289-295.

Brownell, M. (2002). Musically adapted social stories to modify behaviors in students with autism: Four case studies. *Journal of Music Therapy, 39*, 117-144.

Chalk, M. (2003). Social stories for adults with autism and learning difficulties. *Good Autism Practice, 4*(2), 3-7.

Committee on Educational Interventions for Children with Autism. (2001). Family roles. In C. Lord & J. P. McGee (Eds.), *Educating children with autism*. Washington, DC: National Academies Press.

Del Valle, P. R., McEachern, A. G., & Chambers, H. D. (2001). Using social stories with autistic children. *Journal of Poetry Therapy, 14*(4), 187-197.

Erangey, K. (2001). Using social stories as a parent of a child with an ASD. *Good Autism Practice, 2*(1), 309-323.

Gastgeb, H. Z., Strauss, M. S., & Minshew, N. J. (2006). Do individuals with autism process categories differently? The effect of typicality and development. *Child Development, 77*, 1717-1729.

Gray, C. (1998). The advanced social story workbook. *The Morning News, 10*(2), 1-21.

Gray, C. (2004). Social stories 10.0: The new defining criteria and guidelines. *Jenison Autism Journal, 15*, 2-21.

Gray, C. A., & Garand, J. D. (1993). Social stories: Improving responses of students with autism with accurate social information. *Focus on Autistic Behavior, 8*, 1-10.

Gray, C. (1998a). Social stories and comic strip conversations with students with Asperger syndrome and high functioning autism. In: E. Schopler, G. Mesibov & L. Kunce (Eds.). *Asperger syndrome or high functioning autism?* (pp. 167-198). New York: Plenum Press.

Hagiwara, T., & Myles, B. S. (1999). A multimedia social story intervention: Teaching skills to children with autism. *Focus on Autism and Other Developmental Disabilities, 14*, 82-95.

Howley, M. (2001). An investigation into the impact of social stories on the behaviour and social understanding of four pupils with autistic spectrum disorder. In R. Rose and Grosvenor (Eds) (2001). *Doing research in special education*. London: David Fulton.

Howley, M., & Arnold, E. (2005). *Revealing the hidden social code*. London: Jessica Kingsley.

Ivey, M. L., Heflin, L. J., & Alberto, P. (2004). The use of social stories to promote independent behaviors in novel events for children with PDD-NOS (autism spectrum disorder). *Focus on Autism and Other Developmental Disabilities, 19*, 164-176.

Jones, D., Swift, D., & Johnson, M. (1988). Nondeliberate memory for a novel event among preschoolers. *Developmental Psychology, 24*, 641-645.

Klinger, L. G., & Dawson, G. (2001). Prototype formation in autism. *Development and Psychology, 13*, 111-124.

Kluth, P., & Schwarz, P. (2008). *Just give him the whale! 20 ways to use fascinations, areas of expertise, and strengths to support students with autism*. Baltimore: Paul H. Brookes Publishing Co.

Kuoch, H., & Mirenda, P. (2003). Social story interventions for young children with autism spectrum disorders. *Focus on Autism and Other Developmental Disorders, 18*, 219-227.

Kuttler, S., Myles, B. S., & Carlson, J. K. (1998). The use of social stories to reduce precursors to tantrum behaviour in a student with autism. *Focus on Autism and Other Developmental Disabilities, 12*, 176-182.

Lorimer, P. A., Simpson, R., Myles, B. S., & Ganz, J. (2002). The use of social stories as a preventative behavioral intervention in a home setting with a child with autism. *Journal of Positive Behavioral Interventions, 4*(1), 53-60.

Miller, D. (2002). *Reading with meaning: Teaching comprehension in the primary grades*. Portland, ME: Stenhouse Publishers.

Moffat, E. (2001). Writing social stories to improve students' social understanding. *Good Autism Practice, 2*(1), 12-16.

Norris, C., & Dattilo, J. (1999). Evaluating the effects of social story intervention on a young girl with autism. *Focus on Autism and Other Developmental Disabilities, 14*, 180-186.

Rowe, C. (1999). Do social stories benefit children with autism in mainstream primary school? *British Journal of Special Education, 26*(1), 12-14.

Rust, J., & Smith, A. (2006). How should the effectiveness of social stories to modify the

behavior of children on the autism spectrum be tested? Lessons from the literature. *Autism: The International Journal of Research and Practice, 10*, 125-138.

Sansosti, F. J., Powell-Smith, K. A., & Kincaid, D. (2004). A research synthesis of social story interventions for children with autism spectrum disorders. *Focus on Autism and Other Developmental Disabilities, 19*(4), 194-204.

Scattone, D., Wilczynski, S., Edwards, R. & Rabian, B. (2002). Decreasing disruptive behaviors of children with autism using social stories. *Journal of Autism and Developmental Disorders, 32*(6), 535-543.

Smith, C. (2001a). Using social stories to enhance behaviour in children with autistic spectrum difficulties. *Educational Psychology in Practice, 17*(4), 337-345.

Smith, C. (2001b). Using social stories with children with autistic spectrum disorders: An evaluation. *Good Autism Practice, 2*(1), 16-25.

Swaggart, B. L., Gagnon, E., Bock, S. J., Earles, T. L., Quinn, C., Myles, B. S., & Simpson, R. L. (1995). Using social stories to teach social and behavioural skills to children with autism. *Focus on Autistic Behaviour, 10*, 1-16.

Wright, L. A. (2007). *Utilizing social stories to reduce problem behavior and increase pro-social behavior in young children with autism.* Unpublished doctoral dissertation, University of Missouri, Columbia.

國家圖書館出版品預行編目（CIP）資料

社會性技巧訓練手冊：給自閉症或亞斯伯格症幼兒、兒童、年輕人和他們朋友們的 185 則社會性故事 / 凱蘿．葛瑞（Carol Gray）著；楊世華譯. -- 二版. -- 新北市：心理, 2020.04
面；　公分. --（障礙教育系列；63163）
譯自：The new social story book
ISBN 978-986-191-903-4（平裝）

1.自閉症 2.亞斯伯格症 3.社交技巧 4.特殊教育

415.988　　　109003698

障礙教育系列 63163

社會性技巧訓練手冊：給自閉症或亞斯伯格症幼兒、兒童、年輕人和他們朋友們的 185 則社會性故事【第二版】

作　　者：凱蘿．葛瑞（Carol Gray）
校 閱 者：林育瑋
譯　　者：楊世華
執行編輯：陳文玲
總 編 輯：林敬堯
發 行 人：洪有義
出 版 者：心理出版社股份有限公司
地　　址：231026 新北市新店區光明街 288 號 7 樓
電　　話：(02) 29150566
傳　　真：(02) 29152928
郵撥帳號：19293172 心理出版社股份有限公司
網　　址：https://www.psy.com.tw
電子信箱：psychoco@ms15.hinet.net
排 版 者：龍虎電腦排版股份有限公司
印 刷 者：龍虎電腦排版股份有限公司
初版一刷：2013 年 12 月
二版一刷：2020 年 4 月
二版二刷：2021 年 2 月
I S B N：978-986-191-903-4
定　　價：新台幣 480 元